Gynaecological Endoscopic Surgery

Basic Concepts

妇科内镜手术学

原著 [尼日利亚] Jude Ehiabhi Okohue

[尼日利亚] Joseph Ifeanyichukwu Ikechebelu

[英] Bolarinde Ola

[英] Emmanuel Kalu

[美] Okechukwu Ibeanu

主译 贾雪梅 葛莉莉 徐 娟

中国科学技术出版社

·北 京·

图书在版编目（CIP）数据

妇科内镜手术学 / (尼日利亚) 裘德·埃希阿比·奥科休 (Jude Ehiabhi Okohue) 等原著；贾雪梅，葛莉莉，徐娟主译 . -- 北京：中国科学技术出版社，2025. 4. ISBN 978-7-5236-1281-1

Ⅰ . R713

中国国家版本馆 CIP 数据核字第 2025KE8713 号

著作权合同登记号：01-2024-4723

First published in English under the title

Gynaecological Endoscopic Surgery: Basic Concepts

edited by Jude Ehiabhi Okohue, Joseph Ifeanyichukwu Ikechebelu, Bolarinde Ola, Emmanuel Kalu, Okechukwu Ibeanu

Copyright ©Jude Ehiabhi Okohue, Joseph Ifeanyichukwu Ikechebelu, Bolarinde Ola, Emmanuel Kalu, Okechukwu Ibeanu, 2022

This edition has been translated and published under licence from Springer Nature Switzerland AG.

策划编辑	靳 婷 延 锦	
责任编辑	韩 放	
装帧设计	佳木水轩	
责任印制	徐 飞	

出　　版	中国科学技术出版社
发　　行	中国科学技术出版社有限公司
地　　址	北京市海淀区中关村南大街 16 号
邮　　编	100081
发行电话	010-62173865
传　　真	010-62179148
网　　址	http://www.cspbooks.com.cn

开　　本	889mm×1194mm　1/16
字　　数	375 千字
印　　张	15
版　　次	2025 年 4 月第 1 版
印　　次	2025 年 4 月第 1 次印刷
印　　刷	北京盛通印刷股份有限公司
书　　号	ISBN 978-7-5236-1281-1/R·3432
定　　价	198.00 元

译者名单

主　译　贾雪梅　葛莉莉　徐　娟

副主译　许　锋　花向东　滕　芳　胡　凯
　　　　张　咪

译　者（以姓氏汉语拼音为序）
　　　　陈曦仪　崔　馨　戴晨诚　丁兰芳
　　　　耿　哲　龚伟健　李文衢　潘海跃
　　　　戚荟芝　王嘉桐　王　选　王振龙
　　　　谢　金　熊雪佑　徐圣杰　许逸然
　　　　叶　诺　朱　媛

内容提要

　　本书引进自 Springer 出版社，由国际资深妇产科及生殖医学专家联袂编写，南京市妇幼保健院一线临床专家共同翻译，全面介绍了妇科内镜手术的各个方面。书中先概要介绍了微创手术的发展历史，然后对腹腔镜和宫腔镜手术器械、手术操作过程、临床适应证、并发症及注意事项等内容进行了详细阐述，同时汇集了世界各地专家的新近研究成果和循证医学数据，以期帮助读者系统学习妇科内镜手术。本书内容全面，阐释简洁，图文并茂，实用性强，既可作为国内广大妇科医生施行妇科内镜手术时的实用指南，又可供对妇科内镜手术感兴趣的人士借鉴参考。

主译简介

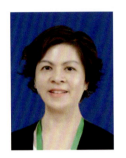

贾雪梅

医学博士，教授、主任医师（二级岗），博士研究生导师。江苏省政协委员，南京市妇幼保健院党委副书记、副院长，中国医师协会妇产科医师分会委员，中国妇幼保健协会妇科肿瘤防治专业委员会常务委员，江苏省医学会妇产科分会副主任委员，江苏省妇幼保健协会妇科微创技术专业委员会主任委员，江苏省抗癌协会妇科肿瘤专业委员会常务委员。从事妇产科临床教学及科研工作30余年，主要方向为妇科肿瘤的手术、化疗、生物靶向治疗及发病机制研究。目前为江苏省"333工程"第二层次人才，江苏省有突出贡献的中青年专家，江苏省"十四五"医学重点学科妇产科学带头人。主持包括国家自然科学基金、教育部基金等国家级、省部级课题13项，获全国妇幼健康科学技术三等奖、中国医院协会医院科技创新三等奖、江苏省科学技术三等奖、江苏省医学科技二等奖、江苏省妇幼保健新技术引进一等奖等奖项，获国家发明专利10项。主编著作3部，参编著作8部，以第一或通讯作者身份在 Nat Commun、Cell Death Differ、Cancer Immuno Res、ACS Appl Mater Interfaces、PLos Pathog 等高水平SCI期刊发表论文50篇。

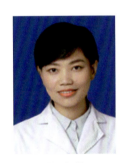

葛莉莉

医学博士，主任医师，硕士研究生导师，南京市妇幼保健院妇科主任。中国优生优育协会妇科肿瘤防治专业委员会委员，中国妇幼保健协会妇产科智慧医疗专业委员会委员，江苏省医学会妇产科学分会青年委员，江苏省抗癌协会妇科肿瘤专业委员会青年委员，世界内镜医师协会江苏腔镜协会委员，南京市医学会妇产科分会委员等。从事妇产科临床、教学及科研工作20年，熟练掌握妇科领域各种疾病的诊治及手术，主要研究方向为妇科肿瘤及子宫内膜异位症的诊治。擅长妇科各种恶性肿瘤的微创手术治疗及化疗。主持多项省、市级科研项目，获全国妇幼健康科学技术二等奖、中国医院协会医院科技创新三等奖各1项。副主编著作1部，参译著作1部，以第一/通讯/共同通讯作者身份在SCI期刊及核心期刊发表论文近20篇。

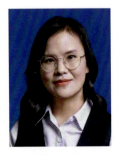

徐 娟

博士，副研究员，硕士研究生导师，就职于南京市妇幼保健院妇科。中国妇幼保健协会青年工作委员会委员，江苏省妇幼健康研究会第一届青年专家会委员，《中国全科医学杂志》《南京医科大学学报》中青年编委。从事女性生殖系统发育及肿瘤的临床与基础研究近10年。目前为江苏省"333工程"第三层次培养对象。主持国家自然科学基金等项目近10项，获国家发明专利6项。副主编著作1部，参译著作2部，以第一/通讯/共通讯作者身份在 Cell Death Dis、Mol Cancer Ther、FASEB J、Biol Reprod 等期刊发表论文30余篇。

译者前言

　　内镜技术在妇科手术领域的应用是一项新的变革。自腹腔镜手术和宫腔镜手术问世以来，国内外专家学者为改进微创手术设备、扩大临床适应证、规范手术操作，以提高手术效果、降低并发症进行了不懈努力，使内镜技术日益成熟完善，造福了万千女性。为帮助国内广大妇科同仁系统地学习和规范宫腔镜和腹腔镜微创手术，中国科学技术出版社邀约我组织翻译出版 *Gynaecological Endoscopic Surgery: Basic Concepts* 一书的中文版，对此我深感荣幸。

　　该书是由 Springer 出版社于 2022 年出版的权威医学著作，涵盖了妇科内镜手术的各个方面。著者来自英国、美国、尼日利亚等国家。书中配有优秀的医学插图，以帮助读者深入理解。通过阅读该书，读者可以了解微创手术的发展历史、相关器械的工作原理和使用方法，掌握各种妇科内镜手术的操作规范、临床适应证、可能的并发症及操作中的注意事项。此外，该书还汇集了世界各地专家的最新研究成果和循证医学数据，旨在为临床医生、医学生和研究人员提供全面且实用的参考资料，帮助他们更好地应用内镜手术技术，提高妇科疾病的诊治水平。

　　希望该译本能够成为国内现有内镜学相关参考书的有益补充，帮助医学生和年轻医生系统学习妇科内镜手术，并为有经验的医生提供参考。由于中外术语规范及语言表述习惯有所差异，书中可能存在疏漏或欠妥之处，希望广大同仁能提出宝贵的意见和建议。纸上得来终觉浅，希望各位读者能将理论结合实践，早日历练成为一名优秀的妇产科微创手术医生。

贾雪梅

原书前言

本书涵盖了妇科腹腔镜和宫腔镜的大部分方面，并辅以翔实的医学插图，旨在全面介绍妇科微创手术。

本书将带领读者踏上一场深入探索微创手术的学术之旅。书中不仅系统梳理了微创手术的发展历史，还详细阐述了推动该领域不断进步的核心技术设备和人体工程学原理，并提供科学实用的学习路径，帮助读者全面掌握内镜技术在疾病诊断与治疗中的应用。同时，本书基于循证医学的最新研究成果，深入剖析了该领域的前沿技术进展。

本书的作者包括来自全球五大洲的临床专家，内容蕴含了专家们丰富的实操经验及深厚的专业知识。

本书面向全球范围内的实习医生和规培医生，包括普通妇科医生、妇科亚专科医生及对妇科内镜手术感兴趣的人群。

Jude Ehiabhi Okohue
Port Harcourt, Nigeria

Joseph Ifeanyichukwu Ikechebelu
Awka, Nigeria

Bolarinde Ola
Sheffield, UK

Emmanuel Kalu
Kingstone upon Thames, UK

Okechukwu Ibeanu
York, PA, USA

目　录

上篇　总　论

中篇　腹腔镜

下篇　宫腔镜

上 篇

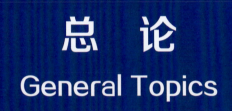

总 论
General Topics

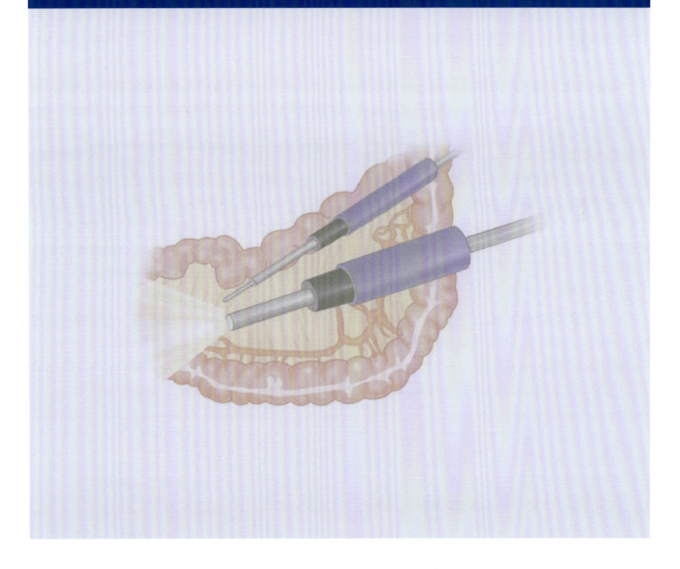

第 1 章　微创手术发展史
History of Minimal Access Surgery (MAS)

Ephraim Samuels　Olanlege Olayinka Shakirat　著

中世纪开始，医生就通过切口进入体腔来进行外科手术。过去认为，切口越大，手术成功率越高。然而，微创手术（minimal access surgery，MAS）的出现彻底改变了外科手术实践，因为 MAS 被证明可带来更好的预后[1]。目前，MAS 已被广泛用于最初通过开放式式进行的各种类型的手术。MAS 的类型根据目标体腔可分为：应用于子宫腔内的宫腔镜手术、应用于腹腔内的腹腔镜手术和应用于膀胱内的膀胱镜手术等[1, 2]。

MAS 的优点包括缩短住院时间、降低术后并发症发生率和减少粘连形成。妇科领域越来越多的重要手术通过 MAS 来进行，如子宫切除术、子宫肌瘤切除术、Asherman 综合征的粘连松解术、异位妊娠的输卵管切除术及卵巢囊肿切除术。MAS 也常被应用于妇科的其他手术中，如盆腔粘连松解术、子宫内膜异位症的治疗和输卵管绝育术等[3]。

历史回顾

• 微创手术可以追溯到公元前 400 年的希波克拉底时代。据记载，希波克拉底曾用窥器对一名肠梗阻的患者进行直肠检查[4]。

• 公元 70 年和公元 300 年的庞贝和巴比伦分别记载了阴道窥器的使用[4, 5]。

• 1585 年，Aranzi 用水瓶聚焦阳光投射到鼻腔内进行了一次内镜手术。开辟了在内镜手术中应用光源的先河[5, 6]。

• 1706 年，术语"穿刺套管"被认为来源于一个由穿孔器组成的三面结构，该穿孔器包裹在

称为"trocharter triose-quarts"的金属套管内[7]。

• 1912 年，Nordentoeft 发明了现代穿刺套管，这个器械经过多次改良后成为目前的样式[8]。

• 1806 年，Philip Bozzini 设计了一种可以用来观察人体内部器官的仪器。他用蜡烛进行照明，并通过一根装有反射图像的镜子的铝管检查泌尿生殖道。他把这种仪器称为"Lichtleiter"（导光器）[5]。这种仪器在 1853 年由 Antonin Jean Desormeaux 在一位患者身上使用。Antonin 在 1867 年用一个开放的管道检查了泌尿生殖道。在这个手术中，他将酒精和松节油点燃形成了一个更聚集、更明亮的光束，解决了如何观察内部黑暗空腔的难题[5, 9]。

• 1901 年，圣彼得堡的一名妇科医生 Dimitri Oscarovic Ott 利用额镜反射光线，对一名孕妇进行了被他称之为文氏内镜的手术（利用窥镜经后穹隆切口进入腹腔检查），为经自然腔道内镜手术（natural orifices transluminal endoscopic surgery，NOTES）的实现创造了条件[10, 11]。

• 1901 年，Georg Kelling 为一只腹腔内出血的狗进行了第一次实验性的腹腔镜检查[9]。

• 1924 年，瑞士的 Zollikofer 将二氧化碳（carbon dioxide，CO_2）用于腹腔镜检查[12]。

• 1911 年，H. C. Jacobaeus 使用无气腹的套管对患者的胸腔和腹腔进行观察[9]，这可能是第一个无气体进入腹腔的病例。

• 1918 年，Goetze 发明了一种充气针，使进入腹腔的操作更加安全[9]。

• 40 年后，德国妇科医生 Kurt Semm 发明了

自动充气机，称为 Semm 充气机（图 1-1）。这种装置因其简便、安全和临床价值而广受青睐[9, 12]。

• 1938 年，Veress 制造了一种钝头的充气针，进一步增强了进腹的安全性。这种针在建立气腹方面非常重要，它有一个带有斜面针尖的外套管，用于切割组织。在套管内有一个带有弹簧系统的内部探针，作为进入腹腔时的安全措施[12]。

• 1929 年，德国胃肠病学家 Heinz Kalk 开发了一种 135° 视角的斜视内镜。此外，他还开发了双套管入路 / 穿刺技术，用于诊断肝脏和胆囊疾病[5, 9]。

• 1928 年，Bovie 将电凝技术引入腹腔镜。40 多年后，H. Courtenay Clarke 演示了腹腔镜下缝合止血技术[12, 13]。

• 1933 年，Fevers 进行了第一例用于粘连松解的治疗性腹腔镜手术。Bosch 在 1936 年进行了第一例腹腔镜绝育术，随后更多的干预措施接踵而至[12]。

• 1983 年，Semm 完成了第一例腹腔镜阑尾切除术，他被认为是腹腔镜手术之父[9]。

• 1985 年，Erich Muhe 进行了第一例有记录的胆囊切除术。随着越来越多接受过技术培训的外科医生在妇科和外科领域开展微创手术，人们对该手术的信心不断增强[12]。

• 1989 年，Harry Reich 首次使用双极脱水技术进行腹腔镜子宫切除术，随后又展示了用于腹腔镜子宫切除术的主要器械和缝合技术 / 步骤[9, 14]。

• 1994 年，用于携带望远镜的机械臂的发明减少了对熟练的摄像操作人员的需求并提高了安全性（图 1-2）[9]。2 年后，首次通过互联网远程实施腹腔镜手术的现场直播，标志着机器人远程手术的诞生[9]。

• 1869 年，Commander Pantaleoni 使用改良的膀胱镜对一名绝经后出血的 60 岁女性的子宫内赘生物 / 增生物进行了烧灼治疗。这是第一次诊断性和治疗性的宫腔镜手术[9, 15]。

• 在接下来的 1 个世纪里，更多的学者描述了宫腔镜手术，宫腔镜相关技术和流程也不断完善[15, 16]。

• Charles David 在他的巴黎大学硕士论文中描述宫内疾病的诊断和治疗，他使用的仿尼采宫腔镜，内置了放大镜头，用于放大图像[15, 16]。在随后的几十年里，宫腔镜技术取得了重要的进展，包括以下方面。

• 开发了水冲洗系统，并使用 CO_2 进行膨宫[15]。

• 蜡烛和反射光照明被电灯泡和远程照明所取代，随后又出现了近距离照明、卤素灯、氙灯系统，最终演变为光纤[8]。

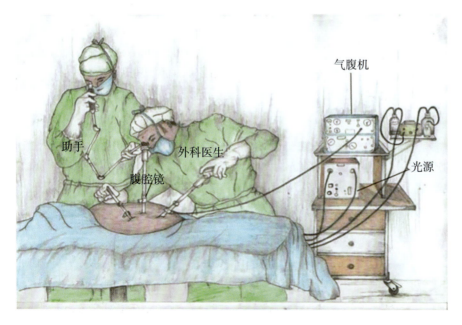

◀ 图 1-1　无摄像系统的诊断性腹腔镜检查
摄像系统发明之前的腹腔镜。外科医生和助手通过腹腔镜直接观察手术

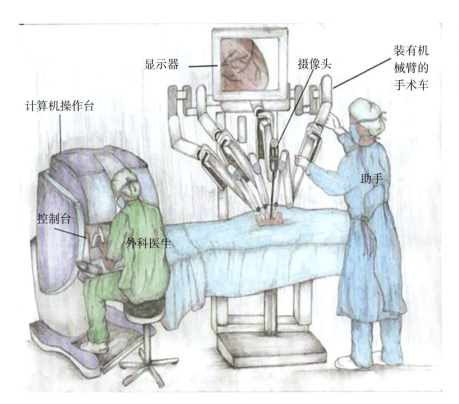

显示器

摄像头

装有机械臂的手术车

计算机操作台

控制台

外科医生

助手

- 对宫腔镜进行了一系列的改进，使其变得更短更小。
- 监视器的发明使得外部观察和录像成为可能（图 1-1）。辅助器械的不断改进也提高了子宫内膜手术的安全性[8, 15]。

在过去的 1 个世纪里，MAS 的发展和实践取得了显著的进步。预计未来将使我们看到更小型、完全自动化的设备，以实现无痕的外科手术体验。

学习要点

- 多年来，MAS 有了许多创新和改进。
- 与过去相比，现在 MAS 是一种更安全、效果更好的妇科手术方式。
- 目前，大多数诊断性和治疗性的妇科手术都可以用 MAS 进行。
- MAS 正逐渐向机器人妇科手术发展，以实现无痕的手术体验和远程手术过程的直播。
- 未来，MAS 的创新和应用有巨大的机遇。

参考文献

[1] Litynski GS. Endoscopic surgery: the history, the pioneer. World J Surg. 1999;23(8):745–53.

[2] Darzi A. Recent advances in minimal access surgery. BMJ. 2002; 324(7328):31–4.

[3] Agha R, Muir G. Does laparoscopic surgery spell the end of the open surgeon? J R Soc Med. 2003;96(11):544–6.

[4] Gordon AG, Magos AL. The development of laparoscopic surgery. Baillieres Clin Obstet Gynaecol. 1989;3:429–99.

[5] Nakajima K, Milsom JW, Böhm B. History of laparoscopic surgery. In: Milsom JW, Böhm B, Nakajima K, editors. Laparoscopic Colorectal Surgery. New York, NY: Springer; 2006.

[6] Semm K. The history of endoscopy. In: Vitale GC, Sanfilippo JS, Perissat J, editors. Laparoscopic surgery: an atlas for general surgeons. Philadelphia: JB Lippincott; 1995.

[7] De U. Evolution of cholecystectomy: a tribute to Carl august Langenbuch. Indian J Surg. 2004;66:97–100.

[8] Frangenheim H. History of endoscopy. In: Gynaecological Endoscopy. Springer, Boston. 1988.

[9] Mishra RK. Essentials of laparoscopy; chronological advances in minimal access surgery. In: Textbook of practical laparoscopic surgery. Jaypee Brothers, India, 2013.

[10] Hatzinger M, Fesenko A, Buger L, Sohn M. Dimitrij Oscarovic Ott (1855–1929) "Ventroscopy": his contribution to development of laparoscopy. Urologe A. 2013;52(10):1454–8.

[11] Hatzinger M, Fesenko A, Buger L, Sohn M. The first human laparoscopy and NOTES operation: Dimitrij Oscarovic Ott (1855–1929). Urol Int. 2014;92(4):387–91.

[12] Nezhat F. Triumphs and controversies in laparoscopy: the past, the present and the future. JSLS. 2003;7(1):1–5.

[13] O'Connor JL, Bloom DA. William T. Bovie and electrosurgery Surgery. 1996;119(4):390–6.

[14] Zubke W, Kramer B, Hornung R, Wallwiener D. Use of the BiClamp (a bipolar coagulation forceps) in gynecological surgery. Gynecol Surg. 2007;4:9–16.

[15] Tarneja P, Duggal BS. Hysteroscopy: past, present and future. Med J Armed Forces India. 2002;58(4):293–4.

[16] van der Pas H. Historical aspects. In: van der Pas H, van Herendael BJ, van Lith DAF, Keith LG, editors. Hysteroscopy. Dordrecht: Springer; 1983.

第2章 腹腔镜和宫腔镜手术器械/设备
Laparoscopy and Hysteroscopy Surgery Instruments/Equipment

Joseph Ifeanyichukwu Ikechebelu　Bartholomew Okorochukwu　Chukwuemeka Okoro　著

作为微创手术的一个主要分支，妇科内镜手术与开放性妇科手术一样，需要使用专用器械。内镜手术不仅依赖于外科医生的技能，也依赖于医生对现有器械和技术的掌握[1]。MAS 的器械和设备是手术中固有的一部分。因此，为了成功实施 MAS，外科医生应深入了解如何及何时使用特定的器械。

妇科内镜器械主要是指用于腹腔镜和宫腔镜的器械。其中一些器械与开放性手术器械相似，用途也相似，只是构造有所不同，如长度更长、直径更小、更加精细和有更多的连接点等，以适用于微创手术。另一些内镜器械则完全不同于开放性手术中使用的器械。还有一些器械既可用于开放性手术，也可用于内镜手术，如手术刀和刀柄、Sim 内镜等。这些器械在此就不再赘述，因为内镜手术医生应当已熟悉它们的名称、特点和用途。

一、微创手术设备 / 器械的类型

内镜设备 / 器械可分为四个部分：①光学器件；②手持器械；③部件（如充气机）；④内镜系统。

（一）光学器件

包括用于 MAS 的镜子，这是外科医生的眼睛。用于腹腔检查的镜子被称为腹腔镜，而用于宫腔检查的镜子被称为宫腔镜。镜子有四个部分：目镜、光缆接口、镜体和物镜。镜子和其镜头有不同的尺寸 / 直径（图 2-1），顶端的观察角度也不同。镜子分为可灭菌和不可灭菌两种。可灭菌镜子比不可灭菌镜子的使用寿命更长，并具有可灭菌的额外优势。有些镜子是一次性的，而另一些是可重复使用的。

根据其外径，镜子有各种尺寸，包括 10mm、5mm、4mm 和 3mm。

10mm 镜子有 0°、30° 和 45° 镜，5mm 镜子有 0° 和 30° 镜，而 3mm 镜子有 0°、15°、30° 和 70° 镜（图 2-2）。

外科医生应该根据手术的类型和其专业水平来选择合适的镜子。0° 镜是最常用的，它可以提供一个直观的视野[2]。然而，在妇科手术中，为了能很好地观察盆腔脏器，首选 30° 镜。Karl Storz 和 Olympus 公司利用最新技术已生产出可调节视角和三维成像的高清镜，分别是 Karl Storz 的 EndoCAMeleon（0°～120°）（图 2-3）和 Olympus

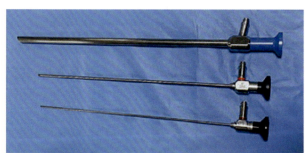

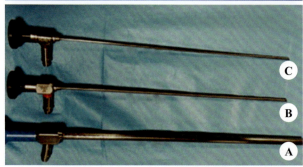

▲ 图 2-1　不同尺寸 / 直径的腹腔镜
A. 10mm；B. 4mm；C. 2.9mm

的 EndoEYE Flex（图 2-4）。

宫腔镜检查过程中使用的镜子尺寸较小，有各种形式。

- 刚性或柔性。
- 定焦或变焦。

镜子的直径、角度、鞘的直径、具备适用于各种膨宫介质及单／双极电灼的功能是宫腔镜的关键特征。

4mm 镜子除了外径小外，还能提供最锐利、最清晰的图像。最新的 2.9mm 镜子改进了光学性能，但非常脆弱。镜子的角度有 0°、12°、15°、30° 和 70°。

目前，已经出现了无须扩张宫颈的直径 2mm 微型宫腔镜。但微型宫腔镜的放大率低、视野狭窄、易碎且非常昂贵，不适于资源贫乏的地区。

（二）手持器械

腹腔镜手持器械是腹腔镜手术中使用的器械。分为可拆卸和不可拆卸器械。可拆卸器械可拆分为不同的部分，即手柄、杆和工作元件（钳夹），而不可拆卸的器械不能拆分为不同的部分（图 2-5）。手持器械在手柄上有一个旋转装置，用于调整操作方向，还有一个接口用于连接电缆，用于给器械通电。

可拆卸器械的无菌性更好、选择广泛、额外成本低、维修成本低，但价格更昂贵、结构更复杂、触感反馈较弱[2]。不可拆卸的器械更便宜、设计更坚固、寿命更长、触觉反馈也更好，但维修困难，而且由于器械关节和缝隙难以清洁，患者发生脓毒症的风险增加。下面将讨论 MAS 中常用的手持器械。

1. 分离钳

分离钳通常被称为"马里兰钳"，其功能类似于开放性手术中的动脉钳（图 2-6），用于分离组织，也可用于电切。有单极和双极两种选择。

2. 抓钳

抓钳作为外科医生的手，在腹腔镜手术中不可或缺，有两种类型。

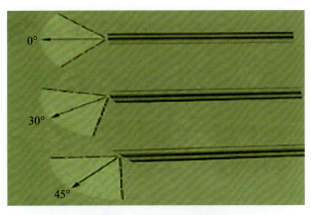

▲ 图 2-2　腹腔镜的视野角度

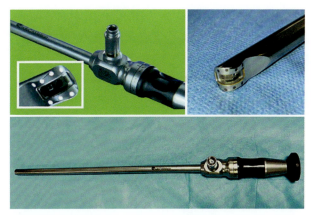

▲ 图 2-3　Karl Storz 的 EndoCAMeleon 内镜（0°～120°）

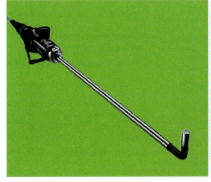
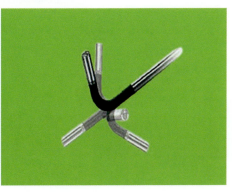

◀ 图 2-4　Olympus 的 EndoEYE Flex 内镜（可向各个方向弯曲，最大可达 100°）

（1）创伤性：有创抓钳是有齿的（细或粗），也被称为 Allis 钳，用于夹持厚的组织，如筋膜、肌肉和任何其他需要切除的组织（图 2-7）。

（2）无创性：无创抓钳是无齿的（有孔或无孔），用于夹持脆弱的组织，如输卵管、肠管等。还有一种特殊设计的 Babcock 钳，类似开放手术所使用的器械。

3. 剪刀

与开放手术一样，剪刀用于切割。有三种常用的类型，钩形剪用于切割缝线；直剪和弯剪用于切割和解剖组织。使用时，确保剪刀从"端到端"进行切割（图 2-8）。

4. 活检钳

活检钳专门用于采集组织标本（图 2-8）。

5. 冲洗吸引装置

冲洗吸引装置可以通过同一个通道进行冲洗和吸引。它有两个开口，一个用于连接冲洗管，另一个用于连接吸引管。将旋钮切换到冲洗通道时自动关闭吸引通道，反之亦然。冲洗吸引装置有可重复使用的吸头或一次性吸头。

吸引功能可用于从盆腔中抽吸液体，包括血液、卵巢囊液等。冲洗功能可用于腹腔灌洗、水分离和冷却受热能影响的组织（图 2-9）。

6. 能量传输器械

能量传输器械用于传输能量到手术组织。在 MAS 中使用的能量通常是切割或凝固波形。这些器械被设计成单极、双极或三极模式。当电流通过高电阻组织时，会产生热能，从而切割或凝固组织。相比单极器械，双极器械更安全，因为电流只需要在电极之间传递，而无须通过患者身体。许多腹腔镜手持器械也可通电用作能量传输器械。

单极器械包括 L 形钩和铲（图 2-10A），以及可通电的手持器械。双极钳包括 Bissinger、U 形设计型（图 2-10B），以及双极马里兰钳。

三极设备将双极凝固和单极切割功能结合在一个器械中，可以使用电或超声波技术，如 Harmonics、Covidien 和 Lotus 等品牌的设备（图 2-10C）。

7. 宫腔镜手持器械和装置

和腹腔镜检查类似，宫腔镜检查也使用手持器械。由于宫腔镜检查的操作空间较窄，这些器械往往比腹腔镜检查所用的器械更细长，但操作

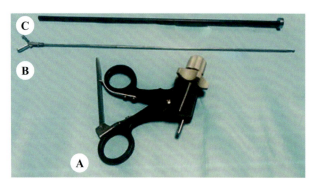

▲ 图 2-5 腹腔镜手持器械
A. 手柄；B. 工作元件；C. 杆

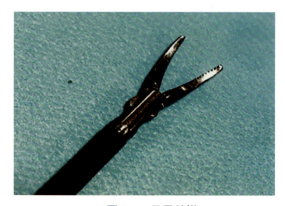

▲ 图 2-6 马里兰钳

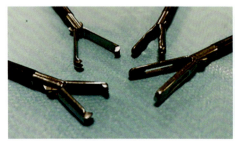
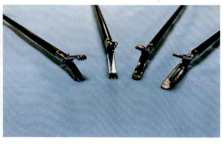

◀ 图 2-7 有创 Allis 钳和有 / 无孔的无创抓钳

方式相似。常见的辅助器械有鳄口抓钳和活检钳（图 2–11），以及剪刀和钩钳（图 2–12）。

8. 宫腔镜鞘管

有诊断性和手术性的鞘管，可以是柔性或刚性的（图 2–13）。

宫腔镜内鞘用于放置镜子和输送膨宫介质。外鞘用于膨宫介质的回流。诊断鞘的直径取决于镜子的外径，通常在内鞘的内壁和镜子之间有 1mm 的间隙，用于输送膨宫介质。手术鞘较大，有一个额外的通道用于插入手术器械。这个操作通道用橡胶帽或垫圈密封，以防止膨宫介质的渗漏（图 2–14）。

9. 电切镜

电切镜是一种用于内镜的特殊电外科器械（单极或双极）。与宫腔镜诊断鞘一样，包括内鞘和外鞘（图 2–15）。外鞘用于液体回流，而内鞘是包含镜体、液体介质和电极的共同通道。电切镜配备了一个双臂电极，可以通过触发装置将电极推出鞘外或拉回鞘内。该器械由四种基本电极组成：切割电极、球形电极、纽扣电极和成角的针状电极（图 2–16）。电切镜通常是单极的，然而，出于安全性考虑，双极电切镜正在逐渐取代单极电切镜[1]。

大多数电切镜使用 30° 的镜头，镜头向电极倾斜，以保证手术区域视野清晰。电切镜可使用单极或双极电路。当使用单极模式时，使用非电解质介质，如甘氨酸、山梨醇和甘露醇，并且需要使用负极板回路垫。双极模式下，使用电解质介质，如生理盐水。双极电切镜有特殊的发生器，

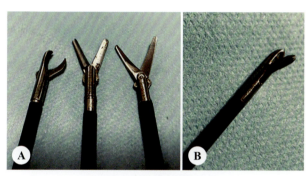

▲ 图 2–8　腹腔镜剪刀
A. 直剪、弯剪；B. 活检钳

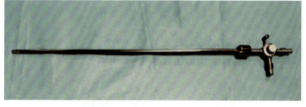

▲ 图 2–9　腹腔镜冲洗吸引管（双向）

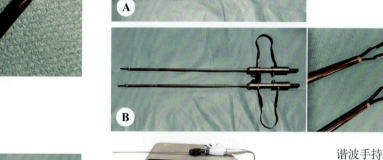

谐波手持器

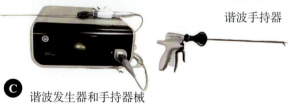

C　谐波发生器和手持器械

▲ 图 2–10　A. 单极 L 形钩的能量传输器械；B. U 形设计的双极钳和器械尖端；C. 谐波发生器和手持器械

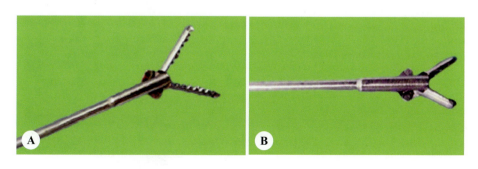

◀ 图 2–11　鳄口抓钳（A）和活检钳（B）

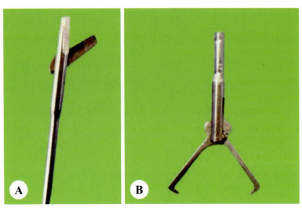

▲ 图 2-12　剪刀（A）和钩钳（B）

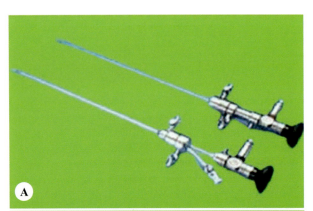

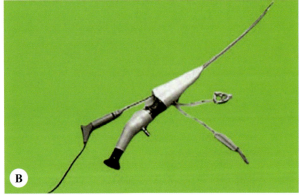

▲ 图 2-13　刚性诊断性和手术性的鞘管（A）和柔性宫腔镜鞘管（B）

不需要使用负极板回路垫。由于甘氨酸会导致低钠血症，可引起脑水肿和死亡[2]，所以双极模式的最大优点是可以避免低钠血症。电切镜适用于多种手术，包括子宫黏膜下肌瘤切除术、子宫内膜息肉切除术、宫腔粘连松解术、子宫内膜切除术 / 去除术和宫腔成形术。

10. 介质灌流系统

介质灌流系统用来灌流膨宫介质到宫腔，可

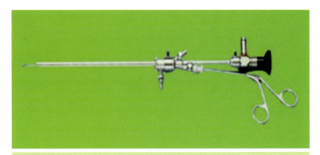

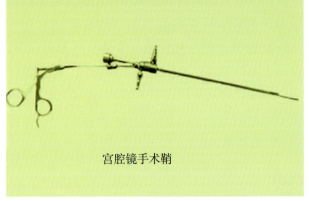

宫腔镜手术鞘

▲ 图 2-14　带操作通道的宫腔镜

以手动操作或自动操作。手动操作需要使用压力袋，能满足诊断的需要，但间歇性的液体灌流会导致手术中断。自动操作的宫腔泵能够在可控的压力下保证液体的持续灌流（图 2-17）。建议在可能造成损害的所有操作（特别是手术）中使用宫腔泵，以避免灌流中断。

二、妇科中特殊用途的器械

（一）举宫器

在手术中，举宫器用以抬高和改变子宫的位置和倾斜程度。具有不同的配置和尺寸的举宫器（图 2-18）。

（二）子宫导管

子宫导管是在染色试验中用于向子宫内注射染料的工具，也可用于子宫操作，但操作角度有限。与 Leech-Wilkinson 导管不同，Sparkman 子宫导管（图 2-19）可固定在钳子上，因此常作为首选。

（三）组织分碎器

在腹腔镜手术中，被切除的组织有时可能超过切口的大小，这使得取出组织变得困难。腹腔

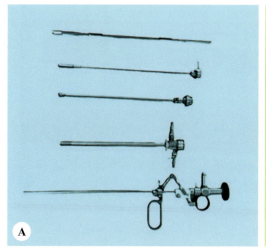
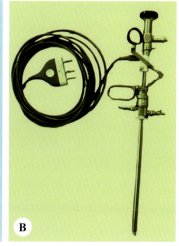

◀ 图 2-15 带有不同部件的电切镜
A. 电切镜的组成部分；B. 电切镜

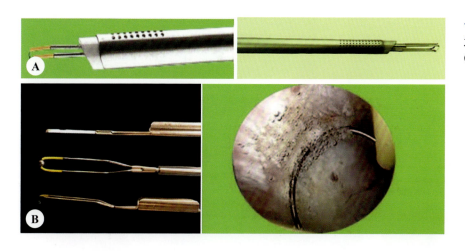

◀ 图 2-16 A. 带切割环的电切镜（左为单极，右为双极）；B. 电切镜电极（刀、球、角针和工作中的切割环）

镜组织分碎器（图 2-20A）可将切除的组织切割成数块或数段后通过现有切口取出，无须扩大切口。

此外，也有宫腔镜组织分碎器，如 TruClear 宫腔镜组织分碎器和 MyoSure 组织分碎器。宫腔镜组织分碎器通常用于宫腔镜下息肉切除和肌瘤切除（图 2-20B）。

（四）单极电针

单极电针是一种单极器械，用于多囊卵巢的腹腔镜下卵巢打孔（图 2-21）。

（五）探头

在内镜手术中，钝性探头被用于移动、移位、稳定和操作活动度大的组织（如肠管和卵巢）（图 2-22）。

（六）螺旋肌瘤钻和剥离器

螺旋肌瘤钻和剥离器用于在子宫肌瘤切除术中剥离子宫肌瘤（尤其是壁内型）（图 2-22）。

三、用于组织吻合和止血的器械

用于缝合和钳夹的器械。

1. 起针器/持针器用于缝合。钳夹可以是直的、弯的或在某些设计中带齿，以用来抓取缝针（图 2-23）。手柄可以是直的或弯的。直柄被认为更符合工效学，更适合在不同情况下进行缝合。

2. 施夹钳可将夹子固定在位（图 2-24）。由于夹子固定过程需要使用很大的力量，所以最好使用一个坚固的施夹钳。夹子有三种尺寸，即小、中、大，施夹钳同样配套有不同尺寸的可拆卸尖端。

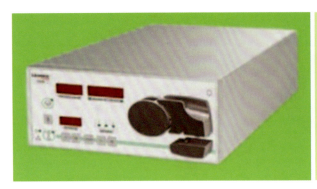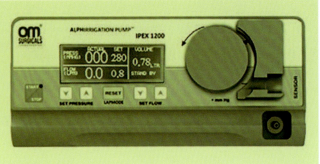

▲ 图 2-17　自动输液系统

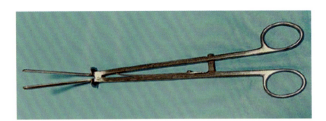

▲ 图 2-18　举宫器

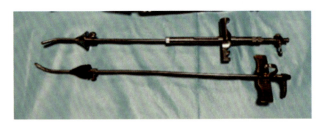

▲ 图 2-19　Sparkman 子宫导管

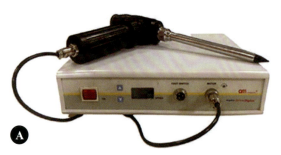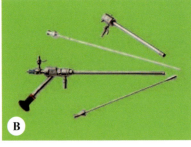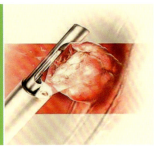

▲ 图 2-20　A. 腹腔镜组织分碎器；B. 宫腔镜组织分碎器

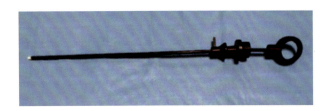

▲ 图 2-21　单极电针

3. 腹腔镜吻合器用于外科手术缝合。Endo GIA 腹腔镜吻合器是为胃肠吻合术设计的，也可用于妇科腹腔镜手术作为固定止血和分割组织（Dutta，2013）[3]。在放置和启动预装设备后，留下六排交错的钉子，长度 3cm，宽度 1cm。刀刃同时分割组织，在切口的每一侧留下三排钉子

（图 2-25）。

4. 谐波利用超声波能量源，没有电损伤的危险。它被用于切割或凝固组织，可以有效地闭合直径达 4mm 的血管（图 2-10C）。

5. 结扎束用于切割、汽化、凝固和闭合血管。LigaSure 以双极模式工作，很少引起横向热扩散、粘连和组织焦痂。可用于闭合直径达 7mm 的血管。

四、进腹器械

（一）气腹针

气腹针用于将气体注入腹腔，建立气腹（图 2-26）。包括可重复使用和一次性使用两种型

号。气腹针有一个装有弹簧的尖端，当穿过腹壁时会自动收缩，从而使钝的尖端进入腹膜腔。弹簧系统有助于避免损伤肠道、腹腔内器官和主要血管[3]。

（二）套管针和套管 / 套筒

套管针和套管 / 套筒用于刺穿腹壁，并创建一个通道来放置腹腔镜和手持器械（图 2-27 和图 2-28）。套管套着套管针。刺穿腹壁后，取出套管针，通过套管（套筒）置入镜体或手持器械。套管针 / 套管的直径为 3～15mm，以适应各种尺寸

的镜子和器械。套管针 / 套管包括可重复使用、一次性使用和可回收使用等类型。

可重复使用的套管性价比高，但必须保证锋利度。它们经过消毒和适当的准备可用于不同的

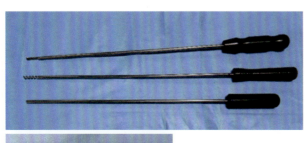

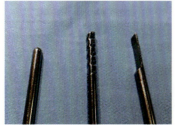

▲ 图 2-22　探头、螺旋肌瘤钻和剥离器

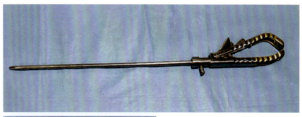

▲ 图 2-23　起针器 / 持针器（直钳、齿钳和弯钳）

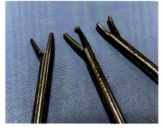

▲ 图 2-24　施夹钳

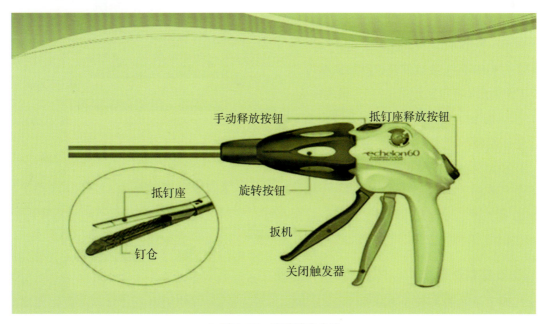

手动释放按钮　　　　抵钉座释放按钮

抵钉座

钉仓

旋转按钮

扳机

关闭触发器

▲ 图 2-25　腹腔镜吻合器

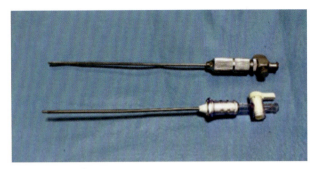

▲ 图 2-26　气腹针：可重复使用的金属针和一次性塑料针

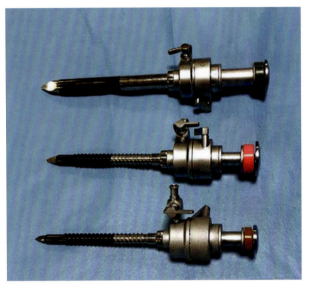

▲ 图 2-27　套管针和套管 / 套筒（可重复使用）
尺寸为 10mm、7mm 和 5mm

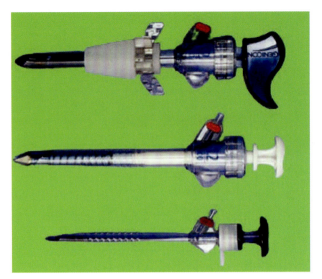

▲ 图 2-28　套管针和插管 / 套管（塑料）

纳多达三个器械。它也被称为单通道（single-port access，SPA）腹腔镜手术或单切口腹腔镜手术（single-incision laparoscopic surgery，SILS）。可用于异位妊娠的输卵管切除术和卵巢囊肿切除术等手术 [4, 5]。

外科医生在刚开始进行微创手术时普遍会选择价格较低、质量也较低的器械。我们认为初学者更需要高质量的器械。有经验的外科医生可以使用任何可供选择的器械。

五、内镜设备和系统

内镜设备和系统有助于创造合适的手术环境，使手术过程更加顺利。腹腔镜手术中使用的各种设备，包括充气机、冲洗吸引装置、内镜成像系统、电刀 / 电凝器、组织分碎器和其他新兴设备 [6-9]，都放在手术室的手推车上或悬挂器上（图 2-30）。

（一）气腹机

气腹机被用来控制气体的流速和腹腔内的压力以建立可控的气腹。气体流速（L/min）和腹腔内压力（mmHg）通常显示在气腹机上 [3]。术者可根据需要选择标准流量或高流量。高流量的气体通常用于激光手术。气腹机可以是模拟式或电子式的。建议使用电子式自动（微处理器控制）充气机（图 2-31）。有些气腹机在充气前需要预热

患者。可回收使用系统中，套筒是可重复使用的，而套管针则是一次性的。大多数套筒包含一个连接到充气管的 Luer lock 接口。套管针的顶端可以是角锥形、圆锥形（可重复使用）、刀片状或钝头，也可以有光学通道（一次性）。圆锥形和钝头的套管针可以使筋膜缺损更小，但是需要更大的力量来放置。手术医生在放置时可通过光学通道看到腹壁的层次。还有一种可扩展的套管鞘，先用气腹针穿过腹壁，然后扩展到可容纳 5～12mm 的套管。

（三）单孔穿刺器

最近出现了单孔腹腔镜手术（图 2-29）。该手术通过放置一个 2～3cm 的入路装置，可以容

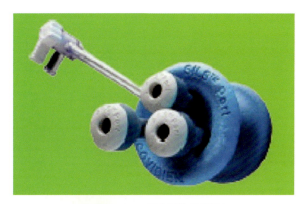

▲ 图 2-29　单孔接入套管针

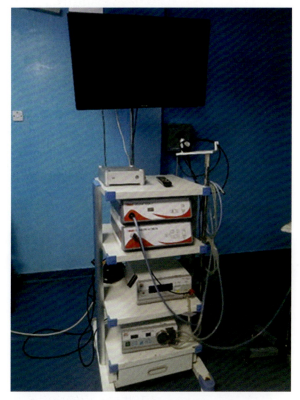

▲ 图 2-30　装有内镜设备的手推车（混合式）

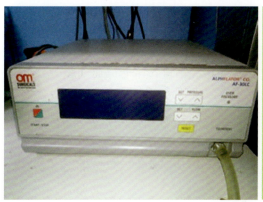

CO_2。质量好的设备通常更可靠。

（二）电刀／电凝器

电刀（electrosurgical unit，ESU）用于切割和凝固，在 MAS 中必不可少（图 2-32）。它是止血最常用的器械。电刀发生器有三种模式：双极、单极切割（包括纯切和混合切）和单极凝固（包括干燥、电灼和喷凝）[1]。具有单极和双极模式的电凝电源比单一模式的更受欢迎。建议优先选择具备组织反应选项（如血管闭合）的电凝电源。

（三）内镜系统

内镜系统，包括摄像头、光源、光缆、内镜头和显示器，它们是手术团队的眼睛。

1. 光源

有各种类型的光源，如卤素、金属卤化物、氙气和发光二极管（light emission diode，LED）。卤素光源的色温约为 3600K，金属卤化物约为 5600K，氙气约为 6000K。LED 价格适宜，是目前的最佳选择。氙气灯的寿命大约为 5000h，能提供明亮的白色光线。而 LED 的寿命更长，可达 30 000h（图 2-33）。在内镜手术中，除 LED 灯外，最好准备一个备用灯泡，以防灯泡在手术过程中损坏[3]。

2. 光缆

光纤电缆用于将光从光源传输到内镜头，其直径根据内镜头的大小而有所不同。直径 3.5mm 的光缆适用于直径 4mm 及以下的内镜头，而直径为 4.8mm 的光缆则适用于更大直径的内镜头。选

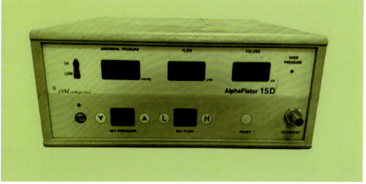

▲ 图 2-31　电子式自动气腹机

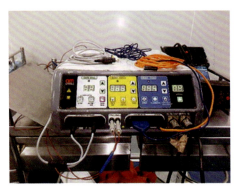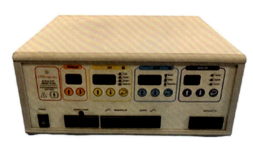

▲ 图 2-32 电刀（ESU）

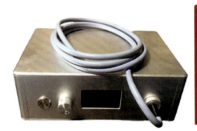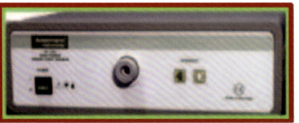

▲ 图 2-33 原位光纤电缆光源（LED）

择适当尺寸的光缆不仅对光线的传输很重要，还能有效避免内镜头的导光末端产生过多的热量。光缆应小心收纳，避免因弯曲和打结导致纤维损伤，从而降低其导光能力（图 2-34）。

3. 摄像系统

摄像系统由摄像头、电缆和摄像控制器组成。摄像头固定在腹腔镜的目镜上。腹腔镜摄像机的基础是固态硅计算机芯片（solid-state silicon computer chip，SSSCC）或电荷耦合器件（charge-coupled device，CCD）。摄像机有三种类型：高清（high-definition，HD）、三片式和单片式相机。为满足手术的基本需求，建议选择价格合适且具有优质视野的相机。

单片和三片相机的基本区别在于，在单片相机中，三种基本颜色，即红、绿、蓝，都由一个 CCD 芯片处理；而在三片相机中，三种基本颜色分别由单个 CCD 芯片处理。CCD 上芯片的数量决定了图像的质量。当与 LED 光源结合使用时，高清摄像头能够准确还原自然色彩。图像分辨率由芯片上的像素决定[2, 3]。高清数码相机的水平分辨率可达 1100 线对，可产生更生动的图像（图 2-35）。

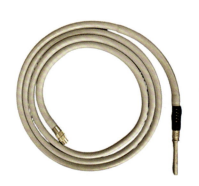

▲ 图 2-34 光纤电缆

4. 显示器

显示器是最终显示图片的设备，因此必须与摄像机系统兼容。对于单片摄像机，应使用 450 线对分辨率的显示器。对于三片式摄像机，应选择具有 600 线对以上分辨率的显示器。对于高清摄像机，应使用高清晰度的显示器。LED 电视可以改装为显示器。现在，还有 3D 显示器可供选择，它可以很好地评估腹腔镜手术深度。如果资源匮乏，可以临时将传统的 LED 平板电视改造为具有良好成像效果的显示器（图 2-36）。

5. 录像机

录制的视频和图像可用于记录，也可作为法

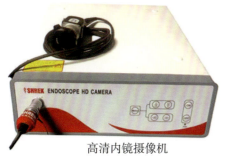
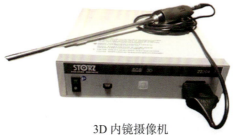

◀ 图 2-35　带摄像头的摄像机（HD 和 3D）

高清内镜摄像机　　　　　　3D 内镜摄像机

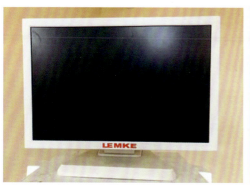
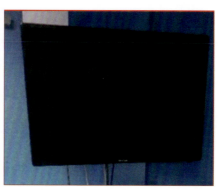

◀ 图 2-36　显示器（左图为高清电视，右图为 LED 平板电视）

医学案件的证据。一些公司配备了带存档系统的摄像机。

（四）标本取物袋

标本取物袋是一种特制的袋子，用于取出质脆的组织（图 2-37），有助于保存组织，并防止取出的组织污染切口。有时使用取物袋还可以避免扩大切口，例如，当有较大的肿块需要取出时，可以将肿块放入取物袋中，然后经直肠子宫陷凹切开阴道后取出。

（五）激光设备

激光是通过受激辐射放大的光。妇科手术中，常用的激光包括二氧化碳激光、氩气激光、磷酸氧钛钾（potassium titanyl phosphate，KTP）激光和钕/钇铝石榴石（neodymium/yttrium-aluminium-garnet，Nd/YAG）激光，其中，二氧化碳激光最常用。这些激光具有汽化、切割和不同程度的凝固组织的能力。激光的组织穿透深度取决于所使用的激光类型[3]。

六、机器人技术

机器人系统：达芬奇机器人手术系统和宙斯机器人手术系统允许外科医生通过远程手控操作，可以提高灵活性，并最大限度地减少疲劳、震颤或意外的手部动作的影响。

结论

腹腔镜和宫腔镜代表着妇科手术的未来，在妇科疾病诊疗中的应用范围不断扩大。在妇科微创领域，熟练掌握器械是正确应用的基础，持续实践是成功的关键。

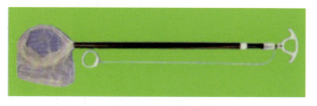

▲ 图 2-37　标本取物袋

学习要点

- 尽管执行的功能类似，腹腔镜和宫腔镜手术的器械与开腹手术所用的器械大不相同。
- 深入了解手术器械的工作原理可使手术更加顺利。
- 正确维护器械可延长它们的使用寿命。
- 需要定期更新，以紧跟器械设计的先进水平。
- 手术室里，正确配置器械对手术的成功至关重要。
- 医疗机构中时刻需要优秀的生物医学或器械工程师来协助维护和设置。

参考文献

[1] Magos A. Hysteroscopy and laparoscopy. In: Edmonds, D.K. (ed) Dewhurst's textbook of obstetrics & Gynaecology 8th ed. John Wiley and Sons: West Sussex; 2012, pp. 448–67.

[2] Misra R.K. Laparoscopic Instrument Design (1) In: Ikechebelu J (ed). Manual of basic course in minimal access surgery. Life Institute for Endoscopy: Ogidi. 2010 pp. 34–60.

[3] Dutta, D.C. Endoscopic surgery in Gynaecology. In: Konar H. (ed) DC Dutta's textbook of gynecology (6th). Jaypee Brothers Medical Publishers (P) Ltd.: New Delhi; 2013. pp. 611–4.

[4] Savaris RF, Cavazzola LT. Ectopic pregnancy: laparoendoscopic singlesite surgerylaparoscopic surgery through a single cutaneous incision. Fertil Steril. 2009;92(3):1170. e5–7.

[5] Fagotti A, Fanfani F, Marocco F, Rossitto C, Gallotta V, Scambia G. Laparoendoscopic single-site surgery (LESS) for ovarian cyst enucleation: report of first 3 cases. Fertil Steril. 2009;92:1168.

[6] Christianson MS, Tobler KJ, Zacur HA. Operative hysteroscopy. In: Jones HW, Rock JA, editors. Operative gynaecology, 11th ed. Wolter Kluwer, 2015, pp. 306–34.

[7] Howard TS, Marisa RA. Diagnostic and operative laparoscopy. In: Howard WJ, John AR, editors. Operative gynaecology, 11th ed. Wolters Kluwer, New York 2015, pp. 265–84.

[8] Munro MG, Abbott JA, et al. AAGL advancing minimally invasive Gynaecology worldwide. AAGL practice report: practical guidelines for the management of Hysteroscopic distending media. J Minim Invasive Gynaecol. 2013;20:137.

[9] Murphy AA. Operative laparoscopy. Fertil Steril. 1987:471–10.

第3章 内镜器械的灭菌
Sterilization of Endoscopic Instruments

John O. Imaralu　Idris Haruna　Hyacinth Onah　著

妇科内镜器械主要包括腹腔镜和宫腔镜，这些器械与其他微创手术中使用的器械（如支气管镜、胸腔镜、关节镜）及用于经自然腔道内镜手术的器械（如上下消化道内镜）在结构和再处理需求方面有很多相似之处，但不同于开放手术中使用的器械。妇科内镜器械设计复杂，操作更加精细，拥有更多的关节和接头、钩针、棘轮和锁扣。此外，这些器械更长，包含更多的容纳组织碎片与微生物的缝隙和空间。因此，除了成本较高外，还需要特别考虑和重视维护、清洁和消毒。

内镜器械主要有两类：一次性使用的器械（single-use instrument，SUI）或装置，以及可重复使用的器械（reusable instrument，RI）。在设计和改进这些器械时，患者的安全（限制医源性交叉感染）和器械采购维护的成本是需要考虑的两个主要因素。SUI 更昂贵，成本可高达 RI 的 9 倍[1]。因此，在资源匮乏或医疗资金有限的地区，经常使用 RI。即使考虑了维护和再处理成本，RI 仍然是一种具有成本效益的选择[1-5]。还有研究建议对一次性腹腔镜器械（single-use laparoscopic instrument，SULI）进行再利用，因为有报道称 SULI 和可重复使用的腹腔镜器械的消毒成功率相似。但一些器械在一次使用后可能无法再次正常工作，而且某些地区禁止对 SULI 进行再利用[6]。

在微创手术中，人们期望获得更美观的效果和更少的并发症，但是当手术切口感染发生时，这些期望很难实现。高达 1/3 的腹腔镜相关感染病例可能因为提前出院而被漏诊[7]。Prakash 等提出的预防腹腔镜感染的"十条戒律"中，有一半以上涉及内镜器械操作和再处理相关问题[8]。正确再处理的内镜器械不仅可以防止医源性交叉感染，还可以延长器械的使用寿命。

一、微创手术的感染风险和发病率

（一）内镜手术中感染的类型

根据美国疾病控制与预防中心（Centers for Disease Control and Prevention，CDC）的建议，手术部位感染（surgical site infection，SSI）分为[9]：①浅表 SSI，累及皮肤和皮下层；②深部 SSI，累及筋膜和肌肉；③器官 / 腔隙 SSI，累及特定器官或器官周围的隐窝，如肝下脓肿、腹膜炎等。

手术部位感染是指传统的开放手术或微创手术中并发于或由于切口引起的感染。"SSI"这一术语在腹腔镜相关手术中被称为"穿刺部位感染"（port site infection，PSI）。

SSI 在传统手术中比在微创手术中更常见[10-12]。腹腔镜手术的 PSI 为 8%～9%[13]。微创手术 SSI 发生率较低的一些原因，包括组织创伤较小、代谢和免疫反应较低、组织暴露于外源性污染的情况少等。

通过腹腔镜进行的外科手术属于 CDC 创伤等级的 1 类和 2 类[9]。切口的分类如下。

1. 清洁切口：既不暴露于任何炎症组织，也没有破坏胃肠道、呼吸道、生殖道或未感染的泌尿道的手术切口。

2. 清洁 – 污染切口：是指有计划地进入胃肠道、生殖道或未感染的泌尿道所形成的污染程度较小的手术伤口。

3. 新鲜污染切口：与创伤相关，因严重违反无菌原则或从胃肠道等污染明显的非脓性炎症组织进入形成的切口。

4. 污染或感染的切口、陈旧切口：创伤后存在坏死组织并在有活动性感染或脏器穿孔的情况下进行手术的感染伤口及陈旧伤口。

二、导致 MAS 感染的微生物

PSI 的发生多与外源性微生物有关，这些微生物可能来自于无菌手术区域的任何污染源（如器械、空气或手术团队）[14]。

引起 SSI 的致病微生物因手术的不同而不同。对于清洁切口，来自患者皮肤或外源的金黄色葡萄球菌往往是罪魁祸首，而在清洁 - 污染、污染和感染的手术切口中，微生物往往是多重的，并且多数情况下，属于目标器官的内源性菌群[14]。一项关于清洁腹腔镜手术研究报道提示，所有腹腔镜切口相关感染的原因都是医院获得性病原体，而不是脐部共生菌[13]。

根据症状出现的时间，与腹腔镜相关的感染可分为两种：早发型和迟发型。早发型更常见，患者多在腹腔镜手术后 1 周内或在住院期间出现。这种类型通常是由患者皮肤或受感染的手术部位中的革兰阳性菌或革兰阴性菌引起的。迟发型是由快速增长的非结核性分枝杆菌引起的，潜伏期 3～4 周，通常对抗生素不敏感[15]。

（一）非分枝杆菌分离株

浅表 SSI 是 MAS 中最常见的感染类型，常见病原体是金黄色葡萄球菌。其他可能涉及的病原体包括铜绿假单胞菌、肺炎克雷伯菌、不动杆菌、变形杆菌、大肠埃希菌和弗劳地柠檬酸杆菌。在深部手术部位感染中，克雷伯菌是最常见的致病菌[16]。

（二）分枝杆菌分离株

快速生长的分枝杆菌，尤其是偶发分枝杆菌和龟分枝杆菌，已被人们从腹腔镜感染部位分离出来。这些微生物是腐生菌，其孢子存在于并可定植在污水、土壤和自来水中，已被证明可引起人类和动物的疾病[16]，可引起广泛的感染，尤其是在免疫受损的个体中。皮肤和皮下组织是它们在人体中的目标部位。在 1 例审查中曾发现，由龟分枝杆菌引起的 PSI 暴发的源头是经化学消毒后用于清洗器械的水[17]。

这些外源性的腹腔镜感染是完全可以避免的。非结核性分枝杆菌腹腔镜感染的最常见原因是腹腔镜器械消毒不规范。这些器械的关节、缝隙和锁扣可隐藏组织，如果不进行适当地再处理，就会导致非结核性分枝杆菌内生孢子的污染，这些内生孢子可能沉积在患者的皮下组织或皮肤中，并在 3～4 周发芽[18]。

三、基于处理需求的设备分类

通常，仪器或设备可根据所需的无菌程度分为以下类型。

（一）高度危险性物品

这类器械，包括心脏起搏器、心脏和泌尿道导管、植入物、缝合针及手持器械和能量装置（如超声刀）等腹腔镜器械，它们会接触到无菌组织或进入血管系统，一旦被微生物（包括细菌孢子）污染，造成感染的风险很高，所以必须绝对无菌。高度危险性物品应当购买无菌或仅使用一次（一次性），如果是可重复使用的，则应灭菌处理。

（二）中度危险性物品

这类仪器，包括内镜和其他内镜器械、麻醉设备和经阴道超声探头，它们会接触到人体的黏膜或不完整的皮肤，在使用过程中需要进行高水平消毒处理。

（三）低度危险性物品

这类器械包括光纤、充气电缆、冲洗 / 吸引管、电热电缆等内镜物品，以及便盆、血压计袖带、拐杖、床栏、床头柜、病房家具和一些餐具等。这些物品会接触到完整的皮肤，但不会接触到黏膜。免疫正常个体的皮肤是抵御微生物的有效屏障，因此不需要无菌。

四、内镜手术控制感染的一般原则

（一）术语定义

仪器再处理是指涉及内镜器械的处理、污染物去除、运输、灭菌或消毒、储存和其他维护的所有程序，旨在使其可以更安全或更有效地使用，或延长其使用寿命。

灭菌是彻底消除或破坏所有形式的微生物。可以通过蒸汽、气体或化学品来实现[19]。

消毒是消灭除孢子以外的病原微生物。

消毒可细分为以下三类。

1. 高水平消毒（high-level disinfection，HLD）：除孢子外的所有生物都被杀灭。

2. 中水平消毒（intermediate-level disinfection，ILD）：一些真菌、病毒和孢子可以幸免。

3. 低水平消毒（low-level disinfection，LLD）：真菌、病毒、孢子和一些分枝杆菌仍未被杀灭。

对于内镜器械，至少需要进行高水平消毒以防止医源性感染。

根据美国劳工部职业安全与健康管理局（Occupational Safety and Health Agency，OSHA）的定义，去污是指使用物理或化学手段去除、灭活或破坏表面或物品上的血源性病原体，使其不再能够传播具有感染性的颗粒，并使表面或物品能够安全地进行处理、使用或处置[20]。

清洁是指通过物理或化学手段清除表面和器械上的微生物或带有微生物的物品。在临床上清洁和去污通常可以互换使用。

（二）器械处理应何时开始

内镜器械的清洁在手术过程中就应开始，以防止器械表面被腔道内的血液、污物和碎屑污染。

（三）器械处理应该在哪里进行

去污和清洁室/区域应与灭菌区和无菌器械存放处分开，以避免交叉污染。器械处理最好从手术室开始，随后在手术室与消毒供应中心（central sterile supply department，CSSD）之间的区域或CSSD中与无菌器械存放区或灭菌室分开的房间中进行后续的去污步骤。高水平消毒最好在手术室套间和综合设施内进行。灭菌可以在有设施的医院内进行，也可以通过"第三方"进行，即将器械送到拥有大规模灭菌设备或专门从事医院器械灭菌的部门或中心进行灭菌。

（四）谁负责器械的维护和处理

器械的维护和处理在许多医院由围术期护理部门负责。其他相关的专业人员包括经过正式培训并已注册的手术技术员（certified surgical technician，CST）；他们熟练操作设备，为外科医生、器械、设备和围术期护士提供支持，促进交流。其他相关的医护人员包括手术医生和手术助理。内镜器械和设备的操作因其复杂、易损和成本高而需要培训，它们的护理不应该交给不熟练的人。实际上，一些制造商规定了操作器械人员需具备的技能水平，并附有相关指南。

OSHA 条例规定：参与处理和再处理受污染器械和设备的卫生保健人员应完成关于净化过程和程序的使用、仪器的使用、所用化学物品及个人防护装备（personal protective equipment，PPE）使用的初步教育、培训和能力验证。他们应该接受初步培训、继续医学教育（continuing medical education，CME）计划和其他在职评估[20]。

五、内镜器械再处理步骤 [21]

内镜器械再处理的步骤包括以下几点：①拆卸；②去污；③预清洗；④清洗和冲洗；⑤超声清洗器冲洗；⑥干燥，为灭菌包装准备；⑦灭菌或消毒；⑧器械储存。

（一）拆卸

大部分腹腔镜手术器械都是由不同部件组成，应将这些部件分开进行清洗处理，以暴露出可能隐藏有组织碎片和微生物的凹槽和缝隙。在宫腔镜手术中使用的端口（套管针和套管）和鞘都应拆卸并进行适当处理。

（二）去污

去污过程应从手术室开始，以减少微生物的载量，并使器械在进一步处理和转移到 CSSD 之前安全可操作。经过培训的医疗工作者（护士或认证的手术技术员）应使用无菌的湿润海绵擦去器械上的所有可见组织、碎片、体液或血迹。将器械置于装有 0.5% 氯或高氯酸盐溶液的容器中浸泡 10min。浸泡时间过长并无益处，反而会造成器械的腐蚀损坏（图 3-1）。

（三）预清洗

预清洗应在 CSSD 或在手术室进行，远离手术间或手术室内任何其他限制区域及存放无菌器械的地方。首选的预清洗方法是使用酶类产品，如蛋白酶、脂肪酶和淀粉酶。这些蛋白酶能分解器械上的血迹和其他蛋白质污渍，但必须通过清洗才能将它们从器械中彻底清除。使用洗涤剂和肥皂擦洗可能无效，因为它们裂解蛋白质碎片的能力有限，特别是对于器械表面难以清洁的区域（图 3-2）。

（四）清洗和冲洗

最好在流动的水下使用软刷来清除仪器凹槽中的碎屑并进行冲洗，以清除所有颗粒物质和用于去污、预清洗和清洗用的化学品。

可以使用高压流动水龙头或清洗枪（如有）进行冲洗，这些枪能直接向长器械和器械凹槽内喷水。在手动清洗过程中，应避免使用容器中的积水，因其中留有的颗粒和溶液可能会沾到其他器械上。所有器械在清洗过程中都应打开，以使卡扣、锁及器械的所有部分都暴露于清洗剂中。如果清洗和冲洗同时进行，必须在使用刷子或其他形式的清洁后再次冲洗。

超声清洗因使用方便、节省时间、效率更高，已经迅速普及。超声清洗的效率是人工清洗的 16 倍。

用于超声清洗的溶液应为 pH 中性溶液（以防止腐蚀损害），器械应在其中浸泡 10~15min。材料类似（如铝制）的器械应一起清洗，并与其他不同材料（如不锈钢等）的器械分开清洗。为了获得最佳的穿透力和清洗效果，超声清洗器不应过载，所有的器械都必须打开。所有经过超声清洗的器械都必须进行冲洗。

（五）干燥

在器械装箱之前，必须排出器械中的水。可以通过在 CSSD 中使用烤箱或气枪来实现。

（六）灭菌或消毒

普遍推荐对刚性内镜器械进行灭菌，或者在

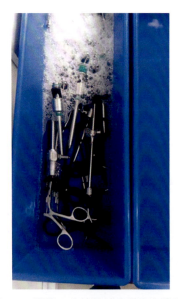

▲ 图 3-1　消毒：内镜器械应浸泡在消毒剂中

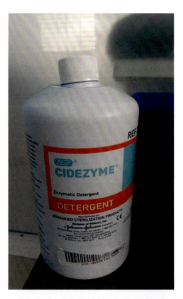

▲ 图 3-2　推荐用酶类产品预清洗

无法灭菌的情况下进行高水平消毒。内镜器械的使用者应注意制造商的信息，包括灭菌或高水平消毒的内容、灭菌方法、使用的消毒剂类型、稀释说明及配置的高水平消毒溶液可使用的次数或时长。

灭菌在控制感染方面优于高水平消毒，但一些器械因比较脆弱而无法进行灭菌。灭菌方法的成本和可用性也是重要的考虑因素。

1. 灭菌

有三种主要的灭菌方法，即蒸汽灭菌、气体灭菌、新型灭菌法。

(1) 蒸汽灭菌：使用高压灭菌器进行灭菌是最常用的方法之一。这种方法便宜无毒，并且非常有效。所有可重复使用的金属器械都可以在 121℃ 下高压灭菌 15min 进行消毒。这种方法对所有刚性内镜器械和部分镜子都有效。蒸汽灭菌时需要对可能被热传导损坏的物品进行包装，如硅胶管、橡胶绝缘材料和电缆和器械上的涂层需要用两层亚麻布包裹，以避免与高压灭菌器的金属容器接触。

关于快速压力蒸汽灭菌和真空灭菌的一些注意事项如下。

① 快速压力蒸汽灭菌法：Underwood 和 Perkins 将快速压力蒸汽灭菌法定义为在 132℃、压力为 27～28lb（1lb≈454g）的重力置换灭菌器中对未包装的物品进行 3min 的灭菌[22]。这种设计是为了应对在手术室中需要紧急使用被遗忘、未被预料到或意外掉落地面的器械的情况。这是传统蒸汽灭菌法的一种改进，待处理的物品被放置在一个开放的托盘中或一个专门设计、带盖、刚性的容器中，使得蒸汽能够迅速渗透。目前，"即用蒸汽灭菌" 这一术语已经取代了 "快速压力蒸汽灭菌" 的叫法，即用蒸汽灭菌几乎没有干燥时间，如果正确操作且只处理急用的器械时，这种方法安全、有效，但不应出于方便或节省时间的目的而使用。

真空灭菌：一台设置为运行真空循环的灭菌器装备了真空系统。典型的真空循环将从一系列交替的蒸汽压力注入和真空抽吸（也称为脉冲）开始，以大幅度地去除腔体中的空气，使得蒸汽被吸入到原本难以渗透的区域。

② 低温蒸汽和甲醛灭菌：这种方法特别适合热敏性仪器，如电缆、绝缘体、管道和带有封闭端的器械。它使用温度范围 55～80℃ 的热源，处理时间为 5～6h。值得注意的是，由于皮肤、眼睛、鼻子和呼吸道接触时潜在的毒性和刺激风险，使用甲醛灭菌的情况越来越少。此外，一些研究还对其灭菌的有效性提出了质疑。

(2) 气体灭菌：气体灭菌适用于被绝缘材料包覆的手持式仪器、光缆和用于通气及抽吸冲洗的管道。一次性器械也可以使用这种方法再处理。环氧乙烷（ethylene oxide，ETO）是用于气体灭菌的气体。冷 ETO 灭菌在 85℃ 的温度下进行，器械暴露在气体中 4.5h 后通风 12h。而热 ETO 灭菌在 145℃ 的温度下进行，器械暴露在气体中 2.5h 后通风 8h。气体灭菌的优点是可以确保达到多孔材料和器械的更深区域而不会对它们造成腐蚀性损害，而其缺点是设备成本昂贵，暴露和通风过程需耗费大量时间。

(3) 新型灭菌法：这种方法使用由强生公司开发的等离子体腔室（STERRAD）。它使用过氧化氢（hydrogen peroxide，H_2O_2）蒸汽和低温气体等离子体。该方法的整个过程大约只需要 25min。器械前期需去污清洁并应妥善包装，待设备腔内形成真空后，将 59% 的水溶 H_2O_2 蒸发进去，直到 H_2O_2 蒸汽充分扩散并包裹所有的物品，然后降低腔压产生低温气体等离子体。此时，使用射频放大器向腔内引入射频能量，从而导致蒸发的 H_2O_2 与仪器接触时产生活性自由基物质。这些活性能量物质也会相互反应，形成水蒸气、氧气和其他无毒副产品。最后器械被设备烘干，将其取出备用或储存。这种新方法的优点使其具有成本效益，可以在需要快速周转和有更短的处理时间要求的区域使用。它无有毒残留物，无须在设施内通风或接水。设备体积不大，不占空间，只需要一个可靠的电力供应来源。

2. 消毒

HLD 对于中度危险性物品和易碎的热敏器械

特别有用。然而，它对孢子的影响取决于微生物暴露于消毒剂的持续时间、浓度和温度，微生物的数量和种类，器械或其他物品上存在的有机物（如血液、其他液体、组织）和其他物质（如污垢），以及对微生物的接触途径（如沟槽可以遮蔽微生物）等。因此，进行 HLD 的器械必须经历彻底去污的初步阶段。

HLD 可在短时间内破坏所有病原微生物和一些细菌孢子（如艰难梭状芽孢杆菌）。在长时间暴露下，对大部分细菌内生孢子有杀孢作用，而对分枝杆菌、病毒和真菌的杀孢能力有限。分枝杆菌被用作评估有效性的指标。常用于 HLD 的消毒剂有 2% 的戊二醛，6% 的稳定 H_2O_2 和过氧乙酸（醋酸和 H_2O_2 的混合物）。

理想的化学高级消毒剂应具有以下特点：①快速周转率 HLD（<10min）；②对多种微生物有效，包括血液传播病毒和朊病毒；③冲洗后不应有任何消毒剂残留；④与内镜和其他器械材料具有良好的兼容性；⑤保质期长；⑥对使用者无刺激性和毒性；⑦环保，即没有处置问题。

(1) 戊二醛：戊二醛是大多数腹腔镜器械制造商推荐的化学消毒剂。其优点包括安全、相对便宜、良好的抗菌活性、对光学器件无腐蚀性、在蛋白质存在下仍有效。缺点是对眼睛、皮肤（过敏性接触性皮炎）和呼吸道黏膜有刺激作用，特别是当浓度≥0.3ppm 时。此外，它具有刺鼻和刺激性气味，可以使血液和组织凝结在表面。因此，在使用前需要彻底冲洗器械。大多数市售戊二醛溶液可以在制备后使用 14～30 天。不同制造商规定的使用期限也不同，建议遵循其说明。戊二醛用于 HLD 的有效性取决于其浓度、与器械接触时间、器械的物理配置、温度、pH 和器械上的有机物数量。OSHA 推荐的戊二醛最大允许浓度为 0.2ppm。而器械暴露时间可根据 HLD 的需要进行调整，例如，光纤光源电缆和镜子应至少浸泡 10min。内摄像头（仅限电荷耦合器件）也可以在 2% 的戊二醛中浸泡 10min，但不能浸泡电缆的插头部分。光学器械的浸泡时间不应超过 20min。金属手柄或配件、套管针、减压器、环/夹扣应用器和染料注射器应在 2% 的戊二醛中浸泡 60min（长时间暴露）以更好地破坏分枝杆菌孢子。戊二醛的商标名称有 Cidex 或 MetriCide。还有一种称为速效 Cidex 或 Rapicide 的产品，可以缩短器械消毒时间到 5min。

研究发现，一种名为 M. massiliense BRA100 菌株的非结核性分枝杆菌对高浓度戊二醛（7% 戊二醛）有抗性，提示戊二醛可能对快速生长的分枝杆菌无效。邻苯二甲醛（orthophthalaldehyde，OPA）和过氧乙酸用于 HLD 具有更好的效果，可以代替戊二醛[23]。

(2) OPA：邻苯二甲醛以 0.55% 的浓度作为 Cidex OPA 出售。它可以提供有效的 HLD，并可在 5～12min 的器械暴露时间内破坏所有细菌、真菌和分枝杆菌孢子。邻苯二甲醛的最低有效浓度为 0.3%，制备好的溶液有效期为 14 天。它对眼睛和黏膜无刺激性，对器械无腐蚀性，气味微弱，缺点是价格昂贵，会将蛋白质染成灰色，并且在一些有膀胱癌病史的患者中可能会导致过敏反应[19]（图 3-3）。

(3) 关于 H_2O_2 和过氧乙酸用于 HLD 的注意事项：理想的化学灭菌剂，作为高水平消毒剂，应具备广谱抗菌、发挥活性快和兼容性好等特点。理想的 HLD 应无味、安全、保质期长且成本效益高。H_2O_2 和过氧乙酸均为可产生自由基的氧化剂，这些自由基可以攻击膜脂、DNA 和其他关键的细胞成分。Cidex PA 是一种包含 0.08% 过氧乙酸和 1.0% H_2O_2 的高水平消毒剂之一[24, 25]。它可以在 20min 内灭活除了细菌孢子外的所有微生物，但具有腐蚀损坏器械的风险。Olympus 不支持在他们的内镜上使用 Cidex PA，因此，不会承担任何化学损害的责任。Cidex PA 的制造商目前正在改良这个产品（改变缓冲系统和更换防蚀剂）以提高其材料兼容性。

3. 灭菌和消毒的质量控制措施

• 细菌计数：应定期从内镜和其他工具的尖端和表面取样。

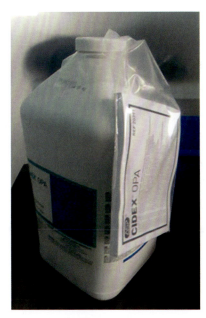

▲ 图 3-3　OPA

- 对消毒剂进行定期检查：应遵循制造商的指示。
- 温度和 pH 监测：它们对于达到消毒剂和化学消毒剂的最佳效果是必不可少的。
- 保持记录以便追溯：包括准确记录仪器在所有再处理阶段的进出情况及对应时间，还应记录器械和灭菌剂的使用频率。

六、处理后的内镜器械的储存

建议在需要使用器械时进行耗时较短的 HLD。由于灭菌昂贵、耗时且烦琐，并且能杀灭各种形式存在的微生物，所以灭菌后的器械的妥善储存非常关键。此外，第三方灭菌的器械在运输到需要使用的中心之前或抵达需要使用的中心后，也需要储存。

为了有效储存内镜器械以防止污染，应注意以下几点：储存架和柜子（无论是开放式还是封闭式）应保持干燥或非常低的湿度，用于包装器械的材料应能保持完好和干燥，应尽量限制对不打算使用的灭菌包的处置，并应尽可能缩短储存时间，以免受潮和污染。

七、关于内镜手术相关新发疾病病原体的注意事项

随着微创手术的日益普及，慢性传染病患者也有更多的机会接受这类微创手术。这些感染，包括丙型肝炎病毒、HIV、艰难梭菌、隐孢子虫、抗生素耐药的微生物（多重耐药结核杆菌、肠球菌耐药菌、金黄色葡萄球菌）、幽门螺杆菌、新的大肠埃希菌菌株、冠状病毒（SARS-CoV 和 MERS-CoV）及克雅病（无脑、眼或脊髓接触）。

标准的消毒和灭菌程序可以有效消毒或灭菌来自新发病原体感染者的血液或其他体液污染的仪器或设备。如有疑虑，应使用一次性或单独使用的内镜器械。

结论

内镜手术设备和器械具有高复杂性和高成本的特点，消毒或灭菌的程度取决于物品的预期用途。高度危险性物品（接触无菌组织的设备，如手持手术器械等）需要灭菌，而中度危险性物品（如接触黏膜的内镜等设备）至少需要 HLD，低度危险性物品（如接触完整皮肤的电刀回路板、贴片和电缆等物品）需要低水平消毒。消毒和灭菌前均需先进行清洁工作。

学习要点

- 内镜器械设计复杂，有许多关节和缝隙，组织碎片和微生物可能会滞留在这些缝隙中。
- 内镜器械再处理的重点包括预防医院获得性手术部位感染与延长器械的使用寿命。
- 大多数腹腔镜器械可以被归类为中度危险性物品，应采用 HLD。
- 应遵循内镜器械处理的所有步骤，以进行有效的灭菌或消毒。

参考文献

[1] Manatakis DK, Georgopoulos N. Reducing the cost of laparoscopy: reusable versus disposable laparoscopic instruments. Minim Invasive Surg. 2014;2014:408171. https://doi.org/10.1155/2014/408171.

[2] Lau H, Lee F, Patil NG, Yuen WK. Two hundred endoscopic extraperitoneal inguinal hernioplasties: cost containment by reusable instruments. Chin Med J. 2002;115(6):888–91.

[3] Adler S, Scherrer M, Rückauer KD, Daschner FD. Comparison of economic and environmental impacts between disposable and reusable instruments used for laparoscopic cholecystectomy. Surg Endosc Other Interv Tech. 2005;19(2):268–72.

[4] Slater M, Booth MI, Dehn TC. Cost-effective laparoscopic cholecystectomy. Ann R Coll Surg Engl. 2009;91(8):670–2.

[5] Vasios N, Verroiotou M, Komninos G, Arapoglou S, Fragandreas G. Study of the cost of mainly reusable equipment for laparoscopic cholecystectomy. Hell J Surg. 2013;85(2):101–4.

[6] Lopes CLB, Graziano KU, Pinto TJA. Evaluation of single–use reprocessed laparoscopic instrument sterilization. Rev Lat Am Enfemagem. 2011;19(2):370–7.

[7] Stockley JM, Allen RM, Thomlinson DF, Constantine CE. A district general hospital's method of postoperative infection surveillance including postdischarge follow-up, developed over a five-year period. J Hosp Infect. 2001;49:48–54.

[8] Sasmal PK, Mishra TS, Rath S, Meher S, Mohapatra D. Port site infection in laparoscopic surgery: a review of its management. World J Clin Cases. 2015;3(10):864–71. https://doi.org/10.12998/wjcc.v3.i10.864.

[9] Centers for Disease Control and Prevention. The National Healthcare Safety Network (NHSN) manual: patient safety component. Atlanta, GA: Division of Healthcare Quality Promotion, National Center for Emerging and Zoonotic Infections Diseases; 2019. http://www.cdc.gov/nhsn/acute-care-hospital/index.html.

[10] Lilani SP, Jangale N, Chowdhary A, Daver GB. Surgical site infection in clean and clean-contami-nated cases. Indian J Med Microbiol. 2005;23:249–52.

[11] Brill A, Ghosh K, Gunnarsson C, Rizzo J, Fullum T, Maxey C, Brossette S. The effects of laparoscopic cholecystectomy, hysterectomy, and appendectomy on nosocomial infection risks. Surg Endosc. 2008;22:1112–8.

[12] Richards C, Edwards J, Culver D, Emori TG, Tolson J, Gaynes R. Does using a laparoscopic approach to cholecystectomy decrease the risk of surgical site infection? Ann Surg. 2003;237:358–62.

[13] Hamzaoglu I, Baca B, Böler DE, Polat E, Ozer Y. Is umbilical flora responsible for wound infection after laparoscopic surgery? Surg Laparosc Endosc Percutan Tech. 2004;14:263–7.

[14] Mangram AJ, Horan TC, Pearson ML, Silver LC, Jarvis WR. Guideline for prevention of surgical site infection, 1999. Centers for Disease Control and Prevention (CDC) hospital infection control practices advisory committee. Am J Infect Control. 1999;27:97–132. quiz 133–134; discussion 96

[15] Falkinham JO. Epidemiology of infection by non tuberculous mycobacteria. Clin Microbiol Rev. 1996;9:177–215.

[16] Muthusami JC, Vyas FL, Mukundan U, Jesudason MR, Govil S, Jesudason SR. Mycobacterium fortuitum: an iatrogenic cause of soft tissue infection in surgery. ANZ J Surg. 2004;74:662–6.

[17] Vijayaraghavan R, Chandrashekhar R, Sujatha Y, Belagavi CS. Hospital outbreak of atypical mycobacterial infection of port sites after laparoscopic surgery. J Hosp Infect. 2006;64:344–7.

[18] Duarte RS, Lourenç MC, Fonseca Lde S, LeãSC, Amorim Ede L, Rocha IL, Coelho FS, Viana-Niero C, Gomes KM, da Silva MG, et al. Epidemic of postsurgical infections caused by Mycobacterium massiliense. J Clin Microbiol. 2009;47:2149–55.

[19] Colak T, Ersoz G, Akca T, Kani KA, Aydin S. Efficacy and safety of reuse of disposable laparoscopic instruments in laparoscopic cholecystectomy: a prospective randomized study. Surg Endosc. 2004;18:727–31.

[20] Occupational Safety & Health Administration. US Department of Labor. Bloodborne pathogens. 29CFR1910.1030.1991. http://www.osha.gov/pls/oshaweb/owadisp.show_document?p_table=STANDARDS&p_id=10051.

[21] Bhandarkar DS, Katara AN. Sterilization and maintenance of laparoscopic equipment. In: Kriplani A, Bhatia P, Prasad A, et al., editors. Comprehensive laparoscopic surgery; 2007. p. 23–8.

[22] Carlo A. The new era of flash sterilization. AORN J. 2007;88:58–68.

[23] Lorena NS, Pitombo MB, Côrtes PB, Maya MC, Silva MG, Carvalho AC, et al. Mycobacterium massiliense BRA100 strain recovered from postsurgical infections: resistance to high concentrations of glutaraldehyde and alternative solutions for high level disinfection. Acta Cir Bras. 2010;25:455–9.

[24] Rutala WA, Weber DJ. Disinfection of endoscopes: review of new chemical sterilants used for highlevel disinfection. Infect Control Hosp Epidemiol. 1999;20(1):69–76.

[25] Rutala WA, Weber DJ. Disinfection and sterilization: an overview. Am J Infect Control. 2013;41:52–5.

第4章 电外科：实践的基本原则
The Electrosurgical Unit: Basic Principles for Practice

Joseph Ifeanyichukwu Ikechebelu　Chukwuemeka O. Ezeama　著

一、历史回顾

人类一直依赖火来维持生存，在发现火不久后便将其用于医学[1,2]。希波克拉底的一些非常早期的医学文献中提到了灼烧术[2,3]，被用于伤口或截肢等的止血。

18世纪末至19世纪末，电的发现和应用呈指数级增长。包括Galvani、Becquerel、Sèrè、D'Arsonval、Doyen和Nagelschmidt在内的一些著名科学家都是电学及其医学应用领域的先驱。

最基本的电外科手术装置，被称为Bovie单元，由William Bovie制造。1926年，Harvey Cushing医生在骨髓血管瘤手术中测试了这一发明[4]。自该装置被首次使用以来，已经进行了多种改进，旨在使其成为安全且重要的外科医生装备中的一部分。

电外科设备的工作原理是将交流电通过组织产生一定的效果，外科医生可利用这种效果提高手术精度并减少手术出血。深入理解电外科原理对现代外科实践至关重要[5]。

二、生物物理学原理

电的三个主要属性是电流（current，I）、电压（voltage，V）和电阻（impedance，R）。

电流是衡量电路中电子运动的指标，以安培为单位。

电压表示推动电子通过组织所需的力，以伏特为单位。

电阻/阻抗是电流通过给定物质（即生物组织）时所必须克服难度的指标，以欧姆为单位。

在电路中，这三个属性的关系由欧姆定律表示：$I=V/R$。

功率是单位时间做功的能力，以瓦特为单位。它在数学上表达为电压和电流的乘积 $W=V×I$。

由于 $I=V/R$，所以 W（功率）$=V×V/R=V^2/R$ 或 $W=V×I=I^2R$，因此热量/能量产生 $=W×T$（时间）$=I^2RT$。

三、电流类型

（一）直流电

与电脑和汽车电池一样，电外科手术中使用的电流是单向的，极性不变。

（二）交流电

与家用电源插座一样，电流在插座中周期性的改变方向（极性）。

在手术中使用直流电会导致电解效应，生成氢氧化钠和氯化氢。这些物质对细胞产生严重的损害，导致细胞坏死。使用低频交流电（低于10 000Hz），除了会引发类似的问题外，还容易刺激神经和肌肉（法拉第效应）[6]。为避免这些不良效应，电外科手术中使用的是高频交流电（超过300kHz）。

从上述内容可以推测，当人体被插入不完整的电路时，会形成电路并导电。当电压施加到人体上时，电子被迫移动，身体的组织抵抗这些电子的流动，从而导致局部温度上升。在这些区域产生的热能会造成局部组织损伤。

上述生物物理原理表明，电压与产生的功率及其导致的组织破坏成正比。同时，电极应用的时间与产生的热效应成正比。电极使用的表面积或接触的组织面积与单位时间内在应用部位产生的热量成反比。

（三）电流对组织的热效应

当电流通过组织时，特别是含有大量水分的组织，会导致分子的运动和热量产生。这种热量在不同温度下对组织的影响也是不同的。

四、电外科发生器（电外科单元）

在前面关于电流类型的部分，推荐使用高频电流电用于电外科手术。为了产生这种电流，需要使用称为电外科发生器的特殊设备。它们将家庭 / 手术室插座中的正常电流频率从 50～60Hz 提高到 500 000～3 000 000Hz [7]。这种非常高的频率不会引起法拉第效应。

这种电流对组织的影响取决于多种因素，但是对组织的热损伤通常与流过组织的电流量成正比。这种热效应与电流密度呈函数关系。

电极的大小 / 横截面积决定了其尖端的电流密度。较小电极比较大电极的电流密度更大。不同类型的组织有不同的电阻，这会影响加热速率。脂肪组织和骨骼电阻高，导电性差，而肌肉和皮肤是良好的导电体，电阻低。

可以修改发生器的输出模式，以产生特定的组织效应。各种输出模式由波形的形状和特定占空比的持续时间确定（"占空比"一词用于描述 ESU 产生波形的时间百分比，如果是 80% 的时间，就称为 80% 的占空比）。

输出模式包括切割、凝固、脱水、混合和电灼模式（图 4-1）。

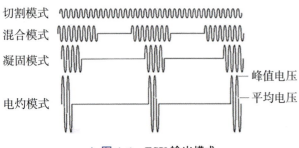

切割模式
混合模式
凝固模式
　　　　　　　　　　　　　　　　——峰值电压
电灼模式　　　　　　　　　　　　——平均电压

▲ 图 4-1　ESU 输出模式

（一）切割模式

切割模式具有连续高电流和低电压，导致温度迅速上升至 100℃。如前所述，这会导致细胞液体的汽化和细胞膜的破裂，从而实现无凝固的切割。此模式的工作周期为 100%。该模式的理想功率设置在 40～80W [8]。

（二）凝固模式

凝固模式是一个高压模式，波形被抑制并产生脉冲。此模式中的工作周期通常为 6%。电流以脉冲的方式传递，使得脉冲之间的组织得以冷却，从而最大限度地减少切割效应，同时，通过脱水和蛋白质变性产生凝固物以实现止血。这种凝固物对止血非常有效。凝固电流的功率通常设置在 30～50W [9]。根据有源电极与目标组织的位置，凝固模式可用于脱水或烧灼。

（三）脱水模式

使用凝固模式使组织脱水（组织细胞失去水分但蛋白质损伤不显著），从而产生深度坏死和更大程度的热扩散。为了脱水，电极必须直接接触目标组织。

（四）电灼模式

这种凝固方法是一种非接触性凝固。电极距离目标组织 2～4mm。形成一个电流弧，以喷射状效果到达组织，因此被称为"喷射凝固"。这是由于温度的迅速升高和随后的迅速冷却导致的表面凝固，通常深度约为 0.5mm。它覆盖的范围比电极本身的表面积更大。它对处理小动脉和毛细血管出血有优势。

（五）混合模式（切割 / 凝固）

混合模式电流实际上是调制的低电压波形，可通过调节发生器中的工作周期持续时间产生不同的组织效应。混合模式结合了不同比例的切割模式和凝固模式，因此，有混合 1（占空比 50%）、混合 2（占空比 40%）和混合 3（占空比 25%）等模式。

五、系统

电外科手术发生器（高频电刀）含有两个电极，是一个"双极系统"。不同设备命名上的区别主要基于第二电极的功能。在双极器械中，只有电极之间的组织部分有电流通过以完成电路。在单极器械中，患者构成了有源电极和作为分散电极的无源第二电极之间的电路[5]（图 4-2）。

（一）单极电路

高密度电流从小的有源电极进入组织，产生次级热效应。电流通过大量的导电路径在患者体内流动。电流通过大面积的回流电极返回到电外科手术发生器中的隔离接地点（在现代 ESU 中很少见到接地）（图 4-3）。

第二电极用来分散通过患者体内的电流。由于无源（分散）电极的表面积相对较大，其位置的电流密度非常低，最大限度地减少了患者该位置的受伤风险。有源电极通常小而尖，尖端有高密度电流，以便在手术点产生所需的组织效应，如切割、凝固、电灼等。

在使用液体膨宫介质的宫腔镜手术中，单极效应受液体介质类型的调节。含电解质的膨宫介质是有效的导体，可扩大有源电极的表面积，因此大大降低了电流密度，削弱电外科效应。非导电的膨宫介质是有效的绝缘体。典型的例子是甘

氨酸、山梨醇和甘露醇。在这些介质中，电流密度保持不变，电切手术效果不受影响，因此，脱水、切割、汽化和电灼都可用。

在使用单极器械进行手术时，无源电极（返回板）同样重要。其分散垫的大表面积使附着部位的电流密度低，从而最小化皮肤烧伤的风险。分散垫尽可能地靠近手术区域，应覆盖在大块肌肉上，远离体内金属植入物，以防止烧伤的发生。现代电外科手术发生器有传感器，可以测量垫子与皮肤的接触和电流密度，并在出现任何接触故障时停止工作。

单极电极由于更容易获得、采购成本更低，极具吸引力。其有许多不同的应用，如切割和电灼，缺点是可能导致远离手术部位的潜在伤害，以及无法闭合直径大于 2mm 的血管[10]。

（二）双极电路

与单极不同，最简单的双极系统将两个电极（有源和无源）设置在同一个器械上[11, 12]。因此，电流不再通过患者到达分散电极，只有器械电极内的组织受到电流的影响（图 4-2）。由于返回电极已经包含在手术部位的电路中，因此患者不需要分散电流的返回电极垫，而且患者身体的其他部位不构成电外科手术回路的一部分。电流在两个电极之间的组织中均匀分布。热损伤仅限于一

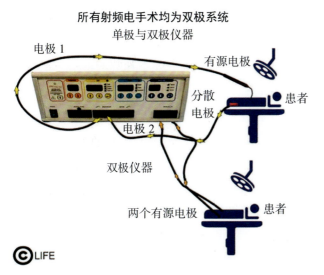

▲ 图 4-2　电外科手术发生器：单极和双极电路

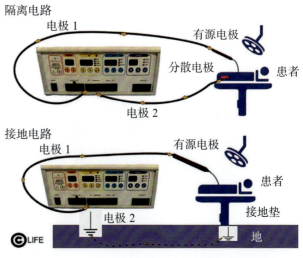

▲ 图 4-3　电外科手术发生器：隔离与接地电路

部分离散组织，降低了功率要求，从而提高了电外科手术效率。双极系统热扩散的深度小于 1mm，而在单极手术中的深度为 3～5mm。

由于释放的能量相对恒定，电外科手术汽化更加困难，几乎不可能有效切割。其主要用于电凝，但由于功率设置较低，需要更长的器械使用时间才能凝固，可能会导致烧焦和组织黏附，偶尔会撕裂相邻的血管[13]。

（三）高级双极系统（又称三极系统）

高级双极系统在双极仪器中引入切割组件，以弥补双极器械缺乏切割功能的不足。例如，Versapoint 系统，可以使用其专有的电外科手术发生器进行凝固和切割。这些设备配有可伸缩的刀片，具有非常好的止血效果，热量的横向扩散也较少，并且可以封闭直径达 7mm 的血管。

还有像谐波发生器这样的超声系统，它们可以通过机械振动进行切割和凝固。这些三极设备具有抓取、解剖、凝固和切割四种功能（图 4-4）。

六、电外科手术的并发症

（一）直接损伤

电外科手术器械直接应用造成的损伤可能源于目标选择错误或仪器的意外启动。手术操作的速度会不同程度的影响凝血和热扩散情况。电极与组织的接近度可以决定接触（脱水）或非接触（烧灼）的组织效应。

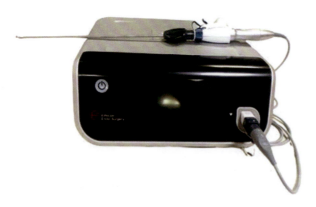

▲ 图 4-4 谐波发生器和手柄

（二）漏电

由于绝缘体破损而产生的漏电可能会损伤肠道或血管。手术前后仔细的设备检查是识别绝缘体破损的最好方式。绝缘体破损的两大主要原因包括使用高压电流和频繁的器械消毒，这些都可能削弱并破坏绝缘体。当使用 5mm 绝缘仪器通过 10mm 套管，或者反复使用一次性器械时，绝缘体破损的风险增加。

（三）直接耦合

直接耦合是指有源电极在盆腔内意外与其他金属器械（如腹腔镜或金属灌洗设备）接触或接近时被意外激活。可以通过电极可视化并在激活电极之前避免与任何其他导电器械接触来防止直接耦合。

（四）电容耦合

电容耦合是指电流从一个导体（有源电极）通过完整的绝缘体，传递到相邻的导电材料（如金属导管），而无须直接接触。延长器械长度、减薄绝缘层、提高电压和使用较窄的套管都会增加这种伤害的风险。当有源电极接触到目标组织时再激活并限制高压峰值的时间长度能最大限度地减少电容耦合。

（五）返回电极或异位烧伤

单极电路中使用的接地（分散）垫提供了电流从患者返回到发生器的最低电阻路径，并确保了区域的低电流密度。如果返回电极没有完全接触到患者的皮肤或不能安全地分散电流，那么电流密度可能过高而产生意外烧伤。确保患者和接地垫（在使用前在垫子上涂抹凝胶可以提高与皮肤的接触效果）之间有良好的接触非常重要。如果接地（分散）垫没有很好地贴在患者皮肤上，就可能会在其他部位造成烧伤。当接地垫的数量和质量及与患者接触的方式受到破坏时，电路可以通过一些小的接地接触点（如心电图引线、巾钳、静脉输液架等）完成，并产生高电流密度，导致烧伤。

（六）疾病传播

患者可能将疾病传染给医生或辅助人员。电外科手术电流通过液滴时会产生至少 5cm 的飞溅[14]。这是因为电外科手术会使组织液膨胀，导致细胞炸裂，从而产生可能传播病原体的气溶胶。因此，无论进行何种手术，所有人员都应遵循普遍的预防措施是很重要的。

（七）致癌烟雾

电外科手术产生的烟雾具有诱变性，这进一步强调了医护人员佩戴手术口罩的必要性。此外，已开发出吸烟器具以最小化这种风险。手术烟雾也可能引发过敏反应，如在手术室工作的哮喘患者。

七、电外科手术的进展

（一）先进的双极血管闭合器

利用高电流和低电压的双极凝固，对组织施加压力，随后组织变性导致凝固，从而形成一个很好的血管闭合。闭合器内置了一个可以计算实现这种封闭所需能量的系统，从而减少热扩散导致的间接伤害[11]。

（二）超声波设备

严格来说，超声波设备并不属于严格意义上的电外科设备，它不是在组织中产生电，而是使用超声技术来实现对组织的作用。高于可听范围频率的机械振动（55.5kHz）产生热量，配合着压缩和持续使用使血管闭合。还可以在相同的设备上使用切割刀片进行切除。与单极或双极设备相比，超声波设备的不良反应更小，烟雾和炭化物更少。目前，这些器械可以闭合直径高达 5mm 的血管[14-16]。

（三）Thunderbeat 技术（混合技术）

混合技术是先进的双极能量和谐波能量的结合，这种新技术使切割和封闭一体化，效率更高。它使外科医生能够同时封闭和切割直径高达 7mm 的血管，并且热传导范围更小[17-19]。

结论

电外科手术技术的进步对内镜手术产生了重大影响。为了达到预期的效果并保护患者的安全，操作者必须了解这些技术及其使用方法。

学习要点

- 电外科设备产生高频交流电流，以在组织上产生所需的热效应。
- 如果第二电极是无源的，使用单极器械；如果第二电极是有源的，则使用双极器械。
- 单极器械需要一个接地（分散）垫来允许电流从患者身上流出，而双极器械则不需要。
- 在 ESU（占空比）处操纵电流的输送可以产生不同的热效应，如切割、凝固和电灼。
- 正在开发更有效的器械来优化手术中的止血和组织离断操作。

参考文献

[1] Nayab M. History of Amal-i-Kaiyy (cauterization) and its indications according to the shapes of instruments: a review. Int J Med Sci Public Health. 2017;3(3):60–1.

[2] Alsanad SM, Asim AA, Gazzaffi IMA, Quresh NA. History of cautery: the impact of ancient cultures. JAMMR. 2018;25(9):1–17.

[3] Zimmerman LM, Veith I. Great ideas in the history of surgery. USA: The William & Wilkins Company; 1961.

[4] Jeffery BS, O'Connor L, David MD, Bloom A. William T Bovie and electrosurgery. Surgery. 1996;119(4):390–6.

[5] Jones CM, Pierre KB, Nicoud IB, Stain SC, Melvin WV 3rd. Electrosurgery. Curr Surg. 2006;63(6):458–63.

[6] Lacourse JR, Miller WT 3rd, Vogt M, Selikowitz SM. Effect of high-frequency current on nerve and muscle tissue. IEEE Trans Biomed Eng. 1985;32:82–6.

[7] Taheri A, Mansoori P, Sandoval LF, Feldman SR, Pearce D, Williford PM. Electrosurgery: part I. basics and principles. J Am Acad Dermatol. 2014;70(4):591.

[8] Massarweh NN, Cosgriff N, Slakey DP. Electrosurgery: history, principles,

and current and future uses. J Am Coll Surg. 2006;202(3):520–30.

[9] Ferreira H, Ferreira C. Principle and use of Electrosurgery in laparoscopy. In: Agarwal M, Mettler L, Alkatout I, editors. A manual of minimally invasive Gynaecology. 1st ed. Jaypee Brothers Medical Publishers [p] ltd.; 2015. p. 69–77.

[10] Lyons SD, Law KS. Laparoscopic vessel sealing technologies. J Minim Invasive Gynecol. 2013;20:301–7.

[11] Phipps JH. Understanding electrosurgery: safety and efficiency. In: Lower A, Sutton C, Grudzinskas G, editors. Introduction to Gynecological Endoscopy. Oxford, UK: Iris Medical Media; 1996. p. 39–56.

[12] Kennedy JS, Stranahan PL, Taylor KD, Chandler JG. High-burst-strength, feedback-controlled bipolar vessel sealing. Surg Endosc. 1998;12(6):876–8.

[13] Tucker RD, Voyles CR. Laparoscopic electrosurgical complications and their prevention. AORN J. 1995;62:51–3.

[14] Colver GB, Peutherer JF. Herpes simplex virus dispersal by Hyfrecator electrodes. Br J Dermatol. 1987;117:627.

[15] Fencl JL. Guideline implementation: surgical smoke safety. AORN J. 2017;105(5):488–97.

[16] Broughton D, Welling AL, Monroe EH, Pirozzi K, Schulte JB, Clymer JW. Tissue effects in vessel sealing and transection from an ultrasonic device with more intelligent control of energy delivery. Med Devices (Auckl). 2013;6:151–4.

[17] Newcomb WL, Hope WW, Schmelzer TM, et al. Comparison of blood vessel sealing among new electrosurgical and ultrasonic devices. Surg Endosc. 2009;23(1):90–6. https://doi.org/10.1007/s00464–008– 9932– x.

[18] Milsom J, Trencheva K, Monette S, et al. Evaluation of the safety, efficacy, and versatility of a new surgical energy device (THUNDERBEAT) in comparison with harmonic ACE, Ligasure V, and EnSeal devices in a porcine model. J Laparoendosc Adv Surg Tech A. 2012;22:378–86.

[19] Fagotti A, Vizzielli G, Fanfani F, et al. A randomized study comparing the use of Thunderbeat technology vs. standard electrosurgery during laparoscopic radical hysterectomy and pelvic lymphadenectomy for gynecological cancer. J Minim Invasive Gynecol. 2014;21:447–53.

第5章 女性盆腔解剖
Anatomy of the Female Pelvis

Eugene M. Ikeanyi　Lateef Akinola　Dennis O. Allagoa　著

女性盆腔解剖学知识对于女性盆腔病变（包括子宫内膜异位症和泌尿生殖功能障碍）的诊断和手术治疗、盆腔肿瘤（妇科肿瘤）的分期和治疗非常关键[1]，对理解泌尿生殖功能障碍的基本机制和治疗也至关重要。同样，详细的盆腔解剖对理解盆腔解剖结构和器官之间的关系，从而对子宫输卵管造影（hysterosalpingogram，HSG）、盆腔扫描、计算机断层扫描（computerized tomography，CT）、磁共振成像（magnetic resonance imaging，MRI）和动态 MRI 的结果进行解释和诊断也非常重要[1]。此外，进行盆腔手术的术者需要对盆腔解剖有全面的了解，以保证安全进入盆腔，显露最优术野，充分止血，并避免损伤其他盆腔脏器、血管和神经。

盆腔在解剖上分为前部、中部和后部，其中中部仅存在于女性盆腔[1]。盆腔后部主要有直肠和肛门，前部主要有膀胱和尿道，而中部（本书讨论的重点）由卵巢、输卵管、子宫、阴道和相关神经血管束组成（图 5-1）。

适用于女性盆腔手术的临床解剖特点在本章使用星号（*）标出。

一、盆腔解剖概要

盆腔位于躯干和下肢之间。女性盆腔在解剖学和形态学上均与男性盆腔不同。但大部分差异直到青春期才会显现。女性骨盆更大更宽，是为分娩提供更大的空间而进化的结果。女性与男性骨盆最显著的差异是耻骨出口的宽度，骨盆中部的圆形孔洞和耻骨弓的宽度，或骨盆底部的空间大小。

骨盆的骨头包括髋骨、骶骨和尾骨。每块髋骨又包含髂骨、坐骨和耻骨，它们随着年龄增长逐渐融合。骶骨由五块椎骨融合而成，在髂嵴处与髂骨相连组成骨盆。骶骨下方为尾骨，它是脊柱末端的一部分融合骨。骨盆既包含了脊柱的底部，也包含了髋关节的髋臼窝（图 5-2）。

女性盆腔内脏器（包括小肠和大肠）由一系列盆底肌支撑。这些肌肉有助于在阴道分娩时推动胎儿娩出骨盆出口和阴道开口。

*注意：在胚胎发育期间，女性生殖道的一些发育异常会导致一些来自米勒管、米勒结节和泌尿生殖窦的先天异常，这些异常对内镜手术有重要意义。

米勒管发育缺陷可导致先天性子宫体、宫颈和阴道异常，如双子宫、双角子宫、单角子宫、完全纵隔子宫和不同严重程度的不全纵隔子宫。米勒管和窦阴道球复合体发育中，不同程度的横隔和（或）纵隔可导致宫颈和阴道管道形成异常。

出生时，骨盆由髂骨、坐骨、耻骨、骶骨和尾骨组成。髂骨、坐骨和耻骨在 16—18 岁融合为髋骨，因此，成人骨盆由左右髋骨、骶骨和尾骨组成。骨盆是所有盆腔韧带和肌肉锚定的刚性基础。

骨盆最上端的组成部分是髂骨。髂骨上端延伸形成一个扁平的扇形"翼"，为下腹部器官提供支撑，所以也被称为假骨盆。髂骨内侧表面有两个凹面，构成骨盆出口（骨盆下口）的外侧边界，这两个凹面中位于上方且更大的是坐骨大切迹（边界为骶骨、髂骨和坐骨棘）（图 5-2）。

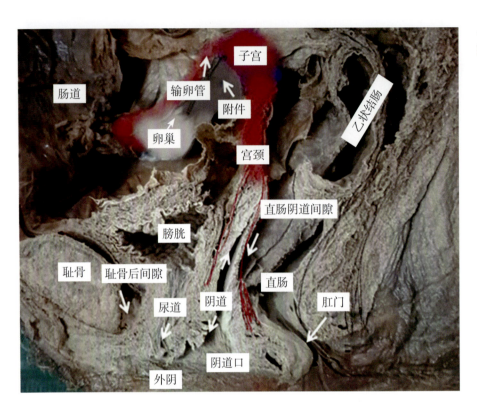

◀ 图 5-1　女性盆腔器官矢状面图

子宫

输卵管

附件

卵巢

宫颈

乙状结肠

肠道

直肠阴道间隙

膀胱

耻骨

耻骨后间隙

直肠

肛门

尿道

阴道

阴道口

外阴

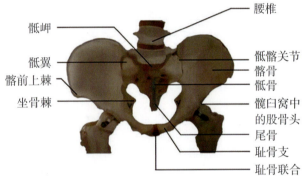

腰椎

骶岬

骶翼

髂前上棘

坐骨棘

骶髂关节

髂骨

骶骨

髋臼窝中的股骨头

尾骨

耻骨支

耻骨联合

▲ 图 5-2　女性骨盆的骨性结构

骨性盆腔的手术标志包括坐骨棘、耻骨弓、耻骨梳、闭孔和尾骨。

女性上生殖道由子宫颈、子宫体、输卵管和卵巢组成。女性盆腔的矢状面见图 5-1。下生殖道由外阴和阴道组成。

需注意的关键部位

1. 子宫：子宫体、子宫颈、子宫支撑结构（子宫骶韧带和主韧带复合体、圆韧带、阔韧带和盆腔内筋膜）。

2. 附件：卵巢、输卵管（图 5-3）。

3. 脉管系统（髂总和髂外血管，腹壁下和腹壁浅血管，为子宫提供主要血供的髂内动脉前支）。

4. 淋巴系统（闭孔淋巴结，髂内淋巴结，髂外淋巴结，腹股沟浅表淋巴结，主动脉旁淋巴结，盆腔脏器、子宫、阴道近端、卵巢、阴道远端和外阴的淋巴引流）。

5. 神经（主动脉丛、上腹下丛、下腹下丛、腰骶丛和前腹壁神经）。

6. 下泌尿道：输尿管、膀胱（图 5-3）和尿道。

7. 乙状结肠（图 5-3）、直肠和肛门。

二、下腹前侧壁

下腹前侧腹壁由皮肤、皮下脂肪、前鞘、内侧的腹直肌和外侧的三层腹肌（腹外斜肌、腹内斜肌和腹横肌）组成。左右腹直肌位于皮下正中线两侧，腹直肌侧面为腹外斜肌、腹内斜肌和最深层的腹横肌，腹膜位于其下方。

腹直肌被正中的肌腱即腹白线隔开，这些肌肉将耻骨（耻骨嵴和耻骨联合）与剑突和第 5 肋、第 7 肋软骨的内侧末端连接。腹直肌在脐水平、脐和耻骨之间、脐和剑突之间有肌腱交叉。它使骨盆倾斜，使躯干向腹侧弯曲。

腹外斜肌附着在第 5～12 肋外表面与腹白线、

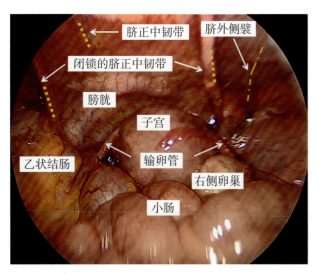

▲ 图 5-3 生殖道和其他盆腔脏器

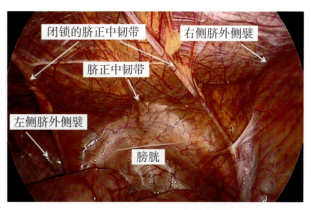

▲ 图 5-4 腹腔镜下的前腹壁

髂嵴和耻骨结节之间，其下方的腹内斜肌位于腹外斜肌内层，附着自胸腰筋膜、髂嵴外侧 2/3 和腹股沟韧带到腹白线和第 10～12 肋骨边缘，再经联合肌腱连接至耻骨。腹横肌作为联合肌腱的一部分，附着于第 7～12 肋软骨、髂腰肌筋膜和腹白线、耻骨嵴和耻骨线。这些肌肉旋转并向躯干弯曲，为腹部内脏提供支撑。它们受胸腹神经 $T_{7～11}$、肋下神经和 L_1 腰神经支配。

下腹前侧壁的血供

下腹前侧壁的血供分为浅表血供和深部血供。浅表血供包括来自股动脉的上腹壁上动脉、旋髂浅动脉和腹壁浅动脉。深部血供包括来自髂外动脉的腹壁下动脉和旋髂深动脉及相应的静脉回流。为避免损伤前外侧腹壁的血供，最好将主套管针在脐水平偏脐左侧刺入，以避免损伤主要位于右侧的脐血管丛。腹腔镜检查中，应将外侧套管针远离下腹前侧壁血供部位刺入，以防损伤这些血管（图 5-4）。

壁腹膜位于腹横筋膜的后表面，腹横筋膜依次覆盖腹直肌、腹直肌鞘和后面的腹横肌。在脐水平以上，腹直肌位于由腹外斜肌、腹内斜肌和腹横肌腱膜形成的腹直肌鞘内（图 5-5）。另外，在脐下，所有肌肉的腱膜都经过腹直肌前方，在正中白线处与对侧腱膜连接（图 5-6）。

三、脐

脐位于 $L_{3～4}$ 和 T_{10} 神经（T_{10} 皮节）的水平。脐部的位置可能因患者的体重、腹部褶皱的存在和患者的体位（仰卧位或头低足高位）而异[2]。大约 80% 的患者，腹主动脉在脐或 $L_{4～5}$ 水平分叉为左右髂总动脉[2, 3]。这个位置可根据患者的体型改变，可能在脐下几厘米或更多。对于较瘦的患者（脐距腹主动脉及其下分支只有几厘米），将气腹针和（或）腹腔镜套管针插入腹部并注入 CO_2 气体时必须格外小心。

四、盆腔三腔室的边界和内部结构

（一）后盆腔

后盆腔的边界是背侧的骶骨和尾骨的骨骼成分、外侧是肛提肌部分和腹侧的直肠阴道筋膜和会阴体。唯一的器官是肛门直肠[1]。肌肉成分是肛提肌的所有组成部分（耻骨和髂尾骨以三角形附着在尾骨和耻骨下）[1]。

*后盆腔的手术相关性：6%～30% 的女性在分娩时会发生肛门外括约肌的不完全损伤，这可能会导致可手术矫正的排便失禁，因此需要正确识别损伤并重建肛门外括约肌[1, 4]。

（二）前盆腔

前盆腔的边界是腹侧的耻骨联合、外侧肛提肌、下方的会阴筋膜，女性的前、中骨盆没有明确的边界[1]。内部结构包括膀胱和尿道。肌肉结构

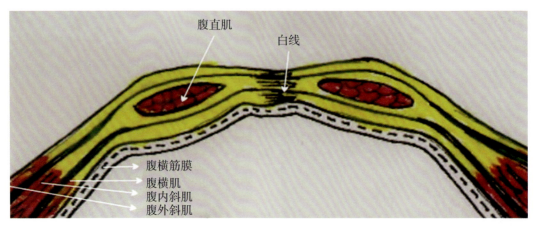

▲ 图 5-5 腹壁前外侧解剖示意（脐平面以上）

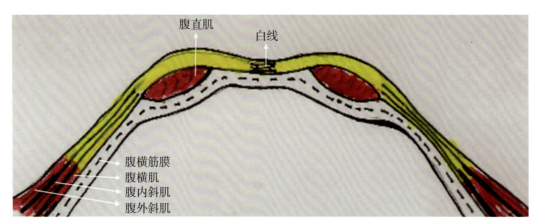

▲ 图 5-6 腹壁前外侧解剖示意（脐平面以下）

包括耻骨尾骨肌和耻骨直肠肌的前部，其他结构包括结缔组织和耻骨膀胱韧带（图 5-1）。

女性尿道

女性尿道长 3～4cm，位于阴道前方，起自膀胱尿道口，至外阴处的外尿道口止。两个尿道旁腺通向外尿道。长时间的难产容易发生尿道压迫性损伤。

尿道由膀胱神经丛和阴部神经支配。尿道血供来自阴部和阴道内动脉，并通过它们的伴行静脉回流。淋巴液回流入髂内淋巴结和骶淋巴结。妇科腹腔镜手术很少损伤尿道。

（三）女性特有的中盆腔

中盆腔的边界是外侧的肛提肌、下方的会阴体和后方的直肠阴道筋膜和隔膜。内部结构大多是冠状面的女性生殖器官，包括卵巢、输卵管、子宫和阴道。骨盆筋膜为子宫阴道复合体提供支撑，尤其是子宫骶韧带，它与盆壁筋膜相连，而骶棘韧带向上牵引子宫阴道复合体。

* 因此，通过对这些筋膜和韧带的手术操作，以及在子宫阴道脱垂中使用网片，可以进行子宫阴道固定手术。

重要血管包括子宫和卵巢血管，重要神经包括下腹下丛。

1. 子宫

子宫是一个梨形的中空肌性器官，其纵、横和前后径约为 7.5cm×4.0cm×2.5cm。经产妇的子宫比未产妇略大。子宫体位于宫颈内口上方。子宫角是输卵管与宫腔连接的区域，宫底部位于子宫角上方。附着于子宫角的三个结构分别是前部的圆韧带、中央的输卵管和后部的卵巢韧带。子宫峡部是一个长 4～5mm 的区域，位于上方的解剖学内口和下方的组织学内口之间。内口标志着峡部与子宫体的交界处。峡部内衬低柱状上皮和少量类似于子宫内膜的腺体。峡部在妊娠期间扩张，在孕期最后 3 个月形成子宫下段。

子宫颈是子宫下部细长的纤维肌肉部分，长为 2.5～3.0cm。它被阴道分为上方的阴道上部和下方的阴道部。宫颈管上连宫腔，下连阴道。未产妇的宫颈外口呈圆形，在产后变为横缝，具有前唇和后唇（经产外唇）。宫颈黏膜有两个纵襞（前纵襞和后纵襞），横向皱襞从这两个纵向皱襞辐射形成宫颈。在宫颈韧带、骨盆内筋膜和盆底肌肉（肛提肌）的支持下，子宫保持在前倾前屈位（外口位于坐骨棘水平）。

通过前倾，子宫向前与阴道轴线成角度，通过前屈，子宫体向前弯曲于子宫颈上。

子宫的前面是膀胱和膀胱子宫陷凹，后面是直肠子宫陷凹和直肠。从侧面看，子宫外侧由两侧的阔韧带支撑。

宫颈阴道上段的前方是膀胱，后方是直肠子宫陷凹，在距宫颈外侧 1～2cm 处，子宫动脉跨越输尿管（即输尿管走行于子宫动脉下方）。

子宫骶韧带、主韧带和耻骨韧带分别作为支撑组织附着在宫颈阴道上段的后面、侧面和前表面。

子宫在组织学上分为子宫内膜（黏膜）、子宫肌层和腹膜覆盖物（浆膜）。子宫内膜被覆简单的单层立方上皮或柱状上皮，包含管状腺体，并在卵巢激素的影响下随月经周期发生周期性变化。

子宫肌层分为三层：外层为纵行肌层；中层为交错排列的肌纤维层，环绕着血管；内层为环形肌层。

子宫浆膜在前方牢固地附着于宫底和宫体，直到峡部变得松散并在膀胱的上表面反折形成膀胱子宫陷凹。在后方，子宫浆膜牢固地附着宫底、宫体、宫颈和阴道后穹隆，然后向上反折至盆腔结肠上形成直肠子宫陷凹。前后腹膜在子宫两侧汇合形成阔韧带的前后叶。

组织学上，宫颈管内被覆单层柱状上皮，伴有复杂的乳头状腺体或隐窝，易发生慢性感染。

它分泌碱性宫颈黏液。肌层为平滑肌。宫颈外口被覆复层鳞状上皮。鳞状上皮和柱状上皮在外口处的连接可能是不连贯的，也可能形成一个 1～3mm 的过渡区，称为转化区。

子宫的血供来自子宫动脉（髂内动脉），它起源于髂内动脉的前支。在阔韧带的基底部，子宫动脉在阴道上宫颈外侧 1～2cm 处跨过输尿管上方，在大约内口水平到达子宫并分为两个分支：上升支和下降支。上升支在两层阔韧带之间以平行于子宫外侧缘的方式蜿蜒向上，最后在子宫角附近与卵巢动脉分支吻合。下降支供应下宫颈和上阴道。静脉引流始于阔韧带两层之间的蔓状静脉丛，与膀胱丛相连，并流入子宫和卵巢静脉。宫底的淋巴引流通过卵巢淋巴管引流至主动脉旁淋巴结。子宫角的淋巴引流经圆韧带淋巴管汇入腹股沟浅淋巴结。子宫体的淋巴引流通过子宫淋巴管进入髂内外淋巴结。子宫峡部与子宫颈的淋巴引流相似。子宫颈有两组淋巴管，主要是宫颈旁淋巴结、宫旁淋巴结、闭孔淋巴结、髂内淋巴结和髂外淋巴结，次要组是髂总淋巴结、主动脉旁淋巴结和骶外侧淋巴结。

神经支配：宫颈和宫体对触摸、切割和灼烧相对不敏感。宫颈对扩张敏感，宫体对膨胀敏感。神经支配来自副交感神经（S_2、S_3、S_4），以及来自 T_5 和 T_6（运动）、T_{10}、T_{11}、T_{12} 和 L_1（感觉）的交感神经，两者均通过下腹下丛分支到达子宫。

输卵管是游离于阔韧带上方的两条弯曲的管道（长 10cm），在内侧与宫角融合，每根输卵管的外侧游离端向卵巢弯曲。它们的管腔连通子宫腔和腹膜腔。输卵管有四个可识别的部分：间质部（1cm），穿过子宫壁，此部位狭窄，无腹膜覆盖，无外纵肌。峡部（2cm），较直，狭窄，是位于子宫外侧的厚壁部分。壶腹部（5cm），是最宽、最薄、最曲折的外部。漏斗部（2cm），是输卵管的喇叭形外端，在输卵管口处通向腹膜腔。输卵管口被覆纤毛，其中一条最长的纤毛指向卵巢，在排卵时起到拾卵的作用。

输卵管功能：排卵时的拾卵是通过输卵管游

离的伞端实现的。卵细胞（如果受精则是受精卵）通过输卵管腔的蠕动和纤毛运动通过输卵管腔，输卵管内壁细胞产生分泌物是精子获能和卵细胞所需营养的必要条件。

输卵管上方以肠襻为界，下方以阔韧带及其内容物为界。在内侧，它与宫角融合，而在外侧，它们以骨盆外侧壁为界。卵巢位于两侧输卵管的后下方。

输卵管黏膜层的组织学结构呈现出 4～5 个主要的纵向皱襞，并形成次级皱襞。输卵管黏膜层被覆含纤毛的柱状上皮。肌层由外纵向和内环状不随意的平滑肌组成，在输卵管峡部处较厚，壶腹部位较薄。浆膜或腹膜覆盖形成了输卵管的子宫外部分，该部分被盆腔阔韧带上缘处的腹膜覆盖。

输卵管的血液供应和淋巴引流来自子宫动脉和卵巢动脉的分支。右侧静脉引流通过右侧卵巢静脉直接进入下腔静脉，左侧静脉引流通过左侧卵巢静脉进入左肾静脉[5, 6]。淋巴引流直接通过卵巢淋巴管进入主动脉旁淋巴结。神经受交感神经和副交感神经纤维支配。

* 应用解剖学上输卵管疼痛指的是输卵管点的疼痛（在腹股沟中点上方 1～2cm 的下腹壁上）。

2. 卵巢

卵巢是位于盆腔外侧壁卵巢窝内的杏仁状器官。体积为 3cm×2cm×1cm，无腹膜覆盖。受每月排卵影响，卵巢表面呈珍珠白色，波纹状。它有三个附属结构：卵巢系膜是将卵巢悬挂在阔韧带后部的腹膜皱襞；骨盆漏斗韧带将卵巢上极悬垂至骨盆外侧壁，内含卵巢血管、神经和淋巴管，以及将卵巢下极固定在子宫角的卵巢韧带。卵巢以输卵管和骨盆外侧壁为界，上方和前方被小肠包围，* 后方被输尿管和髂内血管走行的卵巢窝包围，此处容易发生手术损伤（图 5-7 和图 5-8）。

在组织学上，卵巢分为皮质、髓质和卵巢门。髓质是卵巢的中央核心，由结缔组织组成，被皮质包围并与卵巢门相连。

皮质是卵巢外部功能活跃部分，可产生激素

和卵母细胞。卵巢游离面的表面上皮被覆立方细胞（生发上皮）。皮质由含有卵母细胞的致密结缔组织组成。它在卵巢表面浓缩形成白膜。卵巢门内有神经、血管和淋巴管出入，通过卵巢系膜与子宫阔韧带相连。

3. 卵巢血供与淋巴引流

卵巢动脉起自 L_2 水平的主动脉，穿过骨盆漏斗韧带。来自子宫动脉的卵巢分支与阔韧带处的卵巢动脉吻合。卵巢静脉与动脉伴行并与蔓状静脉丛和子宫静脉汇合。

卵巢的淋巴引流是沿着卵巢血管流向腹主动脉旁淋巴结。

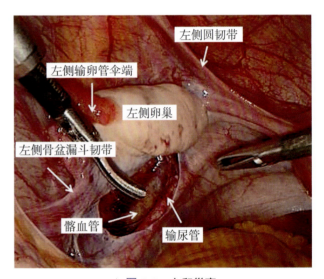

左侧圆韧带
左侧输卵管伞端
左侧卵巢
左侧骨盆漏斗韧带
髂血管
输尿管

▲ 图 5-7 左卵巢窝

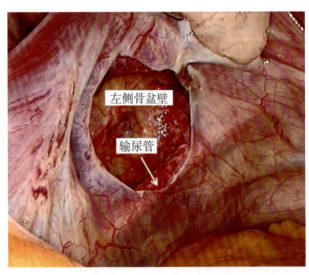

左侧骨盆壁
输尿管

▲ 图 5-8 左侧骨盆壁及输尿管

除因盆腔检查时挤压导致的疼痛外，卵巢的神经通常不敏感。卵巢的交感神经和副交感神经（T_{10} 和 T_{11}）穿过伴随卵巢血管的主动脉前神经丛。

五、输尿管的外科解剖

输尿管从肾脏经腹膜后到达膀胱。除了先天性异常和盆腔病变外，输尿管具有相当恒定和可预测的解剖路径[7]。它在骶髂关节之前和骨盆漏斗韧带内侧通过髂总分叉进入骨盆。在骨盆边缘，左侧输尿管穿过髂总动脉，右侧输尿管穿过髂总分叉。正常女性的输尿管长约 28cm，一半在骨盆边缘上方的腹部走行，而另一半沿骨盆下行，在阴道外侧穹隆，阴道上 1/3 和中 1/3 的交界处进入膀胱三角的入口。在骨盆侧壁处，输尿管首先在骶髂关节处进入真骨盆继续下行，因此在骨盆侧壁处的骨盆漏斗韧带解剖、结扎或切割时容易损伤输尿管。如果解剖结构因肿瘤、粘连或子宫内膜异位症而扭曲，这种损伤的风险会随之增加，此时应通过显露和游离输尿管来小心隔离输尿管以避免损伤[8]。因为输尿管在子宫颈近端阴道动脉的上方和子宫动脉的下方穿过，子宫切除术中进行游离、结扎或切断子宫动脉时也容易发生输尿管损伤。为避免这种情况（尤其是在开放式手术中），除了将膀胱向下反折外，还应将子宫从头部拉到对侧，以增加子宫颈和输尿管之间的距离[8]。最后，容易发生输尿管损伤的部位是在全子宫切除术中取出主韧带 - 子宫骶韧带复合体或缝合阴道残端时，因为输尿管离开子宫动脉下方时，会沿着子宫动脉下、非常靠近阴道上 1/3 的前外侧走行以进入膀胱三角。在深部浸润性盆腔子宫内膜异位症手术中应显露输尿管以避免损伤。

盆腔输尿管的血液供应来自髂内动脉、子宫动脉、膀胱下动脉和阴道动脉的分支。

- 应用解剖学中输尿管最容易受伤的部位如下。
- 盆腔外侧壁，输尿管和髂内血管位于卵巢窝的正后方，在卵巢手术或子宫切除术中电凝或切断骨盆漏斗韧带时易损伤输尿管。
- 阴道上宫颈外侧和外侧穹隆上方的 1~2cm 处，输尿管从子宫动脉下方穿过，在子宫切除术、子宫动脉电凝或结扎和切割过程中有输尿管损伤的风险。
- 在阴道角和宫旁组织在阴道穹隆外侧 1~2cm 进行电凝或切割过程中易损伤输尿管。
- 值得注意的是，输尿管在盆腔的走行可能存在先天性改变，以及盆腔粘连或肿瘤引起的后天性改变，这些都增加了输尿管损伤的风险。

六、子宫和宫颈韧带对女性骨盆的重要性

女性骨盆中重要的子宫和宫颈韧带包括阔韧带、圆韧带和卵巢韧带。

阔韧带是从子宫外侧壁延伸至骨盆壁的双层腹膜。它的外上部形成骨盆漏斗韧带，卵巢血管穿过该韧带到达卵巢。骨盆漏斗韧带内部有圆韧带、卵巢血管、子宫血管、输尿管、宫旁淋巴管和淋巴结，还包括交感神经和副交感神经、宫旁组织和筋膜。偶尔可能存在胚胎残留物：Wolffian 导管残留、马氏囊肿、Koblet 小管、卵巢冠、卵巢旁体和 Gartner 管。

圆韧带是附着于子宫角的纤维肌性韧带。它向下向前穿过阔韧带前后叶，经腹股沟内环进入腹股沟管，在腹股沟外环处出腹股沟管，止于大阴唇上部。它向前牵拉子宫，有助于子宫保持前倾。

每条纤维肌性条索状的卵巢韧带都将卵巢的内下极附着到子宫角的后下方，位于输卵管连接处的下方[6]。作为圆韧带的延续，它们与睾丸韧带同源[6]，对子宫的骨盆支撑不起作用。

宫颈韧带

宫颈韧带是盆腔组织的局部增厚部分，位于上方的盆腔腹膜和下方的肛提肌之间，从子宫颈向外辐射直达盆壁。它们是子宫和骨盆结构的主要支撑。Mackenrodt 韧带（子宫颈的两个主要韧带）从子宫颈和阴道的侧面向两侧展开，呈扇形，

并连接到骨盆外侧壁。

两侧子宫骶韧带起自宫颈上部和阴道上段的后方，向后环绕直肠，在腹膜的子宫骶部褶皱下方，止于第三节骶骨。

耻骨宫颈韧带从子宫颈和阴道的前表面，向前延伸到膀胱下方和尿道周围，到达耻骨的后表面。主韧带和子宫骶韧带为子宫和阴道顶端提供第一级支撑，阴道与侧面骨盆的内骨盆筋膜和骨盆腱弓筋膜的连接为膀胱、阴道和直肠提供第二级支撑，而从会阴膜和会阴体到尿道膀胱交界处和会阴为第三级支撑[9, 10]。

七、阴道

阴道是一条从外阴到子宫的纤维肌性管道，与水平面成 60° 角。成年女性的阴道前壁长约 8cm，后壁长约 10cm。

子宫颈突出于阴道的上端，在子宫颈周围形成一个穹隆（阴道穹隆），分为四个部分：两个侧穹隆、一个前穹隆和一个后穹隆（更深）。

在前方，阴道上 1/3 毗邻膀胱三角，下 2/3 毗邻尿道。

在后方，阴道上 1/3 与直肠子宫陷凹、直肠壶腹的中 1/3 和会阴体的下 1/3 毗邻。

阴道下端与球海绵体肌、前庭球和前庭大腺毗邻[6]。阴道口上方约 1cm 处是泌尿生殖膈，上方 2.5cm 处是肛提肌和其上方的盆腔筋膜。外侧穹隆附着于主韧带的下部。输尿管在阴道外侧 1～2cm 处穿过主韧带。

附着在阴道上段的韧带支撑包括前部的耻骨宫颈韧带、外侧的子宫主韧带、后部的子宫骶韧带和肛提肌的耻骨阴道肌部分。其他支撑包括骶棘韧带和会阴膜。阴道筋膜结缔组织向前形成膀胱阴道筋膜和向后形成直肠阴道的筋膜。阴道的切面呈 H 形，阴道前壁和阴道后壁相互贴近[11]。组织学上阴道分为三层：①黏膜层由无腺体的复层鳞状上皮组成；②肌层为纤维肌层，其中插入肛提肌的一些肌纤维；③外层是与阴道旁连接的结缔组织。由于阴道没有黏膜腺，它只能通过

血管渗出液、前庭大腺和斯基恩腺的分泌物来润滑[11, 12]。阴道的血供来自阴道动脉（来自髂内动脉）、直肠中动脉的附加分支（来自髂内动脉）和直肠下动脉（来自阴部内动脉、髂内动脉）。静脉引流通过阴道周围的神经丛（阴道神经丛），并通过伴随相应动脉的静脉流入髂内静脉。阴道下 1/3 的淋巴引流至腹股沟淋巴结，阴道中 1/3 引流至上下两个方向，阴道上 1/3 沿宫颈淋巴引流。阴部神经为阴道下部提供感觉纤维。

* 应用解剖学：在阴道脱垂中，阴道支撑结构（韧带、筋膜和肌肉）的松弛可能导致阴道前壁脱垂（膀胱膨出或尿道膨出）、阴道后壁脱垂（直肠膨出或小肠膨出）[11]或子宫切除术后的阴道穹隆脱垂（穹隆脱垂）。

后穹隆提供了进入直肠子宫陷凹的通道，用于进行阴道后穹隆检查、阴道后穹隆穿刺和盆腔脓肿引流。

输尿管位于外侧穹隆外 1～2cm 处，因此在子宫切除术中，在阴道两端进行分离、电凝、结扎或切割时，容易损伤输尿管。

阴部神经阻滞：因阴部神经绕过坐骨棘，经阴道在阴部神经周围注射局部麻醉药，提供足以进行外阴和阴道小手术及低位产钳手术的局部麻醉。

八、女性无血管骨盆腔

* 对于外科医生而言，女性骨盆的无血管平面/间隙（前无效腔、后无效腔、膀胱阴道间隙、膀胱前或耻骨后间隙、膀胱旁间隙、直肠旁间隙、阴道直肠间隙和直肠后/骶前间隙）仅由脂肪和疏松的结缔组织或网状组织填充，不含大血管或神经（图 5-9 和图 5-10）[11]。

三对韧带将骨盆分成八个潜在间隙，这些间隙主要由疏松的结缔组织填充，一般没有血管和神经[2, 13]。这三对韧带包括一对耻骨宫颈韧带、一对主韧带（颈横韧带或 Mackenrodt 韧带）和一对子宫骶韧带[13]。

这八个间隙是膀胱前间隙/耻骨后间隙（Retzius）、双侧膀胱旁间隙、双侧直肠旁间隙、

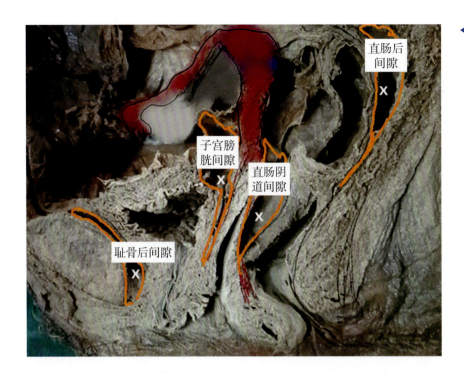

◀ 图 5-9　女性无血管盆腔的矢状面

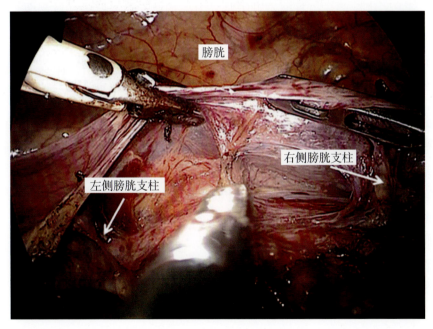

◀ 图 5-10　膀胱阴道间隙

膀胱阴道间隙、直肠阴道间隙、直肠后间隙或骶前间隙[10]。

九、骨盆的手术解剖区域

图 5-12 通过腹腔镜实时图片展示了四个中央和两个侧面骨盆间隙。

骨盆间隙是由相邻的腹部和盆腔器官之间的腹膜反折构成的良性空间。这些间隙充满了疏松的结缔组织，偶尔有神经血管束穿过。可进行腹腔镜或开放式手术解剖打开这些空间，以利于良性疾病的手术治疗，如深层浸润性子宫内膜异位症、冰冻骨盆及妇科肿瘤手术。手术（尤其是内镜手术）仍然是子宫内膜异位症管理、诊断和治疗的主要手段[14]。

中线间隙共有四个：膀胱前间隙（Retzius 间隙）、膀胱阴道间隙、直肠阴道间隙和骶前间隙。

中线间隙主要用于妇科良性疾病（如深部浸润性子宫内膜异位症和泌尿生殖系统）手术。两侧各有两个间隙，包括位于前方的膀胱旁间隙和后方的直肠旁间隙。侧向间隙在妇科肿瘤、冰冻骨盆和深部浸润性盆腔子宫内膜异位症手术中非常有价值。安全地重建和切除良性妇科手术需要识别、进入和打开中线间隙，而肿瘤手术还需要打开外侧间隙[11]。骨盆间隙由耻骨宫颈筋膜和肛提肌形成。

膀胱前间隙可用于 Burch 阴道悬吊术和相关的泌尿生殖外科手术和阴道旁脱垂修复。它起自 Cooper 韧带（耻骨梳韧带），外侧壁是覆盖在闭孔内肌上的腱弓（由闭孔筋膜和耻骨直肠肌筋膜融合形成的白色厚筋膜），前内侧缘由耻骨和耻骨联合形成，后壁是膀胱、膀胱颈和耻骨宫颈筋膜。其内部多为含有膀胱静脉丛的网状组织。

膀胱阴道间隙是膀胱后壁前方与上阴道前表面和宫颈后表面之间的空间。它的侧边界是左右膀胱支柱（膀胱子宫 / 膀胱宫颈韧带）和输尿管。经腹全子宫切除术通过切开膀胱子宫腹膜反折打开间隙，使膀胱与子宫下段、宫颈和阴道上 1/3 分离，以完成子宫切除术。它主要包含膀胱后部和阴道前表面之间的纤维网状组织（图 5-8）。

直肠阴道间隙是一个安全的无血管间隙，可以进入直肠阴道间隔并修复直肠间隔。它的上界为盆腔腹膜和子宫骶韧带，侧面为直肠柱和髂尾肌（肛提肌的一部分）。直肠柱是腹膜的新月形褶皱，从子宫颈向后穿过，通过直肠两侧连接到骨盆后壁。前方为阴道、后方为直肠，两者都被它们的内脏筋膜囊覆盖。下缘由直肠阴道筋膜和隔膜形成。为了能够到达直肠阴道间隙并安全解剖，建议在深部浸润性子宫内膜异位症的直肠阴道间隙的手术矫正过程中进行双侧输尿管松解。

这些直肠阴道韧带包含神经血管供应，如盆腔内脏自主神经，在深部浸润性子宫内膜异位症手术中应保留这些神经。

骶前 / 直肠后间隙位于主动脉分叉下方，外侧以髂内动脉为界。

直肠后间隙位于直肠后方和骶骨前方。可通过分开乙状结肠的肠系膜或通过直肠旁间隙进入该间隙。在下方，这个间隙终止于肛提肌水平，横向延续到直肠旁间隙，并向上延伸到骶前间隙。骶前间隙的前界为深壁腹膜，后界为骶骨的前表面。这个间隙的盆腔内筋膜包裹着上腹下丛的内脏神经和淋巴组织。骶前间隙的外侧边界由髂总动脉、输尿管和肠系膜下动脉组成。骶前间隙（或腰前间隙）位于骶骨岬到直肠肛门交界处，前界为直肠，后界为骶骨空腔。它就位于骶骨岬下方，从主动脉分叉处开始，至髂总动脉止。右侧以右髂总动脉和右输尿管为界，左侧以左髂总动脉、左输尿管和肠系膜下动脉为界。它的底部是坐骨尾肌。内部是骶前神经、脂肪网状组织和神经血管丛（副交感神经 / 交感神经和血管丛的腹下丛）。在骶骨岬，髂总血管分叉为髂外支和髂内支。输尿管在此处从外侧向内侧交叉。骶中动脉起源于腹主动脉后壁、位于分叉上方几毫米处，进入间隙并直接定位于骶骨上。骶正中静脉与骶正中动脉伴行。骶前间隙手术主要用于骶神经切除术，以治疗顽固性 / 慢性盆腔痛和其他病症，如子宫内膜异位症或盆腹腔器官的恶性肿瘤。

直肠旁间隙为双侧，以内侧的直肠柱、外侧和后侧的肛提肌、坐骨棘上方的骶骨为边界。它通过向后延伸的直肠柱与直肠后间隙隔开。

直肠旁间隙是一个三角形的间隙，位于阔韧带基部后方和下方，输尿管在这里从子宫动脉下方穿过。它的前缘是主韧带的基部，外侧是髂尾筋膜和肌肉，后面靠近髂内血管。内侧边界是输尿管和直肠。它的底部是肛提肌。子宫动脉后方的后外侧解剖在深部浸润型子宫内膜异位症和妇科肿瘤的手术治疗中通常很有用。

膀胱旁间隙为双侧，位于主韧带上方。它是阔韧带基底部的前下方空间，通向 Retzius 耻骨后 / 膀胱前间隙。底部是宫颈筋膜和弓形腱筋膜。其后缘由髂内静脉、坐骨棘构成，前缘由耻骨后缘组成。内侧边界为膀胱柱和阴道前部，外侧边界为骨盆侧壁（闭孔内筋膜和肛提肌）闭孔血管和神经，上界为脐外侧韧带（图 5-11 和图 5-12）。

其他间隙包括 Okabayashi 间隙和第四间隙，分别位于输尿管与阔韧带之间，以及输尿管与阴道旁之间。

结论

毋庸置疑，良好的女性盆腔解剖学知识在妇科疾病的诊断和手术治疗中发挥关键的作用。盆腔内的手术操作须选择安全的路径。盆腔解剖结构提示我们所探查的环境是简单而又复杂的。通常，术者在术中的犹疑会导致不良的后果，因此，在开始任何操作之前，有必要复习所要进行的手术操作的视频。

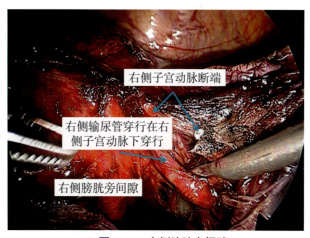

右侧子宫动脉断端

右侧输尿管穿行在右侧子宫动脉下穿行

右侧膀胱旁间隙

▲ 图 5-11　右侧膀胱旁间隙

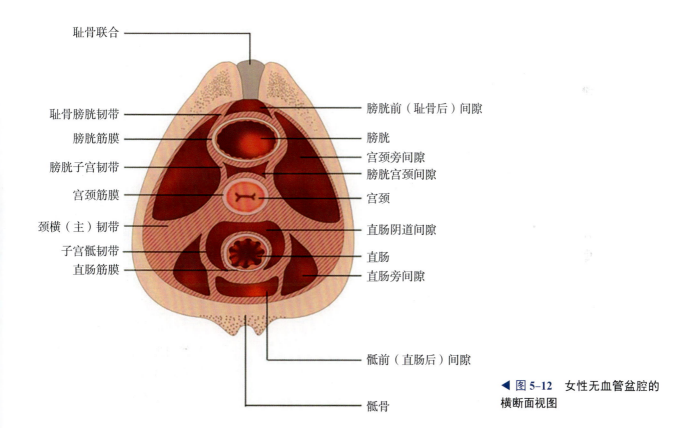

耻骨联合

耻骨膀胱韧带

膀胱筋膜

膀胱子宫韧带

宫颈筋膜

颈横（主）韧带

子宫骶韧带

直肠筋膜

膀胱前（耻骨后）间隙

膀胱

宫颈旁间隙

膀胱宫颈间隙

宫颈

直肠阴道间隙

直肠

直肠旁间隙

骶前（直肠后）间隙

骶骨

◀ 图 5-12　女性无血管盆腔的横断面视图

学习要点

- 本章概述了与妇科内镜检查相关的女性盆腔解剖。
- 中盆腔是女性独有的，包含女性内生殖器。
- 了解无血管盆腔间隙是女性盆腔解剖学中成功进行妇科内镜手术解剖的关键。对于腹腔镜外科医生来说，这些间隙是潜在的解剖间隙，应利用这些间隙来修复冰冻骨盆、进行深部浸润型子宫内膜异位症和妇科恶性肿瘤的治疗。在正常情况下，这些间隙充满疏松的结缔组织，没有大血管和神经。

- 盆腔内筋膜的撕裂和松弛是所有类型阴道脱垂的主要原因[7, 15]。

- 输尿管和髂内血管由于在卵巢窝内穿过卵巢后部，在妇科手术解剖、结扎、切割或电凝时，容易发生手术损伤。

- 同样，输尿管在靠近骨盆漏斗韧带和卵巢窝进入骨盆，并在子宫动脉下通过阴道穹窿外侧1~2cm时，可能会在骨盆边缘受损。需要注意的是，输尿管的盆腔走行可能存在先天性改变，或者因盆腔粘连或肿瘤而发生后天性改变，从而增加输尿管手术损伤的风险。

- 如果腹前外侧壁（腹腔镜进入盆腔的位置）缺乏明显的标记，可能导致妇科内镜解剖不完整。为避免在腹腔镜检查过程中损伤腹前外侧血管，主套管针应在脐水平略微向左引入，以避免损伤主要位于脐带右侧的脐带血管丛，而次级/外侧套管针的插入位置应远离浅层和深部腹前外侧壁血管，以避免损伤这些血管。

- 在大多数情况下，脐位于腹主动脉分叉处的正上方。因此，在腹腔镜下引入气腹针、套管针和用于注入二氧化碳的套管及腹腔镜手持器械的过程中，应格外小心，以免损伤腹主动脉。

参考文献

[1] Fritsch H. Clinical anatomy of the female. In: Pelvis: MRI and CT of the female pelvis. 2007. https://doi.org/10.1007/978–3– 540– 68212– 7_1.

[2] Brown D, DeNoble S, Nezhat C, Camran Nezhat, Farr Nezhat. Intraperitoneal And Retroperitoneal Anatomy. In: Prevention and Management of Laparoendoscopic Surgical Complications. 3rd ed.. Society of Laparoendoscopic Surgeons. 2011.

[3] Nezhat F, Brill AI, Nezhat TA, Seidman DS, Nezhat A. Laparoscopic appraisal of the anatomic relationship of the umbilicus to the aortic bifurcation. J Am Assoc Gynecol Laparosc. 1998;5(2):135–40.

[4] Sultan AH, Kamm MA, Hudson CN, Thomas JM, Bartram CI. Anal sphincter disruption during vaginal delivery. N Engl J Med. 1993;329:1905–11.

[5] Farthing A. Clinical anatomy of the pelvis and reproductive tract In: Edmonds DK, Lees C, Bourne T (Eds), Dewhurst's textbook of obstetrics and Gynaecology. 9th ed., Wiley Blackwell, 2018; 477–484.

[6] Dutta DC. Anatomy of the female pelvis. In: Hiralal Konar (Eds.,) DC Dutta's textbook of gynecology including contraception. 7th ed. Jaypee Brothers Medical Publishers (P) LTD, India. 2013; pp. 1–25.

[7] Hudson CN. Surgical Anatomy. In: Setchell ME, Shepherd JH, Hudson CN, editors. Shaw's textbook of operative Gynaecology. 7th ed. New Delhi: Elsevier; 2013. p. 11–28.

[8] Selcuk I, Ersak B, Tatar I, Gungor T, Huri E. Basic clinical retroperitoneal anatomy for pelvic surgeons. Turk J Obstet Gynecol. 2018;15(4):259–69.

[9] DeLancey JOL. Anatomic aspects of vaginal eversion after hysterectomy. Am J Obstet Gynecol. 1992;166:1717–24.

[10] Brown J. Pelvic sidewall anatomy and retroperitoneal spaces. Pelvic anatomy: skill set for the savvy minimally invasive surgeon–generalist, urogynecologist, oncologist (didactic). 41st AAGL global congress on minimally invasive gynaecology. 2012. pp. 4–13.

[11] Sokol A, Shveiky D. Clinical anatomy of the vulva, vagina, lower pelvis and perineum. Glob libr women's med. (ISSN:1756–2228). 2008; https://doi.org/10.3843/GLOWM.10000.

[12] Stepp KJ, Walters MD: Anatomy of the lower urinary tract, rectum and pelvic floor. In Walters MD and Karram MM (Eds). Urogynecology and reconstructive pelvic surgery. Philadelphia, PA: Mosby/Elsevier, 2007, pp. 17–29.

[13] Warda OM. Avascular pelvic spaces. Health Med. 2015;

[14] Alkatout I, Meinhold-Heerlein I, Keckstein J, Mettler L. Endometriosis: A concise practical guide to current diagnosis and treatment. J Turk Ger Gynecol Assoc. 2018;19(3):173–5. https://doi.org/10.4274/jtgga.2018.0026.

[15] Richardson AC, Lyon JB, Williams NL. A new look at pelvic relaxation. Am J Obstet Gynecol. 1976;126:568–73.

拓展阅读

[1] Agur AMR, Dalley AF. Grants atlas of anatomy. 13th ed. Philadelphia, USA: Walters Kluwer, Lippincott Williams and Wilkins; 2013. p. 198–280.

[2] Mencalgia L, Minnelli L, Wattiez A. Manual of Gynaecological laparoscopic surgery. 11th ed. Germany: Endo Press; 2013. p. 57–71.

[3] Mettler L, Alkatout I, Kechstein I, Meinhold-Hearlein I. Endometriosis: a concise current diagnosis and treatment. Germany: Endo Press GmbH Tutlingen; 2017. p. 49–52.

Bolarinde Ola　Ibrahim Wada　著

工效学主要研究完成任务所需的人为因素、设备和工作环境（手术室布局）之间的相互作用（图 6-1）。传统外科工效学主要关注完成手术过程中外科医生的姿势、运动、便利性和舒适度，而较少关注患者或团队的安全[1-3]。如今，手术工效学的整个概念发生了重大变化，范围也更广，其被定义为：基于任务的手术室环境、员工技能组合、设备、信息流、团队凝聚力和外科医生舒适度的管理，以保障患者和团队的安全和最佳手术结果[4]。世界卫生组织的手术安全核查表已被广泛采用，其可通过改善沟通、任务交易型领导和手术工效学来确保患者在手术室中的安全[5]。

一、内镜手术中的工效学

在内镜手术中，基于患者安全的工效学应该从第一次接触患者开始，包括病例选择的各个方面，以便进一步准备更全面的手术清单、手术室布局、设备、手术技巧、策略、战术、手术顺序和时间管理等。另外，重要的是持续专业发展（continuing professional development，CPD），即获

得新技能和新技术，以便游刃有余且安全地完成手术。这些相互作用的因素如图 6-2 所示。

二、病例选择

三个相互作用的因素决定了病例的选择，并可显著影响手术安全性和最佳手术结果（图 6-3）。因此在与患者接触的所有过程中，都必须牢记这些。

（一）患者情况

外科医生术前至少应亲自看望患者一次，详细了解病史并进行彻底检查，记录患者的年龄、体重指数（body mass index，BMI）、过去的治疗和手术史，这些因素会影响术前麻醉处理、多学科团队管理、手术室设置和患者体位、患者是否需要术后重症监护。患者疾病史、既往手术史及手术并发症的记录情况也非常重要。

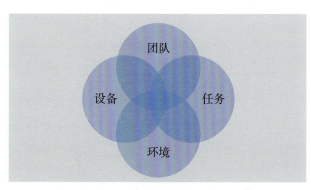

▲ 图 6-1　工作环境的工效学设计

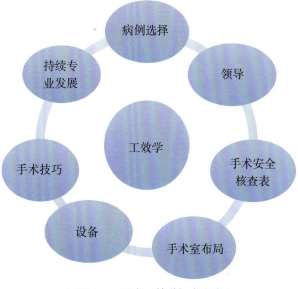

▲ 图 6-2　手术工效学与患者安全

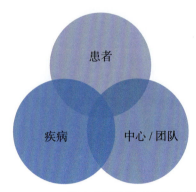

▲ 图 6-3　影响病例选择手术的因素

（二）疾病情况

手术工效学最重要的考虑因素之一是疾病本身。需要仔细评估疾病的实际情况、严重程度和部位，预计粘连的程度和与输尿管、肠道或血管等结构的关系，从而决定是否转诊给更富经验和专业知识的外科医生，或者组织多学科会诊。对疾病进行仔细的评估还有助于了解麻醉/插管风险、插管/穿刺/置管困难风险、肺通气困难风险、预期的手术出血量、术后转入高依赖病房（high dependency unit，HDU）或重症监护病房（intensive care unit，ICU）的风险。

（三）团队与中心

外科医生应遵守循证实践的原则，确保有可用的支持设施，并在其能力范围内进行手术，以实现安全且最佳的手术结果。直肠阴道子宫内膜异位症、妇科恶性肿瘤和复发性子宫阴道脱垂等疾病最好在获得认可的专科或亚专科中心进行治疗。其他疾病常需要多学科（放射科、麻醉科、胸外科、结直肠科、血液科或泌尿科）团队支持，或者最好在有重症或重症监护支持的医院进行手术。

三、沟通与领导

手术工效学依赖于前瞻性规划，以及良好的沟通和领导力。因此，手术室管理者应及时收到详细的术前准备清单。对每位病例来说，这份清单都应包含所有需用设备、植入物及可能需要的多学科专家。例如，一位重度肥胖的患者可能需要更宽的手术台、更强的腿部支撑和更长的器械、

套管针和套管。此外，某些专业手术器械和器具的使用可能需要预先报备。对于外科医生来说，确保有训练有素且经验丰富的手术助手也非常重要。如果预先计划了多学科团队的参与，则必须将团队的每位成员录入到手术清单中。

手术安全核查表

世界卫生组织的手术安全核查表[5]作为改善外科手术室沟通和任务交易型领导的有效方式已被广泛采用。清单包含四到五个步骤，其中前三个是内镜手术工效学的基本步骤。

• 团队简会是整个手术团队在手术前共同准备和计划的面对面会议。首先是介绍每位成员的姓名和角色，然后检查环境和设备，确认手术清单、知情同意书和手术要求是否有变更。

• 术前准备阶段需要至少一名麻醉师和护士在场。这是为了确认患者身份、手术类型和部位，以及过敏、麻醉或出血风险。

• 手术开始前：应当在手术刀划开皮肤之前，要求外科医生和麻醉师再次确认手术类型、部位、范围及围术期抗生素使用情况，审查图像并检查设备、患者、器械护士和助手是否在正确位置。

• 手术结束后：应当在每次手术完成后、患者离开手术室之前确认所有计划的程序都已完成，器械和纱布计数正确，所有手术标本都已正确标记。外科医生和麻醉师还需讨论术后恢复的相关问题。

• 在手术结束后：整个团队进行总结。评价当天的清单、从事件中吸取的教训、发现并解决问题及保修设备故障。这也有助于外科团队计划下一个手术室清单。

四、手术室布局（优化环境）

合理的手术室布局取决手术医生于术前一天与手术室工作人员就每台手术的需求进行有效沟通。一名优秀的外科医生应熟悉所有的手术设备并能够排除故障。应当在确认设备完整、设置完成且可正常工作，有称职的助手在场且视野/术野良好之后再开始手术（图 6-4）。

大多数手术台都是为男性外科医生进行开放手术而设计的。然而，越来越多的女性加入到内镜外科医生的行列中来，主刀和助手的身高也往往存在差异。Berguer 等的研究表明，当仪器的手柄与外科医生的肘部处于同一水平时，外科医生的舒适度和任务完成度要更好[6]。为实现这一点，最符合工效学的操作表面高度应位于外科医生肘部到地面距离的 70%～80%（图 6-5）[7]。研究还表明，工作台高度相对于术者的身高和上肢用力情况的异常变化会导致术者肌肉骨骼损伤[8]。因此，手术台可以降到 72.5cm 以下[7]。二氧化碳气腹、Lloyd-Davis 体位和头低足高位通常会进一步抬高患者的脐水平，因此手术台通常需要进一步降低。如果手术台不能足够低，外科医生或助手应该根据需要站在台阶上，以提高他们的肘部高度。

（一）显示器的高度与位置

大部分情况下主刀和助手共用一个显示器，该显示器通常位于手术台尾端。这会使术者脊柱长时间轴向旋转，导致肌肉疲劳、疼痛和痉挛（尤其是对助手而言）。理想情况下，每位主刀或助手的面前都应放置一块与其优势前臂的纵轴一致的屏幕。研究表明，显示器的位置和高度决定了主刀和助手颈部旋转和屈曲 / 后伸的程度，当屏幕正中距术者水平视线以下不超过 10° 时，术者工作效率最高[9-11]。

避免眼睛疲劳的理想距离（从主刀 / 助手到显示器）一直是研究的重点。最大距离随着显示器的尺寸而增加。根据 El Shallaly 和 Cuschieri 的研究[12]，距 34cm 标准阴极射线管显示器的平均最小和最大距离分别为 136cm 和 221cm，他们建议主刀距 34cm 显示器的距离不能小于 90cm 或屏幕对角线长度的 3 倍，并且最好不要超过 300cm（图 6-6）或屏幕对角线长度的 10 倍。然而，越来越多更大的薄膜晶体管屏幕投入到临床使用中来，其分辨率比传统的阴极射线管监视器高得多，使得这项研究的结果需要重新考虑。

（二）器械手柄

大多数妇科腹腔镜器械的手柄是线性（杆式和轴向式）（图 6-7）或非线性（柄式和枪式）（图 6-8）。非线性手柄使用时需要手腕处的桡骨或

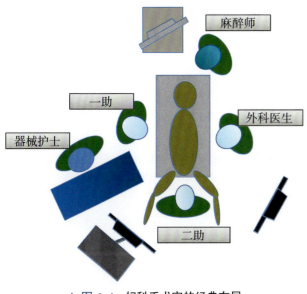

▲ 图 6-4　妇科手术室的经典布局
所有关键人员、外科医生、助手、麻醉师、器械护士和巡回人员应至少通过两个显示器清楚地看到术野

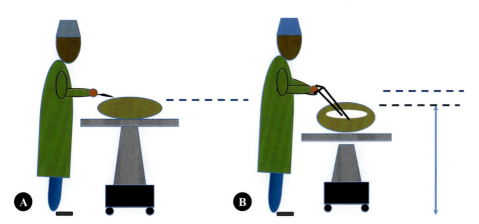

◀ 图 6-5　手术台高度
开腹手术和腹腔镜手术的理想手术台高度：开腹手术患者的脐水平位于术者肘部水平（A），但在腹腔镜手术中，手术台应降低（或术者站在台阶上以提升高度），使患者的脐水平位于外科医生肘部到地面距离的70%～80%[7]（B）

尺骨偏移，以使器械与前臂的轴线不断对齐 / 重新对齐，这可能会导致肌肉拉伤。这些非线性器械通常尺寸相同，并带有固定尺寸的指环，长时间使用后可能会导致压迫性神经病变。妇科手术中通常使用轴向持针器，但使用这种持针器完成缝合任务需要大量的尺骨偏移和手臂外展。越来越多的人提倡使用扶手来进行长时间、精确和重复的腹腔镜手术。Galleano 及其同事通过实验发现，扶手为腹腔镜外科医生提供了两个优势：减少生理性震颤，以及延缓脊柱上部肌肉、肩部和手臂肌肉疲劳和不适[13]。

（三）器械长度

手术器械的长度也会影响手术结果。标准腹腔镜器械的轴长为 33cm。这个长度对于体重偏轻、

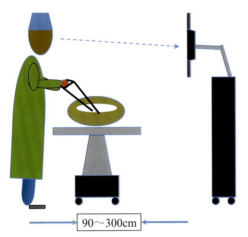

▲ 图 6-6　术者与显示器的理想距离：不应小于 90cm 或大于 300cm。主刀医生的眼睛到屏幕中心的角度不应低于水平方向的 10°

正常和超重的患者都是足够的。但极度肥胖的患者需要更长的器械（轴长 43cm）和套管针，以确保良好的工效学和手术安全性。

（四）铰接式器械

使用标准器械时，腹腔镜外科医生无法无限度地移动器械尖端。大多数妇科腹腔镜器械仅提供上下左右或内外方向的运动。然而，操作者可使用带有铰接式尖端的腹腔镜器械（图 6-9），以获得更大的灵活性，避免手指、手、手腕或上肢受到过多压力或劳损。

（五）支点效应

支点是杠杆转动的点、锚点或支撑点。必须仔细规划放置腹腔镜的主套管针的位置，以考虑支点效应。在大多数情况下，腹腔镜器械的轴起着杠杆的作用，它围绕位于腹壁入口点下方的支点旋转（图 6-10 和图 6-11）。一旦确定了腹腔镜的位置，并决定继续按计划手术，就应仔细确定辅助端口的位置，使其支点能够确保最精确和有效率的移动。支点太低或太高（图 6-8），都不利于术者进行手术操作。

（六）病态肥胖女性患者的支点效应

在 BMI 正常的女性中，支点深度只有几厘米。然而，在极度肥胖的患者中，非常深的支点引起的轴运动的刚性和限制会加剧腹腔镜检查的难度（图 6-12）。提前预见、前期规划和有效沟通可帮助提供加长器械、防滑垫和麻醉支持。

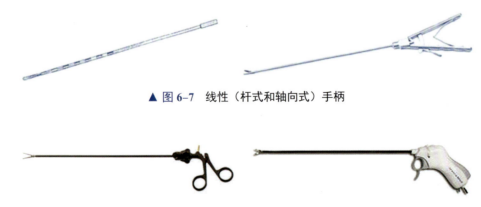

▲ 图 6-7　线性（杆式和轴向式）手柄

▲ 图 6-8　非线性（柄式和枪式）手柄

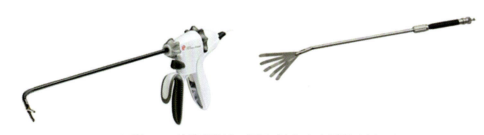

▲ 图 6-9　铰接式器械：镊子（左）和牵开器（右）

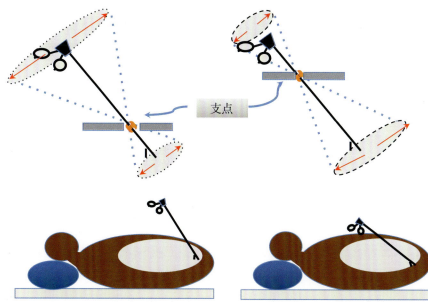

◀ 图 6-10　支点效应
左图支点太低（过大的手柄轴运动只能使操作端小范围运动），右图支点太高（较小的手柄轴运动带来过大的操作端运动）

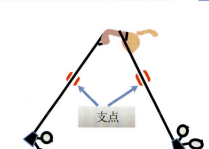

▲ 图 6-11　获得最佳支点效果的工效学辅助端口放置位置

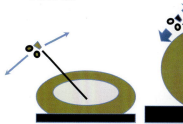
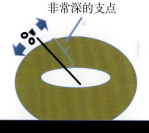

浅的支点　　　　　　　非常深的支点

▲ 图 6-12　在极度肥胖患者中，非常深的支点限制了轴的运动并妨碍了操作的精确度

五、手术技巧

外科医生的手术技巧和经验会显著影响手术效率、舒适度和安全性。对于每位患者和每台外科手术来说，一名优秀的外科医生都应该考虑手术策略、战术、顺序和速度。

（一）手术策略

手术策略是为实现总体目标而设计的标准行动计划。优秀的外科单位都有常规计划、手册或标准操作外科手术（standard operating procedure，SOP），以根据专业或亚专业运行手术室（表 6-1，第 4 列）[14]。手术策略包括标准设备、药物、照明设备、助手、常规患者体位、团队和设备安排、任何常规使用的器具或植入物的清单。此外，为防止常见的设备故障，还需要常规备份。

（二）手术战术

战术，一个源自战场的概念，是指在问题出

现之前、之时或之后处理问题的反应、计划或协议[15]。表 6-1 第 4 列和第 5 列中的腹腔镜绝育术的示例可以很好地说明战略和战术之间的差异。该表显示，第一次接触患者获得的关键信息及采取的措施，可对患者和团队安全及手术工效学产生重大影响。即使有良好的前期计划，手术中仍可出现并发症，因此，不要忽视意外事件。一旦发生并发症，外科医生必须遵循处理并发症的指南。例如，滴注亚甲蓝染料以检测可能发生的膀胱损伤或在肠损伤修复后进行漏气测试。可靠的外科医生拥有评估并处理紧急情况 / 并发症的能力，并能及时、战术性地寻求其他外科医生、泌尿科医生或其他同事的帮助。

（三）手术顺序

大多数外科手术操作都有一个标准顺序。除特殊或新发情况外，建议始终按照标准顺序进行。如在腹腔镜下全子宫切除术中，在插入全部套管后应当先全面检查、识别输尿管，再松解粘连的卵巢、肠管或膀胱，然后才结扎子宫动脉，如果不遵循此顺序可能容易损伤输尿管。此外，不遵循标准顺序可能会使并发症的管理更加困难，如冲洗之前应处理子宫动脉出血。因此，遵循标准顺序应该成为外科医生的一种自然、谨慎的手术习惯。

（四）时间管理（手术速度）

更快并不意味着更好，一味地追求手术速度可能很危险。此外，手速快也不等同于手术操作快。快速但不稳固的结反而会延长手术时间，不必要的重复手部动作还会导致手术时间延长和疲劳。如果对接下来的操作不确定，最好思考和规划后再继续。留足时间、自然而熟练地操作更好。

（五）机器人辅助的内镜手术

从早期的被动相机支架到目前复杂的主从式机器人辅助，机器人辅助手术已经走过了漫长的发展道路。机器人辅助内镜手术极大地改善了手术工效学，并最大限度地减少或消除了与传统腹腔镜手术相关的问题。Berguer 和 Smith 认为机器人辅助还可以减轻外科医生的精神压力[16]。这一发现得到了 Van der Schatte Olivier 等的支持[17]。

表 6-1 腹腔镜绝育术清单展示手术战略和战术之间的差异：前瞻性计划对手术工效学的影响				
患者医院代码	术 式	已查明的问题	常规计划（战略）	特殊要求（战术或针对性计划）
Miss A. G. TQ 23456	腹腔镜绝育术	乳胶过敏	常规手术室设置	• 第一台 • 不含乳胶的器械和手套
Mrs X. W. TR 34567	腹腔镜绝育术	病态肥胖 BMI=50kg/m²	常规腹腔镜消毒包	• 安排充裕的时间 • 肥胖患者专用手术台 • 加长器械 • 两位麻醉医生 • 有经验的助手 • 收入 HDU 过夜 • 交叉配血 • 预防血栓
Mrs T. P. TX 45678	腹腔镜绝育术	无	常规麻醉程序	无
Mrs P. Q. TY 56789	腹腔镜绝育术	出血风险	常规恢复程序	• 交叉配血 • 血液科会诊

他们发现，与使用标准腹腔镜器械相比，使用达芬奇机器人辅助系统进行手术时，外科医生的精神和身体压力都更小。

机器人辅助手术通过以下方式改进了工效学。

- 允许外科医生的手通过关节式器械精确移动，关节式器械具有与人手腕相同的运动灵活性。

- 机器人手术还消除了与标准腹腔镜器械相关的倒置或逆向反应和支点效应。

- 相比标准腹腔镜的二维系统，三维成像提供了更大的纵深感。

- 操作台配有水平或稍低的显示器，可实现舒适、符合工效学的坐姿，非常适合长时间操作。

- 此外，机械臂是动力辅助的，不会疲劳。

结论

很少有机构教授外科手术工效学。迄今为止，手术工效学主要专注于患者体位和手术室布局设置，旨在最大限度地提高外科医生的舒适度和精确度。目前，手术工效学概念涵盖了从第一次接触患者到在手术室进行操作过程中所采取的各种措施。任务完成度和安全性被认为是最重要的手术评价指标。大多数手术工效学相关问题在手术前几天甚至几周就已经出现。仔细准备和选择病例，并取得患者的同意，可避免这些问题的发生。外科医生应和团队讨论处理预期或突发问题的具体策略，并在手术当天或之前亲自看望患者，以确保手术的顺利进行。

学习要点

1. 手术工效学与患者本身情况、手术技能和手术安全密切相关。
- 术前详细询问病史并检查患者。
- 查阅以往的手术记录。
- 更新所有相关调查结果。
- 转诊复杂患者或启动多学科管理。
- 不应委托他人获取患者的知情同意。

2. 世界卫生组织手术安全核查表包括了手术工效学和手术安全。
- 在一天的手术开始之前，进行一个团队简会。
- 在每位患者进入手术室之前，填写一份签到表。
- 在手术刀切开皮肤之前，暂停所有操作并完成术前核查表。
- 在每位患者离开手术室之前，暂停所有操作并完成签出清单。
- 在检查表的最后，向团队汇报以审查当天的清单、从事件中吸取教训、解决问题或解决设备故障。

3. 手术工效学不仅关系到外科医生的舒适度，还与手术安全有关。
- 它涉及手术室设置（手术室布局、器械、灯光和助手）。
- 它需要有效的沟通和任务交易型领导。
- 它还需要良好的手术技巧，表现在战略、战术、顺序和时间管理等方面。
- 持续专业发展应该成为所有人的必修课。

参考文献

[1] Beckett CD, Kipnis G. Collaborative communication: integrating SBAR to improve quality/patient safety outcomes. J Healthc Qual. 2009;31(5):19–28.

[2] Berguer R. Surgery and ergonomics. Arch Surg. 1999;134(9):1011–6.

[3] Stone R, McCloy R. Ergonomics in medicine and surgery. BMJ. 2004;328(7448):1115.

[4] Quinn D, Moohan J. Optimal laparoscopic ergonomics in gynaecology. Obstet Gynaecol. 2015;17(2):77–82.

[5] World Health Organization. The World Health Organization safe surgery checklists. 2008. http://www.who.int/patientsafety/safesurgery/tools_resources/SSSL_Checklist_finalJun08.pdf. Accessed 16 December 2015.

[6] Berguer R, Smith WD, Davis S. An ergonomic study of the optimum operating table height for laparoscopic surgery. Surg Endosc. 2002;16:416–21.

[7] van Veelen MA, Kazemier G, Koopman J, Goossens RH, Meijer DW. Assessment of the ergonomically optimal operating surface height for laparoscopic surgery. J Laparoendosc Adv Surg Tech A. 2002;12:47–52.

[8] Albayrak A, van Veelen MA, Prins JF, Snijders CJ, de Ridder H, Kazemier G. A newly designed ergonomic body support for surgeons. Surg Endosc. 2007;21:1835–40.

[9] Erfanian K, Luks FI, Kurkchubasche AG, Wesselhoeft CW Jr, Tracy TF Jr. Inline image projection accelerates task performance in laparoscopic appendectomy. J Pediatr Surg. 2003;38:1059–62.

[10] Hanna GB, Shimi SM, Cuschieri A. Task performance in endoscopic surgery is influenced by the location of the image display. Ann Surg. 1998;227:481–4.

[11] Haveran LA, Novitsky YW, Czerniach DR, Kaban GK, Taylor M, Gallagher Dorval K, et al. Optimizing laparoscopic task efficiency: the role of camera and monitor positions. Surg Endosc. 2007;21:980–4.

[12] El Shallaly G, Cuschieri A. Optimum view distance for laparoscopic surgery. Surg Endosc. 2006;20:1879–82.

[13] Galleano R, Carter F, Brown S, Frank T, Cuschieri A. Can armrests improve comfort and task performance in laparoscopic surgery? Ann Surg. 2006;243:329–33.

[14] Wattiez A, Puga M, Albornoz J, Faller E. Surgical strategy in endometriosis. Best Pract Res Clin Obstet Gynaecol. 2013;27(3):381–92.

[15] Ciostek P, Bielska H, Myrcha P, Jarosz O, Milewski J, Noszczyk W. Surgical tactics in treatment of duodenal injuries after endoscopic sphincterotomy. Wiad Lek. 1997;50:421–4.

[16] Berguer R, Smith W. An ergonomic comparison of robotic and laparoscopic technique: the influence of surgeon experience and task complexity. J Surg Res. 2006;134:87–92.

[17] van der Schatte Olivier RH, Van't CDP H, Ruurda JP, IAMJ B. Ergonomics, user comfort, and performance in standard and robot-assisted laparoscopic surgery. Surg Endosc. 2009;23:1365–71.

第 7 章　妇科内镜：在发展中国家的挑战与前景
Gynaecological Endoscopy in a Low-/Middle-Income Country: Challenges and Prospects

Vincent A. Ojo　Robinson C. Onoh　Gbolahan O. Obajimi　著

妇科内镜检查通过使用专门的器械，经人体微小的切口或自然腔道来探查生殖器官，并进行疾病的诊断和治疗。妇科内镜检查主要包括腹腔镜检查和宫腔镜检查。此外，还有生育镜检查、胚胎镜检查和胎儿镜检查等，但这些在发展中国家很少开展。腹腔镜检查通过腹壁上的微小切口进入盆腹腔，而宫腔镜检查则通过自然腔道（阴道和宫颈管）探查宫腔[1]。

妇科内镜检查为评估女性患者的病情开辟了新视角。因其优于传统手术方法，妇科内镜检查在发达国家已经普及，在尼日利亚等发展中国家也在逐渐开展[2]。在发展中国家，妇科内镜检查在缓慢但持续地推广，但同时也带来了很多挑战。

内镜检查是一项革命性的技术，发展中国家中仅有少数医疗中心开展。面临的问题主要包括文化因素、巨大的资金缺口和缺乏技术支持等[3]。

绝大多数妇科疾病都可通过内镜手术进行治疗，内镜手术的优点包括术后恢复快、术后粘连形成少、术中损伤小、并发症发生率低及手术瘢痕美观等[4]。基于这些优点，发达国家已经广泛开展内镜手术，实现了开放手术向内镜手术的转变。然而，在发展中国家，妇科内镜仅在少数医疗中心开展，而且这其中大多是私立医院。究其原因，当地大多数教学、政府和教会医院缺乏有利环境，并且没有进行充分的内镜手术培训。图 7-1 展示的是在发展中国家私立医院里的内镜设备，图 7-2 和图 7-3 展示的是发展中国家教学医院里的内镜设备。

此外，在包括尼日利亚等许多发展中国家，内镜的培训课程并不是本科生和研究生的必修课程。

一、挑战

发展中国家建立功能齐全的妇科内镜机构面临诸多挑战。这些挑战往往因国家而异，因机构而异[5, 6]，也可能因临床实践 / 设置的特点而异。一些挑战可能归因于对应国家的地理、社会经济形势及内镜手术的应用范围。许多发展中国家在执行政府制定的政策时遇到的困难，可能会影响

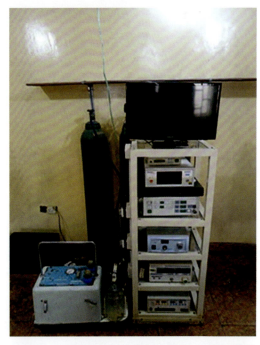

▲ 图 7-1　尼日利亚一家私立医院（阿库雷的 Ayo 专科医院）的内镜检查装置

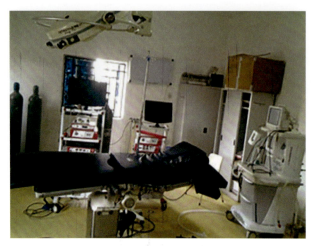

▲ 图 7–2　尼日利亚埃邦伊州阿巴卡利基市 Alex Ekwueme 联邦大学教学医院发展中心的内镜检查室

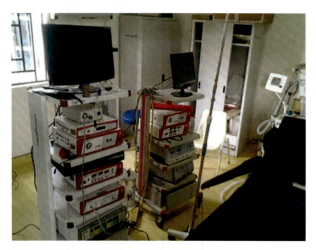

▲ 图 7–3　尼日利亚埃邦伊州阿巴卡利基市 Alex Ekwueme 联邦大学的内镜检查装置和备用装置

妇科内镜技术的开展，尤其是在完全依赖政府资助的公共机构。另外，私立机构也同样受环境的影响，内镜机构的建立与否往往影响妇科内镜检查的引入和被接受程度。这些挑战将在下文进行讨论。

（一）资金紧缺

建立和运行妇科内镜诊所成本很高，需要利益相关方在最初阶段承诺财政支持。银行贷款利率通常较高，如果缺乏相关补贴政策，这些费用对开始开展内镜的人来说是个负担。腹腔镜手术的仪器分为不同的类别，可以从不同来源购买后组装在一起，以降低成本，但耐用性会受影响。腹腔手术所需的器械包括手持器械、光学设备、光源、充气设备和能源设备。除了充气设备与宫腔镜检查的液体泵有所区别，其他设备的要求均和宫腔镜类似。在发展中国家，需要平衡设备成本和使用寿命之间的矛盾，因此需要妇科医生与相关机构进行合作，以最大限度地提高产出。

另一项必须考虑的支出是培训费用。微创手术需要专业的培训，学习曲线也比较长 [7]。通常需要在有相关许可证的机构进行培训和再培训。培训内容涵盖使用模拟训练器和湿性实验室。团队训练是提高内镜技术的首选方法。此外，妇科医生带头人要把培训责任转交给同龄人，以培养称职的助手，同时还需要培训其他助手的临床技能和工作能力。内镜护士必须具备在不损坏仪器的前提下，处理和消毒敏感仪器的知识和技能。提供音视频服务的信息技术专家也需要适当的培训，特别是在录像和保密方面。

正如人们常说的那样，内镜手术在技术上要求很高，需要有不同于传统手术的特殊心理运动机能和技能。因此，必须通过培训、再培训和创造有利环境等投资人力发展 [8]。人员流失已经对发展中国家构成了严峻的挑战，因此，提供奖励措施以减少人员流失也很重要 [9, 10]。

（二）技术支持

招募具备微创手术技能的专家是有挑战性的任务，需要制订详细的计划和手术安排。此外，还需要给专家提供补贴，并支付他们的往返交通费，以提高医疗中心开展内镜手术的成功率。内镜设备的定期维护也很重要。在发展中国家，及时解决设备故障需要设备供应商的支持。在可自主生产和提供内镜设备的国家，内镜设备可以得到最佳维护和更换。而在大多数发展中国家，由于缺少基础、适合的材料，需要临时生产材料和仪器，此外，还需要第二和第三合作方，导致一些官僚主义及价格上浮。

（三）能源供给

稳定的电力供应也是内镜手术建立和运行需要解决的问题，尤其是在发展中国家。内镜手术依赖于稳定的电力系统来提供可视化支持。供电中断会影响手术的结果，因此，稳定的电源非常重要。在一些缺乏稳定电力供应的发展中国家，迫切需要开发替代能源，如发电机、逆变器、太阳能系统等，但这会增加内镜手术的成本。

（四）内镜设备和器械供应的一方合作伙伴

在大多数发展中国家，第三方合作是建立和运行内镜检查的机构面临的主要挑战之一。例如，在尼日利亚这样的发展中国家，没有本土公司生产的内镜设备，导致急需的仪器供应不足，而从第三方采购的内镜设备，价格高昂且选择有限，并且缺乏仪器维护的技术支持。

（五）机构政策

目前，大多数公立医院和许多私立医院的政策都倾向于开放性手术，而缺乏对内镜手术发展的关注和支持。在发展中国家，这种模式的转变对实现以内镜为导向的服务至关重要。

（六）社会文化影响

患者经常担心手术的安全性，特别是在不熟悉手术方式的情况下。发展中国家引进微创手术，需要消除患者及家属各种形式的担忧。患者对微创手术的认可程度会影响其选择微创手术的意愿。因此，必须对患者和其他护理人员大力宣教妇科内镜检查的优点。

二、前景

微创手术为患者和医生提供了独特的机会。发展中国家充满机遇，医疗工作者必须充分利用这些机遇，克服可能存在的困难，以提高医疗服务质量。

发展中国家迫切需要向公众提供关于妇科内镜的安全性、可靠性的信息，以及对其进行充分的教育和沟通，以消除人们对微创手术安全性的恐惧和担忧。可通过与公办和民营部门的各种利益相关者合作，来提高公众对妇科内镜的认知和接受度。

需要重点强调政策支持的必要性，这些措施应针对提高妇科内镜培训、提供所需资金和创造良好环境进行调整[9, 10]。此外，还需要与制造方建立合作关系，以保障当地生产部门和服务部门的工作。

培训和再培训为员工提供了广泛的机会，还可以促进员工福利和职业发展[9, 10]。通过提供完善的培训支持，可培养一批合格的专业人员填补发展中国家妇科内镜技术人员的空缺，并促进妇科内镜手术的普及。政府提供低利率或零利率的贷款还可进一步促进公立和私立机构引入内镜设施。

通过健康保险计划提供有效的医疗保健融资可改善患者求医行为及它们对微创手术的接受度。跨界合作能够确保无缝服务交付，最大限度地降低成本[9, 10]。

结论

妇科内镜手术为评估女性患者的病情提供了新的视角，目前，已经在发达国家广泛应用，在尼日利亚等发展中国家也逐渐开展。但内镜手术的建立和应用仍面临诸多挑战。通过与利益相关者建立伙伴关系将克服这些挑战，进一步提高妇科内镜检查的普及和应用。

学习要点

- 妇科内镜检查包括腹腔镜检查、宫腔镜检查、生育镜检查、胚胎镜检查和胎儿镜检查，其中腹腔镜检查和宫腔镜检查是最常用的检查手段。
- 发展中国家面临的困难包括资金紧缺、技术支持不足、电力供应不稳定、第三方合作缺乏（本土缺乏生产内镜的公司）、机构/政府官僚作风、社会文化因素及综合医疗保险计划缺失，需要患者自付费用等。
- 在发展中国家普及妇科内镜手术是有机遇的。信息、教育和沟通是进行有效、满意和成功的妇科内镜手术的关键。

参考文献

[1] Alfa-Wali M, Osaghae S. Practice, training and safety of laparoscopic surgery in low and middle-income countries. World J Gastrointest Surg. 2017;9(1):13–8.

[2] Udwadia TE. Diagnostic laparoscopy. Surg Endosc. 2004;18:6–10.

[3] Adisa AO, Lawal OO, Arowolo OA, Alatise OI. Local adaptations aid establishment of laparoscopic surgery in a semiurban Nigerian hospital. Surg Endosc. 2013;27:390–3.

[4] Yiannakopoulou E, Tsigris C. Virtual reality simulators and training in laparoscopic surgery. Int J Surg. 2015;13:60–4.

[5] Figert PL, Park AE, Witzke DB, Schwartz RW. Transfer of training in acquiring laparoscopic skills. J Am Coll Surg. 2001;193:533–7.

[6] Crothers IR, Gallagher AG, McClure N, James DT, McGuigan J. Experienced laparoscopic surgeons are automated to the "fulcrum effect": an ergonomic demonstration. Endoscopy. 1999;31:365–9.

[7] Gallagher AG, McClure N, McGuigan J, Crothers I, Browning J. Virtual reality training in laparoscopic surgery: a preliminary assessment of minimally invasive surgical trainer virtual reality (MIST VR). Endoscopy. 1999;31:310–3.

[8] Scott DJ, Bergen PC, Rege RV, Laycock R, Tesfay ST, Valentine RJ, et al. Laparoscopic training on bench models; better and more cost-effective than operation room experience? J Am Coll Surg. 2000;191(3):272–83.

[9] Onoh RC, Ezeonu PO, Lawani LO, Ajah LO, Ezegwui HU, Ejikeme BN. Experiences and challenges of gynecological endoscopy in a low-resource setting, Southeast Nigeria. Trop J Obstet Gynecol. 2018;35:30–7.

[10] Harsoor SS, Bhaskar SB. Designing an ideal operating room complex. Indian J Anaesth. 2007;51:193–9. http://www.ijaweb.org/text.asp?2007/51/3/193/61141 Accessed 24 June 2018

中　篇

腹腔镜
Laparoscopy

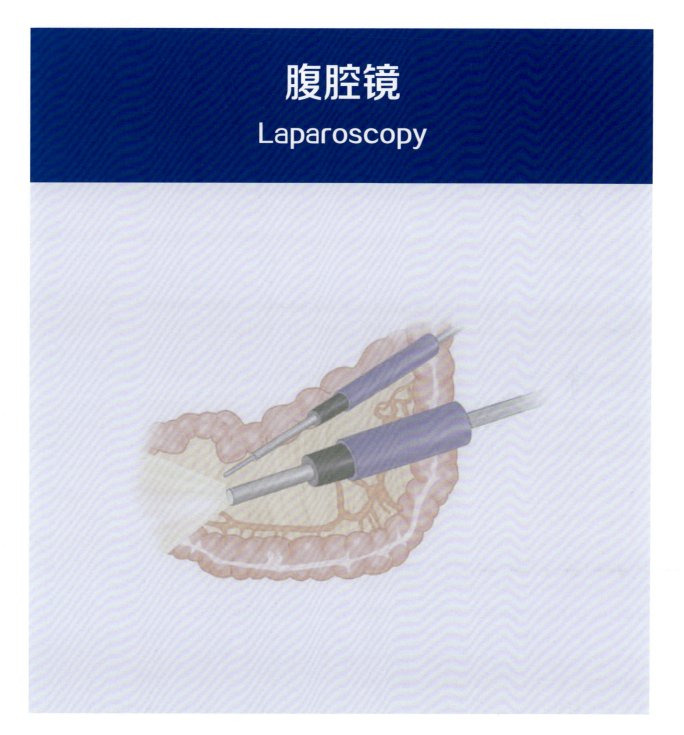

第8章 腹腔镜手术的麻醉
Anaesthesia for Laparoscopic Surgery

Cyril E. Nwachukwu   Sameer Deshpande   Joseph Ifeanyichukwu Ikechebelu   著

腹腔镜等外科手术的进展离不开麻醉学领域的发展。得益于麻醉技术和手术技巧的提升，近年来腹腔镜手术发展迅速[1]。

腹腔镜手术通过向腹腔内充入气体（通常是CO_2）产生气腹，来增强腹腔脏器的可视化和可操作性。

腹腔镜手术是现在许多盆腹腔手术的标准治疗方案。它为患者带来很多益处，主要包括减小切口以提高术后美容效果，减少术中出血，减轻术后疼痛，降低术后切口感染率，降低代谢变化，降低术后肺部并发症，加快康复速度，缩短住院时间，降低住院费用，并使患者更快地恢复正常生活[2,3]。

然而，由于气腹、患者体位及临床状况可能导致的生理变化，腹腔镜手术也存在一定的风险。

这些手术的围术期管理对麻醉医生提出了新的挑战，包括一些固有的风险，如气体栓塞、低氧血症、隐匿性出血、CO_2动脉分压升高、动脉血压及心率的变化、心律失常。麻醉师必须充分了解气腹后的病理生理变化，并做好预防、及时发现和治疗的准备。

严重心肺疾病和肾功能不全的患者通常禁用腹腔镜手术治疗。然而，对每位患者的风险评估必须在腹腔镜手术的风险（由于体位、手术持续时间、CO_2吸收程度和腹腔内压力造成）与缩短术后恢复时间之间取得平衡，有时术后恢复时间缩短的益处可抵消手术中增加的风险。通常的禁忌证包括原发的颅内高压、严重未纠正的低血容量和心脏右向左分流[4]。

一、腹腔镜手术过程中的生理变化

腹腔镜手术引起的生理效应主要受气腹和患者体位影响。

（一）气腹的生理效应

这些影响取决于充气的气体类型、流速、充气后的腹内压、充气总量、气腹的持续时间及维持麻醉时使用的氧化亚氮。

用于充气的气体应具有无色、无毒、不易燃、惰性、经济、易溶于血液且易通过肺排出的特性。空气、氧气和氧化亚氮曾被尝试作为充气的气体，但由于不符合上述特点而被弃用。

CO_2是目前用于充气的首选气体。它相对惰性且不易燃。此外，CO_2的血气溶解系数较高（0.48），即使术中误入血管，也很容易被吸收，因此其产生的气体栓塞较为轻微且容易通过肺排出[5]。

对氦、氩和氙等研究表明，它们虽惰性且能提供良好的光学视野，但血气溶解系数（0.000 18）较低，气体栓塞的发生率高，价格昂贵[6]。

CO_2可以增加腹内压力且可通过腹膜吸收，因此经常选择CO_2作为气腹气体。随着CO_2的充入，腹壁的顺应性减弱，张力增加，腹内压力升高。但当腹内压超过生理阈值时，各器官系统可能会受损，从而增加患者的发病率和死亡率。

从腹膜吸收的CO_2会导致高碳酸血症，对心血管系统也会产生直接和间接的影响。

1. 对心血管的影响

腹腔镜手术过程中，麻醉、腹内压、神经内分泌反应和患者的临床状态之间存在着复杂的相互作用。腹内压升高会影响静脉回流、全身血管阻力和心肌功能。心血管功能正常的患者对此有良好的耐受性。早期阶段，由于从内脏循环汇集的血液自动回输，循环血量增加，导致静脉回流和心输出量增加。

然而，随着腹内压力的进一步增加，当＞15mmHg 时，下腔静脉和腹主动脉受压，导致心脏前负荷降低，心输出量减少，随后动脉压下降。膈肌的升高会加剧这种情况，导致胸腔内压升高，进一步减少心输出量。

腹内压增加，以及循环中儿茶酚胺特别是去甲肾上腺素和肾上腺素的释放，会导致全身血管阻力增加。这种全身血管阻力的改变通常强于心输出量降低对血压的影响，从而维持甚至提升血压[7]。研究显示，建立气腹 10min 后血流动力学无显著变化[8]。

手术时间延长或术前肺部病变会降低 CO_2 清除能力，导致高碳酸血症，当血中 CO_2 水平增加≥30% 时可引起血流动力学改变。轻度高碳酸血症即可刺激交感神经系统导致心动过速、心输出量增加和全身血管阻力增加[9]。

上述因素可能会导致冠状动脉缺血症状，原因是其引起左心室射血时间短，舒张充盈期短，从而使患缺血性心脏病的患者出现并发症。严重高碳酸血症可导致左心室功能减退和负性肌力作用[10]。

腹膜牵拉、插入气腹针或套管针、刺激输卵管、双极电凝术或 CO_2 栓塞后会刺激迷走神经。据报道，CO_2 和儿茶酚胺浓度增加可诱发快速性心律失常、阵发性心动过速、高血压甚至心室颤动[11]。应使用 β 受体拮抗药或 α 受体激动药来管理高血压反应[12]。

2. 对呼吸系统的影响

气腹使腹内压升高，使膈肌向头侧移位，降低其运动幅度，这会导致小气道的提前关闭，导致术中肺不张，肺容积、肺顺应性和功能残气量下降，并进一步导致非坠积肺的优先通气，使得通气 / 灌注比值（ventilation/perfusion，V/Q）不匹配，加重肺内分流。

腹内压的增加会降低胸廓顺应性，可能会引起肺泡压力增加，继而引起气胸和纵隔气肿[13, 14]。这主要发生在腹内压大于 15mmHg 时。腹内压在 10～15mmHg 时，健康患者对呼吸变化耐受良好。

被血液吸收的 CO_2 通过肺呼出。但有些 CO_2 会在脂肪组织和肌肉中积累，这可以解释通气结束后的高 CO_2 呼出的现象。美国麻醉医师协会（American Society of Anesthesiologists，ASA）风险分级 I 型患者中，CO_2 气体灌注时，CO_2 动脉压（carbon dioxide arterial pressure，$PaCO_2$）从平均 4.5mmHg 上升到 10mmHg，而且机械通气的每分通气量保持不变。然而在 ASA II、III 型患者中，存在较大的无效腔。在这些患者中，CO_2 测量的可靠性较低，CO_2 动脉压检测结果准确性低，因此需要采动脉血样来确认。

3. 对神经系统的影响

腹内压增加会导致胸腔内压增高，进而影响脑静脉回流，造成颅内压升高。另外高碳酸血症也可能导致颅内压升高，从而使脑灌注减少，头低仰卧位时可能会加剧这一情况。这对颅内顺应性降低的患者是有害的。腹内压的增加也会导致眼压升高，并且头低足高位时会加重。

4. 对肾脏的影响

气腹对肾脏有显著影响。腹内压升高约 20mmHg 时可使肾小球滤过率下降约 25%，因此，被认为是急性肾损伤的主要原因。其机制是由于心脏输出下降导致肾灌注血流减少，以及肾静脉压升高导致的肾出球血流减少的综合效应引起的肾脏灌注梯度受损[4]。也有学者猜想抗利尿激素、醛固酮和肾素的增加可能是肾血流量减少的原因。

5. 对消化系统的影响

气腹引起的腹内压增高显著降低了门静脉、肝动脉和肠系膜上动脉的血流量，而门静脉血流量减少可能导致短暂的肝酶升高。

升高的腹内压可能导致胃内容物反流，增加肺误吸的风险，尤其是对于肥胖患者，这种风险显著增加[7]。

（二）体位的生理效应

患者的体位是为了给外科医生提供最佳的手术视野。通常根据具体手术需要，通过重力作用使腹部内脏不同程度地远离手术部位。患者可取头低足高位（Trendelenburg position）进行妇科手术，也可取头高足低位（reverse Trendelenburg position）进行上腹部手术。但体位会影响患者的心血管和呼吸参数。

妇科腹腔镜手术时采用头低足高位，虽然增加了气腹的不良影响，但对无心血管疾病患者的心血管系统总体影响最小。头低足高位时，静脉回流增加，当同时取截石位时，回流进一步增加，这会导致健康患者心输出量的增加。

心肌顺应性受损的患者可能不耐受这种增加的静脉回流，肺和支气管向上移位，导致功能残气量进一步减少，V/Q 比值不匹配加重，伴随更高程度的肺内分流和肺不张风险增加，进而导致插管进入支气管的风险增加。长时间的头低足高位增加了气管拔管后脑水肿、喉头水肿和呼吸喘鸣的风险。

"骨筋膜室综合征"是长时间大幅度头低足高位后出现的一种罕见但又非常危险的并发症。由于抬高下肢后动脉灌注受损、下肢支架压迫静脉血管及气腹导致股静脉回流减少的综合影响。表现为术后下肢不均衡的疼痛、横纹肌溶解和潜在的肌红蛋白相关急性肾功能衰竭。危险因素，包括手术持续时间＞4h、下肢肌肉发达、肥胖、外周血管疾病、低血压和头过低体位[15]。受压部位如肘部、膝盖、脚、面部或角膜护理不当也可导致神经病变，因此充分的衬垫十分重要。

头高足低位时，横隔下降有利于通气和增加功能性残气量。这会导致静脉回流减少，年轻健康患者可以通过增加心率和全身血管阻力来代偿，以保持正常的心输出量。

然而，这种代偿机制在老年或有全身性血管疾病的患者身上的作用有限，会导致低血压或心血管衰竭。

这种血流动力学改变在脱水患者中可能会非常严重，尤其是在使用心肌抑制药和过高的腹内压力压迫下腔静脉时[16]。

二、麻醉管理

（一）术前评估

由于气腹和患者体位可能产生的各种影响，全面的术前麻醉评估应更重视心肺系统的检查。对于患有心肺疾病的患者需要根据病情作进一步详细检查，尽可能优化手术方案以管理好所有的并发症。风险评估采用 ASA 风险分级。

（二）术前用药

• 使用短效抗焦虑药（如咪达唑仑）来治疗焦虑。

• 对于存在误吸风险的患者，可给予 H_2 受体拮抗药或质子泵抑制药。

• 可给予非甾体抗炎药等镇痛药进行预防性镇痛[17]。

• 预防性止吐对患者，尤其是有其他危险因素的患者非常重要。除常规的止吐方法（如胃排空）外，多药联合方案（如昂丹司琼、赛克力嗪和地塞米松）被认为是最有效的。尽量避免使用已知有致吐作用的镇痛药物（如阿片类），以确保高质量的术后镇痛效果[18]。

• 预防血栓对极度肥胖患者至关重要。术前 12h 可给予皮下注射低分子肝素，如依诺肝素钠 0.6ml、达肝素 5000U 或磺达肝癸钠 2.5mg。

• 使用序贯加压装置进行机械性血栓的预防是必要的[19-21]。

（三）术中监护

为获得腹腔镜手术期间的最佳麻醉护理，需要根据患者情况选择合适的监护方式，以发现和处理并发症。

标准的术中监护包括以下方面。

• 无创血压监护仪。

• 心电图。

• 脉搏血氧饱和度测量。

• 体温计监测温度：手术时间较长时，灌注液可能会导致低体温的发生，低体温会引起相关的并发症，因此控制患者的体温至关重要。

• 呼气末二氧化碳（end tidal carbon dioxide，$ETCO_2$）监测：这是常规手术的标准监测，但在腹腔镜手术中尤为关键，它可以控制 CO_2 吸收 – 消除平衡，并将 $ETCO_2$ 控制在 35mmHg。$PaCO_2$ 在 4～8mmHg 时与 $ETCO_2$ 相关，但在心肺功能受损的患者中，$ETCO_2$ 的梯度增加变得无法预测，需要使用动脉血气分析仪检测[22]。

• 有创监测：如有创血压和中心静脉压（central venous pressure，CVP）检测用于监测心肺功能受损的患者。但 CVP 具有误导性，因为升高的腹内压和气道压力会干扰前负荷。

• 通过麻醉机测量可随腹内压增加而增加的气道峰压和平台压。

（四）麻醉方式

腹腔镜手术可根据手术类型和患者情况采用多种麻醉方式。麻醉方式需要适应手术的需求以及气腹建立和体位改变后的生理变化。

麻醉方式包括：①静脉全身麻醉；②全身麻醉；③区域麻醉；④局部麻醉。

1. 静脉全身麻醉

在不使用吸入剂的情况下，使用静脉药物来麻醉和镇痛。一般情况下，常联合咪达唑仑、丙泊酚和阿片类药物。如有需要，可使用神经肌肉阻滞药以利于气管插管。

2. 全身麻醉

由于气腹和患者体位会引起相关的生理变化，传统观念认为，在腹腔镜手术中，使用气管插管来控制通气的全身麻醉技术是最被普遍接受且最安全的选择。全身麻醉可以保护气道，提供最佳的 CO_2 控制并增加手术通道。推荐用于进行长时间外科手术或有胃食管反流病史的患者。

麻醉诱导应根据患者的病情，使用起效快、持续时间短的静脉诱导药物，如丙泊酚和依托咪酯。丙泊酚还有止吐作用，具有预防术后恶心呕吐的优势。

麻醉过程通常使用七氟烷和地氟烷等快速作用的吸入剂来维持，以确保患者在手术结束后可以快速苏醒。短效非去极化肌松药物，如阿曲库铵、维库溴铵和罗库溴铵，常用于实现肌肉松弛。

联合使用镇痛药（如对乙酰氨基酚）、非甾体抗炎药（non-steroidal anti-inflammatory drug，NSAID）及短效阿片类药物（如芬太尼、阿芬太尼）可满足大多数手术的需求。可采用多模式镇痛联合切口局部的浸润麻醉。在腹腔镜手术中使用氧化亚氮是有争议的，最新的文献并未证明其具有防止术中苏醒的临床优势[23]。此外，它还会引起术后恶心和呕吐。

由于建立气腹后胸腔内压增加导致胃内容物误吸的风险增加，因此在腹腔镜手术中使用无法通过控制通气来维持 $PaCO_2$ 的喉罩通气（laryngeal mask airway，LMA）是有争议的。

近期研究表明，食管引流型喉罩通气（ProSeal LMA）有利于腹腔镜手术的肺通气[24]。

3. 气腹过程中的通气

使用神经肌肉阻滞药进行正压通气是提供最佳手术视野的必要条件。它还有利于保持 CO_2 吸收 – 消除平衡。可通过使用容量控制通气（volume-controlled ventilation，VCV）或压力控制通气（pressure-controlled ventilation，PCV）来调整每分通气量，以控制 $ETCO_2$ 在 30～35mmHg。

气腹时胸腔顺应性降低，这可能导致在使用 PCV 时，相同吸气压力下输送的潮气量急剧下降，导致每分通气量减少，从而引起高碳酸血症。停止气腹时可能导致潮气量急剧增加，每分通气量也会急剧增加。通过使用 VCV 或改变 PCV 的压力以达到理想潮气量，可避免在 PCV 中观察到的上述改变。

气腹和头低足高位时，由于膈肌向头侧移位导致胸腔内压力增加，因此需要更高的气道压力来实现充分的每分通气量。胸腔内压升高可导致肺不张，需要 4～5cmH_2O 的呼气末正压来维持氧合[25]。

VCV 使用持续通气来提供预设的潮气量，以确保足够的每分通气量，但会增加气压伤和高充气压力的风险。

4. 区域麻醉

由于气腹有引起误吸和呼吸窘迫的风险，在腹腔镜手术中使用区域麻醉最近才流行起来。

与全身麻醉相比，区域麻醉具有恢复更快、术后镇痛更有效、无须气道操作、术后住院时间短、成本效益高和减少术后恶心呕吐等优点[26, 27]。

可以使用的区域麻醉技术包括以下类型。

• 硬膜外阻滞麻醉：这是一种用于下腹部手术的安全技术，并可用于术后镇痛，偶有并发症[28]。硬膜外麻醉已被用于上腹部腹腔镜手术，对呼吸动力学无不良影响。通过添加辅助剂可以增强其效果，延长术后镇痛时间[29]。硬膜外麻醉可用于不适合全身麻醉的患者。

• 脊椎麻醉：由于可以放松深层肌肉且恢复时间短，脊椎麻醉为腹腔镜手术提供了更佳的手术条件。研究表明，使用脊椎麻醉在腹腔镜上、下腹部手术中是安全的[30, 31]。

在腹腔镜手术过程中，脊椎麻醉低血压的发生率为20.5%，头低足高位和腹内压增加会增加低血压的发生率[32]。可以通过增加患者前负荷，减少头部倾斜，并将腹内压降至8～10mmHg来预防低血压。阻滞高度以L_4为宜，以确保手术时良好的肌肉放松，并预防气腹刺激后的颈肩部疼痛。也可通过向腹腔内灌注局部麻醉药或使用肠外阿片类药物来缓解疼痛。

• 气腹引起的呼吸动力学改变可能是由于气体经腹膜吸收而引起$PaCO_2$增加，从而导致通气改变。然而，有报道显示，在脊椎麻醉下进行腹腔镜手术时，PaO_2或$PaCO_2$均无显著变化[33]。

• 脊椎 – 硬膜外联合麻醉：这种技术兼具了两个技术的优点，可以给患者提供有效的术后镇痛，有利于患者尽早下床活动。

一些研究表明，对于腹腔镜手术，区域麻醉在手术条件、术中并发症和麻醉维持方面与全身麻醉相当，但在术后镇痛、术后恶心呕吐、早期恢复和患者满意度方面优于全身麻醉[34-37]。

• 局部麻醉：主要用于诊断性手术和持续时间非常短的手术。它的优点与区域麻醉类似，但缺点是可能引起患者的焦虑和疼痛，以及可能需要额外使用镇静药物[38]。

（五）术后管理

与开腹手术相比，腹腔镜手术后恢复通常更快。尽管如此，由于腹腔镜术后患者可能会出现延迟恢复、呼吸系统并发症、疼痛、恶心和呕吐等问题，术后早期阶段需要重视患者的护理。

术后早期阶段自主呼吸的患者$ETCO_2$较高，呼吸功能障碍的患者残留CO_2排出困难，应适量吸氧，以减轻气腹和CO_2超负荷对呼吸功能的影响。

术后疼痛虽较开腹手术明显减轻，但仍需要治疗。术中可使用多模式疼痛治疗方法，包括伤口部位局部浸润麻醉、NSAID、对乙酰氨基酚和短效阿片类药物的使用，以确保良好的疼痛管理。

腹腔镜手术后肩部疼痛可通过尽可能将腹腔中多余的气体排出来减轻[39]。其他疼痛可以用NSAID和（或）对乙酰氨基酚等进行管理。

术后恶心呕吐是腹腔镜手术后常见而棘手的并发症。多模式镇痛技术旨在减少阿片类药物的使用，从而降低术后恶心呕吐的风险。

基于丙泊酚的麻醉可减少术后的恶心呕吐[40]。也可使用$5-HT_3$受体拮抗药或地塞米松来降低术后恶心呕吐的发生率。

三、孕期开展的腹腔镜手术

孕妇进行腹腔镜手术面临多种挑战。主要包括气腹效应，以及增加的腹内压对子宫 – 胎盘血流的影响。

存在的问题涉及操作空间、套管针穿刺的位置和手术操作。

妊娠子宫挤压横膈导致功能残气量进一步减少，V/Q比值失调加剧。

CO_2气腹可能诱发胎儿酸中毒，胎儿心率加快，动脉压升高。

为了获得良好的术后结局，美国胃肠内镜外科医师协会（Board of Governors of the Society of American Gastrointestinal and Endoscopic Surgeons，SAGES）在 2017 年 5 月作了如下推荐[41]。

本文提供了具体的建议和指南，以协助临床医生通过腹腔镜手术对孕妇进行诊治。

• 如有手术指征，腹腔镜手术在整个孕期均可实施。

• 妊娠 14 周以上应采用左侧卧位或部分左侧卧位，尽量减少对下腔静脉的压迫。

• 经验丰富的外科医生可以通过开放式（Hasson）、气腹针或光学套管针技术安全地实现进腹，进腹位置根据宫底高度进行调整。

• 孕妇腹腔镜手术时使用 10～15mmHg 的 CO_2 充气是安全的。应根据患者的生理情况调整气腹压力。

• 术中用 CO_2 分析仪对 CO_2 进行动态监测。

• 建议术后尽早活动并在术中和术后使用气动压缩装置，以预防孕妇术后深静脉血栓（deep venous thrombosis，DVT）的发生。

• 无论处于妊娠的哪个时期，一旦出现症状的胆囊疾病，应首选腹腔镜下胆囊切除术。

• 孕妇患有急性阑尾炎时，首选腹腔镜下阑尾切除术。

• 孕期需要行紧急腹部手术时，应该在术前和术后进行胎心监测。

• 术前如果出现早产迹象，建议使用保胎药，其他情况则不需要预防性使用保胎药物。

• 孕妇应按饱腹患者管理。因此，应当插入鼻胃管排空胃部，同时给予抑酸治疗以预防 Mandelson 综合征，保证快速诱导麻醉。

• 由于 CO_2 气腹可引起胎儿酸中毒，应调整机械通气来保持孕妇生理性碱性环境。

结论

随着腹腔镜手术的发展，麻醉技术也在不断更新和发展。为了降低传统麻醉技术的风险和并发症，许多技术已经被采纳。

麻醉师需要了解与 CO_2 气腹和患者体位相关的各种生理变化，以便在安全麻醉的同时减轻这些变化，保证良好的手术结局。

腹腔镜手术的麻醉和临床建议 / 注意事项

• 患者可能因使用 Exelyte/Peglec 进行肠道准备和术前禁食过夜而出现脱水现象。因此，应给予 1～2L 葡萄糖氯化钠注射液输液。

• 肾功能储备减少的患者可能会因使用聚乙二醇电解质而出现电解质异常。

• 对于肥胖患者，应穿上至膝关节长度的抗 DVT 弹力袜来预防 DVT。也可以使用机械加压装置来增加下肢血液循环。患者去手术室之前应穿上弹力袜。如果没有弹力袜，可在双腿上从脚踝到大腿部缠绕 4 英寸（1 英寸≈2.54cm）宽的绷带。

• 对患者进行全面监测，包括 $ETCO_2$ 和脑电双频指数（如有条件使用）。

• 对于使用类固醇的心脏受损患者，应使用标准静脉异丙酚 / 静脉依托咪酯缓慢诱导麻醉。

• 在开始任何腹腔镜手术之前，应准备好一支阿托品，因为腹腔 CO_2 充气可能诱发心动过缓 / 心跳停止。

• 使用 CO_2 充气起始，应低压和低流量缓慢进行。

• 腹内压不应超过 14mmHg。

• 术中使用右美托咪定 / 硝酸甘油使收缩压保持在 100～110mmHg。

• CO_2 充气后，应时刻关注气道压力，不要超过 35mmHg。

• CO_2 充气前的通气机设置：计算每分通气量 = 潮气量 × 呼吸频率（如 500ml × 12 次 / 分 = 6L）。

• CO_2 充气后的通气机设置：保持每分通气量不变（如 6L），增加呼吸频率至 15 次 / 分，减少潮气量至 400ml（400ml × 15 次 / 分 = 6L）。

• 应常规使用肌松药阿曲库铵，但需控制用量，避免出现肌肉瘫痪。

- 适量使用阿曲库铵，以达到以下效果。
  - 腹部肌肉完全放松。
  - 术中没有肠道滑落导致的手术干扰。
  - 确保气道压力低于35mmHg。
- 一旦出现脉搏血氧饱和度（pulse oxygen saturation，SPO_2）下降，则应考虑以下措施。
  - 加深麻醉深度。
  - 给予更多的肌松药。
  - 手动控制通气以获得更大的潮气量和压力。
  - 如果经过上述处理后SPO_2没有增加，就应该考虑使用一剂呋塞米，而不应该等到出现明显肺水肿时才使用。
- 由于CO_2气腹对下腔静脉的压迫起到类似止血带的影响，从而导致静脉回流减少，尿量减少。但CO_2排出后，尿量就会增加。因此，这种情况下不建议在术中立即给患者静脉输液。
- 手术结束时，以较大的潮气量和压力进行手动通气，以开放因CO_2气腹导致的肺基底不张；否则，患者术后可能会出现SPO_2降低。

- 肥胖患者术前和术后增加肺活量训练有助于减少肺不张，维持较高的SPO_2，促进快速康复。
- 因为腹腔镜手术和截石位可能会诱发DVT，术后可考虑注射依诺肝素钠注射液0.6ml以预防DVT。
- 患者术后应尽早活动以预防DVT。
- 置入穿刺器前切口处良好的局部浸润麻醉可避免不必要的心动过速和高血压。
- 手术结束时，切口部位良好的局部浸润麻醉可减轻患者术后疼痛[41]。
- 任何可能发生的皮下气肿都会自行恢复。
- 局部浸润麻醉药缓慢灌注到膈肌下方，可减少术后肩部疼痛。
- 术后以3L/min的速度吸氧数小时，以清除残留的CO_2。同时，患者维持半卧位。
- COVID-19大流行期间，建议在全身麻醉下配合气管插管和充分的肌肉松弛，而不是LMA。
- 孕妇应按饱腹患者管理。孕妇进行腹腔镜手术时，CO_2气腹可导致胎儿酸中毒，因此，应调整机械通气以维持孕妇生理性碱性环境。

参考文献

[1] Llagostera-Pujol S, Dilme-Munoz J, Yeste-Campos M, Escudero-Rodriguez JR, Viver-Manresa EC. Laparoscopia del aneurisma abdominal. Angiologia. 2002;54:252–8.

[2] Fox D, Morrato E, Campagna E, Rees DI, Dickinson LM, Patrick DA, et al. Outcomes of laparoscopic versus open fundoplication in Children's hospitals: 2005–2008. Pediatrics. 2011;127(5):872–80.

[3] Masoomi H, Mills S, Dolich MO, Ketana N, Carmichael JC, Nguyen NT, et al. Comparison of outcomes of laparoscopic versus open appendectomy in adults: data from the Nationwide inpatient sample (NIS), 2006–2008. J Gastrointest Surg. 2011;15(12):2226–31.

[4] Hayden P, Cowman S. Anaesthesia for laparoscopic surgery. Contin Educ Anaesth Crit Care Pain. 2011;11:177–80.

[5] Menes T, Spivak H. Laparoscopy: searching for the proper insufflation gas. Surg Endosc. 2000;14:1050–6.

[6] Sood J, Jain AK. Anaesthesia in laparoscopic surgery. Jaypee Brothers Medical Publishers; 2007.

[7] Perrin M, Fletcher A. Laparoscopic abdominal surgery. Contin Educ Anaesth Crit Care Pain. 2004;4(4):107–10.

[8] Zuckerman RS, Heneghan S. The duration of hemodynamic depression during laparoscopic cholecystectomy. Surg Endosc. 2002;16:1233–6.

[9] Marshall RL, Jebson PJ, Davie IT, Scott DB. Circulatory effects of carbon dioxide insufflation of the peritoneal cavity for laparoscopy. Br J Anaesth. 1972;44:680–4.

[10] Rasmussen JP, Dauchot PJ, Depalma RG, Sorensen B, Regula G, Anton AH, Gravenstein JS. Cardiac function and hypercarbia. Arch Surg. 1978;113:1196–200.

[11] Cheong MA, Kim YC, Park HK, Cho SY, Yeom JH, Shin WJ, et al. Paroxysmal tachycardia and hypertension with or without ventricular fibrillation during laparoscopic adrenalectomy: two care reports in patients with non-catecholamine–secreting adrenocortical adenomas. J Laparoendosc Adv Surg Tech A. 1999;9:277–81.

[12] Joshi GP. Ambulatory surgery in the adult patient with morbid obesity and/or sleep apnea syndrome, vol. 40. ASA Refresher Courses in Anesthesiology; 2012. p. 80–6.

[13] Gerges FJ, Kanazi GE, Jabbour-Khoury SI. Anesthesia for laparoscopy: a review. J Clin Anesth. 2006;18:67–78.

[14] Rauh R, Hemmerling TM, Rist M, Jacobi KE. Influence of pneumoperitoneum and patient positioning on respiratory system compliance. J Clin Anesth. 2001;13:361–5.

[15] Simms MS, Terry TR. Well leg compartment syndrome after pelvic and perineal surgery in the lithotomy position. Postgrad Med J. 2005;81:534–6.

[16] Lew JK, Gin T, Oh TE. Anaesthetic problems during laparoscopic cholecystectomy. Anaesth Intensive Care. 1992;20(1):91–2.

[17] Joris JL. Anaesthesia for laparoscopic surgery. In: Miller RD, editor. Text book of Anaesthesia. 7th ed. Churchill Livingstone: Elsevier Health Sciences; 2009. p. 2185–202.

[18] Naguib M, el Bakry AK, Khoshim MH, Channa AB, el Gammal M, el Gammal K, et al. Prophylactic antiemetic therapy with ondansetron, tropistetron, grainsetron and metoclopramide in patients undergoing

laparoscopic cholecystectomy; a randomized double blind comparison with placebo. Can J Anaesth. 1996;43:226–31.

[19] Magee CJ, Barry J, Javed S, Macadam R, Kerrigan D. Extended Thromboprophylaxis reduces incidence of post operative venous thromboembolism in laparoscopic bariatric surgery. Surg Obes Relat Dis. 2010;6:322–5.

[20] Zachari E, Sioka E, Tzovaras G, Zacharoulis D. Venous thromboembolism in bariatric surgery. In: Cobanoglu U, editor. Intech; 2012. p. 67–74.

[21] Raeder J. Bariatric surgery–Anesthesiologic concerns. In: Huang CK, editor. Intech; 2012. p. 144–6.

[22] Martin-Cancho MF, Celdran D, Lima JR, Carrasco-Jimenez MS, Sanchez-Margallo FM, Uson-Gargallo J. Anaesthetic considerations during laparoscopic surgery, advanced gynecologic endoscopic. In: Darwish A, editor. Intech; 2011. ISBN. 978–953–307–348–4. http://www.intechopen.com/books/advanced-gynecologic- endoscopy/ anaesthetic- considerations-during- laparoscopic- surgery.

[23] Tramer M, Moore A, McQuay H. Omitting nitrous oxide in general anaesthesia: meta-analysis of intra operative awareness and postoperative emesis in randomized controlled trails. Br J Anaesth. 1996;76:186–93.

[24] Lim Y, Goel S. Proseal is effective alternative to laryngoscope guided tracheal intubation. Anaesth Intensive Care. 2007;35:52–6.

[25] Ross PA, Lerman J, Cote CJ. Pediatric equipment. In: Cote CJ, Lerman J, Anderson BJ, editors. A practice of anesthesia for infants and children. 6th ed. Philadelphia, Pennsylvania: Elsevier; 2019. p. 1175–203.

[26] Mazdisnian F, Palmieri A, Hakakha B, Hakakha M, Cambridge C, Lauria B. Office microlaparoscopy for female sterilization under local Anestheisa. A cost and clinical analysis. J Reprod Med. 2002;47:97–100.

[27] Collins LM, Vaghadia H. Regional anesthesia for laparoscopy. Anesthesiol Clin North Am. 2001;19:43–55.

[28] Jindal R, Bajwa SJ. Paresthesias at multiple levels: a rare neurological manifestation of epidural anesthesia. J Anaesthesiol Clin Pharmacol. 2012;28:136–7.

[29] Bajwa S, Arora V, Kaur J, Singh A, Parmar SS. Comparative evaluation of dexmedetomidine and fentanyl for epidural analgesia in lower limb orthopedic surgeries. Saudi J Anaesth. 2011;5:367–70.

[30] Lennox PH, Vaghadia H, Henderson C, Martin L, Mitchell GW. Small dose selective spinal anaesthesia for short duration outpatient

laparoscopy: recovery characteristics compared with desflurane anaesthesia. Anesth Analg. 2002;94:346–50.

[31] Vaghadia H, Viskari D, Mitchell GW, Berrill A. Selective spinal anesthesia for outpatient laparoscopy. I: characteristics of three hypobaric solutions. Can J Anaesth. 2001;48:256–60.

[32] Sinha R, Gurwara AK, Gupta SC. Laparoscopic cholecystectomy under spinal anaesthesia: a study of 3492 patients. J Laparoendosc Adv Surg Tech A. 2009;19:323–7.

[33] Van Zundert AA, Stultiens G, Jakimowicz JJ, Van den Borne BE, Van der Ham WG, Wild Smith JA. Segmental spinal anaesthesia for cholecystectomy in a patients with severe lung disease. Br J Anaesth. 2006;96:464–6.

[34] Turkstani A, Ibraheim O, Khairy G, Alseif A, Khalil N. Spinal versus general anesthesia for laparoscopic cholecystectomy: a cost effectiveness and side effects study. Anaesth Pain & Intensive Care. 2009;13:9–14.

[35] Imbelloni LE, Fornasari M, Fialho JC, Sant' Anna R, Cordeiro JA. General anesthesia versus spinal anesthesia for laparoscopic cholecystectomy. Rev Bras Anestesiol. 2010;60:217–27.

[36] Ellakany M. Comparative study between general and thoracic spinal anesthesia for laparoscopic cholecystectomy. Egypt J Anaesth. 2013;29:375–81.

[37] Mehta PJ, Chavda HR, Wadhwana AP, Porecha MM. Comparative analysis of spinal versus general anesthesia for laparoscopic cholecystectomy: a controlled, prospective, randomized trial. Anesth Essays Res. 2010;4:91–5.

[38] Joe-Ikechebelu NN, Eleje GU, Ugwu EO, Okafor CD, Nwachukwu CE, Okam PC, Ogboji OE, Ikechebelu JI. A randomized controlled trial on efficacy and safety of trocar-site infiltration with lidocaine for postoperative pain relief after diagnostic laparoscopy. Gynecol Obstet Investig. 2019;84:71–8. https://doi.org/10.1159/000490565.

[39] Phelps P, Cakmakkaya OS, Apfel CC, Radke OC. A simple clinical maneuver to reduce laparoscopy induced shoulder pain: a randomized controlled trial. Obstet Gynaecol. 2008;111:1155–60.

[40] Fujii Y. Management of Postoperative nausea and vomiting in patients undergoing laparoscopic cholecystectomy. Surg Endosc. 2011;25:691–5.

[41] Pearl JP, Price RR, Tonkin AW, Richardson WS, Stefanidis D. SAGES guidelines for the use of laparoscopy during pregnancy. Surg Endosc. 2017;31:3767–82.

第9章 腹腔镜手术切口位置选择、套管放置和切口缝合
Laparoscopic Port Position, Placement and Closure

Fredrick Anolue   Lateef Akinola   著

一、切口位置选择

（一）概述

手术切口是腹壁上的关键通道，其位置的选择至关重要。通过这个通道，可以将手术器械送入腹腔中的手术部位，形成类似开腹手术时手、眼和目标组织之间的自然关系。

切口位置的选择错误是导致并发症及中转开腹的原因之一，还会给微创手术增加困难。良好的切口位置可以避免器械相互干涉，是腹腔镜手术成功的关键。

套管及其配套的套管针用于创建手术切口，套管尺寸有 3mm、5mm、10mm、12mm，偶尔也有 15mm。通常选择 10mm 的套管置入腹腔镜镜管，而 5mm 套管用于操作器械的进出。12mm 及以上的套管用于取出组织。术中可借助可用的器械将较大的切口缩小成较小的切口，或将较小的切口扩展为较大的切口。大于或等于 12mm 的切口术后如果没有缝合筋膜和腹膜，可能会导致切口疝的发生[1, 2]。

切口主要分为两类：主切口和次切口。主切口，也称为光学通道，是为了插入腹腔镜镜管而建立的。次切口，有时称为辅助通道或工作通道，是为插入器械而建立的。最近，单孔腹腔镜手术（laparoendoscopic single-site surgery，LESS）开始引起人们的关注[2]，这种手术使用一个切口同时作为主切口和次切口。

（二）主切口

主切口是镜管插入的通道，用以观察腹腔及内部器官。在微创手术中，创建主通道进行的初始套管针穿刺是其中最危险的环节之一[3]。超过 50% 与套管针穿刺相关的肠和血管损伤发生在主通道建立过程中[4]。95% 的外科医生和妇科医生将主切口选择在脐部[1]，脐部的优势在于位于腹部的中央，同时也是前腹壁最薄弱的部位，并且脐部瘢痕比较隐秘（图 9-1）。

脐部切口位置的选择也有所不同。脐孔内部是最薄弱的区域，而不是脐孔上方或脐孔下方，因此首选垂直于脐孔皮肤的切口。一旦进入腹腔，尖锐的套管针不应再向前推进，应取出套管针，并置入腹腔镜镜管。

脐部伤口感染率相对更高[5-7]。然而，另一种观点认为，除非经脐部切口取出感染性组织，否则脐部切口感染率与其他部位相当[1]。同样，使用 10mm 套管时，切口疝的发生率并不比其他部位高，但当经脐部切口取出感染性组织时或套管超过 10mm 时，切口疝发生率增加[1]。

备选的主切口位点是 Palmer 点和 Lee-Huang 点[8, 9]。在下列情况下，可能需要使用备选主切口：疑有脐周粘连，如既往有手术史、脐疝、三次尝试充气均失败、盆腹腔肿瘤延伸至或接近脐部等[2]。Palmer 点位于左锁骨中线，在左肋弓下缘约 3cm 处[8]。Lee-Huang 点位于剑突与脐连线中点[9]，通常被称为上腹部中点。

经子宫和穹隆路径曾被采用，但由于其并发症和感染风险高，已被弃用[10]。

（三）次切口

次切口是在腹腔镜手术中用于进出器械和其

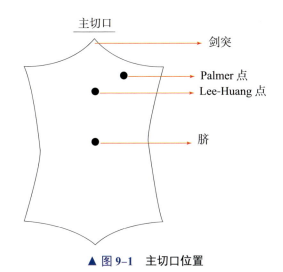

▲ 图 9-1 主切口位置

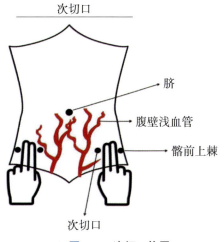

▲ 图 9-2 次切口位置

他操作的工作通道。次切口位置的正确选择和放置可避免损伤血管、前腹壁及脏器。还能确保操作器械、镜管与手术的靶器官保持在最佳位置，以达到最佳的工效学效果。适当的辅助通道还可以将最佳长度的器械插入腹部，使外科医生能够轻松地上下和横向操作。

关于次切口的最佳位置意见不一[1, 2]。在诊断性腹腔镜和腹腔镜辅助阴式子宫切除术等手术操作中，可使用与体表标记相关的标准穿刺点。次切口的选择还取决于手术的靶器官和器官/组织可能的病理情况。因此，可能需要个体化选择次切口的位置[1, 11]。

气腹成功后应在直视下创建次切口。穿刺点通常在髂前上棘内侧两指宽处（图 9-2）。应该与皮肤成 90° 垂直穿刺，直到穿透腹膜。穿刺点应在腹壁浅血管分支的外侧，腹壁浅血管可通过透光实验识别，偏瘦患者相对明显。穿刺之前应用示指在前腹壁上的拟穿刺点施加压力模拟穿刺。一旦看到套管针的尖端，应将套管转向接近水平方向以避免损伤到较脆弱的脏器，直到通道完全形成。

Mishra[1] 和 Yinusa 等[11] 描述了一套最佳切口位置选择和套管放置的指南，以确保手术顺利进行。在这个指南中，次切口位置应使工作器械之间夹角达到 60° 的操作角度（图 9-3），其中工作器械的 1/2～2/3 的部分位于腹腔内部，以确保手

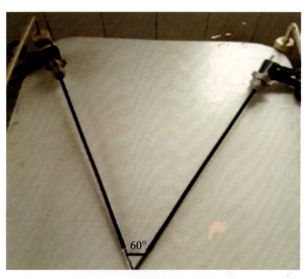

▲ 图 9-3 最佳操作角度为 60°

术顺利进行。

要做到这一点，在任何手术中都要确定好手术目标组织位置，并确保次切口距离主切口至少 5～7.5cm。此外，还有如下建议[1]。

• 示指与拇指分开，拇指指尖位于主切口处，示指指向手术目标组织，示指和拇指的皮肤皱褶交界处是两侧次切口的最佳位置。这使得各切口之间连线图看起来像一个三角形，主切口（镜管置入通道）略高于次切口（图 9-4）。

• 以手术目标组织为圆心，分别画直径为 18cm 和 24cm 的同心圆。建议将次切口放置在两圆之间。这样可以保证器械的 1/2～2/3 部分位于腹腔内，以保障手术顺利进行（图 9-5）。

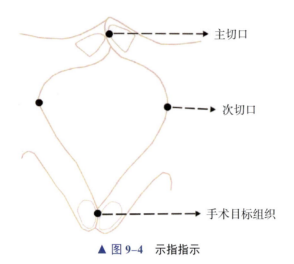

▲ 图 9-4　示指指示

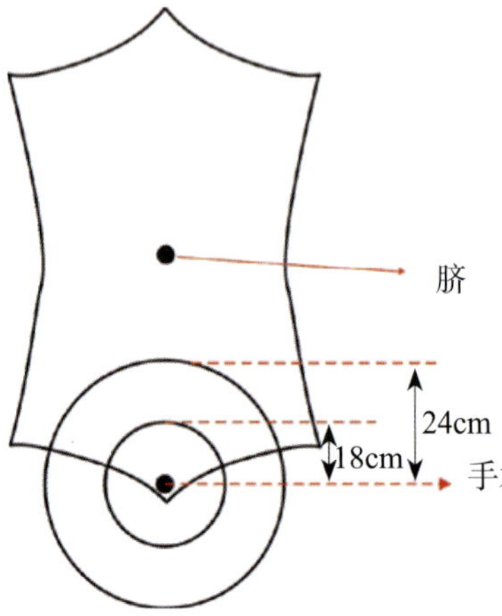

脐

24cm

18cm

手术目标组织

▲ 图 9-5　18cm 和 24cm 的同心圆

拔出套管

手术后应谨慎拔出套管。首先将腹腔内气体排出，并将一个钝性密封器插入套管内以避免排气过程中肠管和大网膜随气被吸出，同时防止镜头被留在原位。

切口位置选择错误会使外科医生在手术过程中操作困难，可通过增加额外的切口，将器械换到另一个切口使用或换用带角度镜头等方法来解决。

（四）单孔腹腔镜

LESS 是指通过脐的单一切口进行腹腔镜手术的方法[12]。它包括单切口腹腔镜手术。20 世纪 70 年代，单切口腹腔镜手术首先被应用于使用 Yoon 环进行的输卵管结扎术，之后应用于子宫切除术[13, 14]。后来一段时间因为器械之间的相互干扰未得到应用。由于技术的进步，尤其是设备的小型

化、柔性光学和电凝系统的研发，LESS 最终又回归到常规妇科手术和机器人妇科手术的应用中[15]。

LESS 可加快手术进程，减少患者并发症，尤其是减少疼痛，并且兼具美观效果[2, 15-18]。然而，单切口腹腔镜手术操作技术学习时间较长，尤其是体内缝合的技术[15]。

不同设备的单孔腹腔镜入路平台可使用不同数量和大小的通道来插入仪器。入路是通过在脐部以上切开 1.5～2.5cm 或更大的切口进行的。一些著名的设备是 SILS Port（Covidien，Mansfield，MA，USA）（图 9-6）、GelPort 和 GelPOINT 系统（Applied Medical，Rancho Santa Margarita，CA，USA）（图 9-7）。LESS 和 NOTES 相结合被认为是推动这种技术更广泛应用的催化剂[16]。

学习要点

- 脐是主切口（光通道）的首选位置，建议选择脐孔部位。
- 次切口（工作通道）的位置根据手术需要设定。
- 最佳的次切口位置应该离主切口 5～7.5cm，并且应使器械的 18～24cm（1/2～2/3）部分位于腹腔内。
- 气腹后应借助腹腔镜视野引导穿刺，避免损伤内脏。
- 手术结束后排出腹腔内气体时应用钝性密封器或镜管置入套管，以避免组织被吸进套管。
- LESS 应用越来越多，但学习起来相对困难。

二、切口闭合（关腹）

腹腔镜手术越来越多地用于诊断和治疗。腹腔镜手术因切口美观及术后恢复快被患者广泛接受。科技的不断创新，进一步提升了腹腔镜手术的安全性，并拓展了其在各种疾病治疗中的应

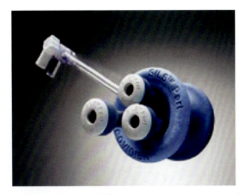

▲ 图 9-6　SILS 通道（Covidien, MA, USA）

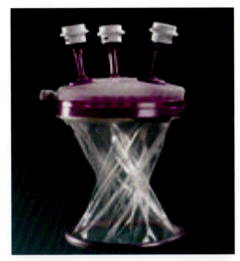

▲ 图 9-7　GelPOINT 系统（Applied Medical Resources Corp, Rancho Santa Margarita, CA, USA）

用。有研究建议使用无刀片的套管针进腹（这种套管针利用钝性扩张进腹）来降低切口疝的发生率[19]。切口疝经常发生在腹腔镜切口缝合和关闭不当时。

主要器械、镜管和工作器械进出的腹部切口也会偶尔发生腹壁疝，因此也需要闭合，以预防腹腔镜切口疝的发生。切口疝的发生率为 0.02%～5%，平均 1%[19, 20]。所有切口都有发生疝的报道，但最容易发生疝的切口是 10～12mm 及以上的切口，尤其是位于腹中线的穿刺孔[20, 21]。90% 的疝发生在 ≥10mm 的切口。

（一）切口疝的诱发因素

● 大切口，尤其是 >10mm 的切口。
● 位于腹中线的切口，因为该位置的筋膜薄弱。

● 用于组织取出的切口。
● 在复杂的腹腔镜手术中额外增加的切口。
● 有脐疝病史。
● 有并发症，尤其是合并肥胖、糖尿病和伤口感染。

Nacef 等指出，切口疝最主要的危险因素是套管针尺寸大、肥胖和使用开放性腹腔镜入路[22]。年龄 >60 岁、BMI >25kg/m^2、手术时间 >90min 也会增加腹腔镜胆囊切除术患者发生切口疝的风险[23]。

临床上，切口疝可发生在术后早期或晚期。早期症状出现在手术后 2 周内，患者可能表现出不同程度的腹痛、伴或不伴呕吐、切口部位有肿物突出、发热和全身不适。咳嗽时切口部位明显膨出。晚期切口疝可能术后数月才会出现。对于既往手术后出现上述症状的患者，应高度怀疑切口疝的发生。术前应常规进行的检查，包括血常规、血电解质、尿素和肌酐、腹部 X 线片和 CT。可根据医生对进一步腹腔镜治疗的信心，以及患者的知情选择，选择腹腔镜或开腹手术修复筋膜缺损。

切口疝手术治疗中可能会发现节段性肠梗阻（Richter 疝）、完全性肠梗阻或大网膜突出并嵌顿在筋膜缺损处等情况。可采用简单间断缝合或放置网片。术中可能会遇到粘连，应该仔细分离粘连。患者术后恢复通常比较顺利。

（二）关闭切口的安全方法

大家普遍认为，10mm 及以上的切口应当关闭[20, 21, 24]。关闭切口的方法都应当力求简单、安全，并且不扩大皮肤创面，以达到更美观的效果。其中，一个重要目标是确保筋膜和腹膜的妥善贴合。研究表明，切口疝的主要原因是缝合技术不佳。

1. 标准的开放性关腹

这与外科伤口一样，无须腹腔镜辅助。腹腔镜手术后，排出腹腔内气体，拔出套管。在拉钩的辅助下，提拉筋膜的边缘使用 1-0 Vicryl 可吸收缝线进行 8 字缝合或间断缝合。Aziz 介绍了一种简单、经济且安全的两步开放性腹腔镜关腹方法，需要使用两个>8mm的S形拉钩[25]，这个方法在脂肪少且筋膜融合的偏瘦患者中线部位的切口处更容易实现。而对一些患者，可能需要用长止血钳夹住筋膜边缘进行最大限度地牵拉。其他医生在伤口上通过 Foley 导尿管球囊进行牵拉[20]，以利于缝合。标准的开放性关腹在肥胖患者中比较困难，需要扩大皮肤切口以便更好地进入缝合。因此，为了达到最佳缝合效果，必要时需扩大皮肤切口。

2. 腹腔镜直视下关腹

这种方法中，切口处开放的筋膜和腹膜是在腹腔镜直视下闭合的，这有助于避免脏器损伤。手术套管可以留在原位，也可以被移除，但通常在准备对缝线进行打结时才会拔出套管。该方法的原理是使用缝合器、针或其他工具进行缝合。缝合器具有尖端凹槽或刻痕，用以装载缝针。其表面通常覆盖有塑料或金属，用于锁定和隐藏缝合线，并有助于进入腹腔。此过程通常通过弹簧装置或带叉头的机械装置进行。

针尖以30°～45°的角度从切口表面的一侧进针穿过皮下层。在腹膜内，缝合线的一端可以通过另一个切口使用5mm的夹钳从缝合器中取出。取出的缝线再次穿过切口另一侧，然后取出缝线在皮下打结。可通过再缝一针或更多来进行8字缝合或连续缝合。有些导管在两侧各有一个开口，以便缝线通过。美敦力公司的VersaOne筋膜闭合系统是一种独特的一体化解决方案，既可以作为穿刺针，又可以作为表面关闭装置。这种系统被认为安全且操作速度更快。

这些装置在腹腔镜手术中还可以用于控制切口出血。

缝合器包括 Grice（图 9-8）和 Goretex（图 9-9）装置，可用于缝合的针包括 Deschamps 针（图 9-10）和 Reverdin 针（图 9-11）。

静脉导管针、脊髓穿刺针和血管导管针是一种廉价的临时装置，用于缝合线的穿入和筋膜的闭合。有文献报道用可吸收的生物补片关闭10mm脐部的切口[26]。也有借助气腹针缝合的[27]，一般

采用较为经济的 1-0 Vicryl 线进行缝合。Majid 和 Mishra 对不同的切口关闭装置进行了综合回顾[20]。

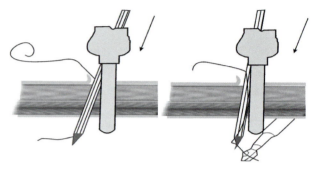

▲ 图 9-8 Grice 缝合器

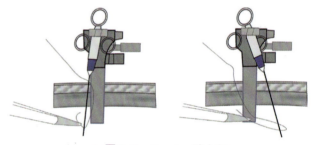

▲ 图 9-9 Goretex 缝合器

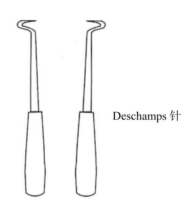

Deschamps 针

▲ 图 9-10 Deschamps 切口闭合针

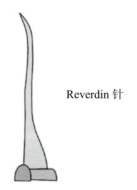

Reverdin 针

▲ 图 9-11 Reverdin 切口闭合针

学习要点

- 任何大小的穿刺口都可能发生切口疝。
- 切口在 10mm 及以上必须关闭，尤其是在腹中线的切口。
- 在外科医生的能力范围内尽量考虑使用简单、安全、经济的方法关闭切口。
- 可通过标准的开放性关腹或腹腔镜直视下关腹方法闭合腹部切口。
- 标准的开放性关腹方法适用于偏瘦患者，尤其是腹中线的切口。
- 腹腔镜直视下关腹时，有多种方法可以精确地放置缝线，还可以减少内脏损伤。
- 在取出套管前排空腹腔内气体，避免大网膜或肠管随 CO_2 排出嵌入切口部位。
- 应在唤醒患者之前完成切口缝合，以避免咳嗽或呕吐诱发疝。
- 对于肥胖患者，为保证筋膜完全关闭，需要适当延长皮肤切口。

参考文献

[1] Mishra RK. Principle of laparoscopic port position. In: Mishra RK, editor. Textbook of practical laparoscopic surgery. 1st ed. Jaypee publishers; 2008. p. 83–6.

[2] Alkalout I, Mettler L, Maas N, Noe G-K, Elessawy M. Abdominal anatomy in the context of port placement and trocars. J Turk Ger Gynaecol Assoc. 2015;16(4):241–51.

[3] Mahajan NN, Gaikwad NL. Direct trocar insertion: a safe laparoscopic access. Int J of Gynecol and Obst. 2007; 8(2).

[4] Vilos GA, Vilos AG, Abu-Rafea B, Horlet-Caines J, Nikkhah-Abyaneh Z, Edris F. Three simple steps during closed laparoscopic entry may minimize major injuries. Surg Endosc. 2009;23:758–64.

[5] Karthik S, Augustine AJ, Shibumon M. Analysis of laparoscopic Port size complications: A Descriptive Study. J Minim Access Surg. 2013;9(2):59.

[6] Adisa AO, Alatishe OF, Agbakwuru EA, Akinola DO, Adejuyigbe O. Wound Complications Following Laparoscopic Surgery in a Nigerian hospital. Niger J Surg. 2014;20(2):92–5.

[7] Yadav H, Verma S, Goel VK, Kala S. Laparoscopic port site complications: A multicenter prospective descriptive Study from North India. J Minim Access Surg. 2018;7:2320–440.

[8] Palmer R. Safety in Laparoscopy. J Reprod Med. 1974;13:1–5.

[9] Cl L, Huang KG, Jain S, Wang CJ, Yen CF, Soong YK. A New Portal for Gynaecologic Laparoscopy. J Am Assoc Gynecol Laparosc. 2001;8(1):147–50.

[10] AS Mohamed. Laparoscopic entry: techniques, complications and recommendations for prevention of laparoscopic injury. 2009. Internet, www.laparoscopyhospital.com.

[11] Yinusa B, Mishra RK, Chowha JS. Is there an ideal port position for Laparoscopic Urological procedures. World J lap Surg. 2014;7(2):74–87.

[12] Gill IS, Advincula AP, Aron M, et al. Consensus Statement of the Consortium for laparoendoscopic Single-site Surgery. Surg Endosc. 2010;24:762–822.

[13] Quinones GR, Alvarado DA, Ley CE. Tubal ligation using Yoons ring. Gineol Obstet Mex. 1976;40:127–36.

[14] Pelosi MA, Pelosi MA. Laparoscopic hysterectomy with bilateral salpingo oophorectomy using a single umbilical puncture. N J Med.

[15] Min Chern BS, Lakhotia S, Khoo CK, Siow AYM. Single-Incision Laparoscopic Surgery in Gynaecology: Evolution, Current trends and future perspective. Gynaecol Minim Invasive Ther. 2012;1(1):9–18.

[16] Yoshiki N. Single-Incision Laparoscopic Myomectomy; A review of the Literature and available evidence. J Gynaecol Minim Invasive Ther. 2016;5(2):54–63.

[17] Kin YW, Park BJ, Ro DY, Kim T. Comparison of single-port transumbilical laparoscopically assisted vaginal hysterectomy (SPLAVH) and laparoscopically assisted vaginal hysterectomy (LAVH). J Minim Invasive Gynecol. 2009;16:S103–57.

[18] Yim GW, Jung YW, Pack J, et al. Transumbilical single port access versus conventional total laparoscopic hysterectomy: Surgical outcomes. Am J Obstet Gynecol. 2010;203:e1–6.

[19] Mikhail E, Hart S. Laparoscopic Port Closure. Surgical Technol Int. 2014;27:27–33.

[20] Hamood MA, Mishra RK. Different port closure techniques in Laparoscopy surgery. World J Laparosc Surg. 2009;2(3):29–38.

[21] Sirito R, Puppi A, Centurionu MH, Gustavino C. Incisional hernia on the 5mm trocar port site and subsequent wall endometriosis on the same site: A case Report. Am J Obstet Gynecol. 2005;193:878–80.

[22] Nacef K, Ghannouchi M, Boudokhane M. Trocar site Post Incisional Hernia: About 19 cases. Pan Afr Med J. 2018;29:183.

[23] Uslu HY, Erkek AB, et al. Trocar site Hernia after laparoscopic Cholecystectomy. J laparoendosc Adv Surg Tech A. 2007;17(5):600–3.

[24] Pemberton RJ, Trolley DA, Van Velthoven RF. Prevention and Management of complications in Urological Laparoscopic Port Site Placement. Eur Urol. 2006;50:958–68.

[25] Homoyara AH. A simple technique of Laparoscopic Port Closure. JSLS. 2013;4:672–4.

[26] Moreno C, et al. Prevention of Trocar site hernia: description of the safe port plug technique and preliminary results. Surg Innov. 2008;15(2):100–4.

[27] Mishra RK. Laparoscopic port closure Technique. In: Mishra RK editor. Textbook of practical laparoscopic Surgery. 1st ed. Jaypee Publishers; 2008. pp. 137–139.

第 10 章 腹腔镜进腹技术
Laparoscopic Entry/Access Techniques

Joseph Ifeanyichukwu Ikechebelu　Boniface C. Okpala　Eziamaka P. Ezenkwele　著

腹腔镜手术中，使用手术器械进腹是第一步，也是最重要的一步。这也是我们坚信"进腹是腹腔镜手术成功的关键"的原因。成功的进腹预示着手术成功的可能，而困难的进腹过程则是危险信号，可能预示着手术终止甚至中转开腹手术。腹腔镜手术中，通过小切口插入手术器械的进腹方式带来了特殊的挑战，一旦插入错误，可能会导致重要血管和腹部/盆腔器官的损伤。据统计，大约 50% 的主要并发症发生在手术操作开始之前[1-3]。大多数损伤是由于主切口进腹造成的。为了减少进腹相关的创伤，20 世纪引入了更先进的器械、技术和方法[2, 4]。腹腔镜手术的成功操作依赖于以下几个方面。

- 谨慎地选择适合腹腔镜手术的患者。
- 良好的患者/器械位置安放（同轴排列）。
- 外科医生的技能水平。
- 对设备/仪器的了解和选择。

选择适合腹腔镜手术的患者非常重要。必须仔细评估患者的病情，明确腹腔镜手术指征，包括查看患者既往开腹手术史、切口的类型和大小、评估盆腔肿块及其按孕周计算的大小，从而指导术者为患者选择安全的进腹方法。我们提倡对每个患者采取个性化的进腹方法。此外，评估患者的体重（肥胖类别）、是否有出血或腹腔积血及其他各项医学指标，并与麻醉团队讨论这些情况，可以为进腹器械的选择、进腹的方法和速度选择提供参考。

患者在置入气腹针和（或）主套管针时的体位是进腹成功的关键。由于通常是朝骶骨或盆腔方向进入，因此需要头低足高位，以使肠道因重力作用能够位于上腹部。头低足高位是理想的体位，但在局部麻醉甚至全身麻醉中可能会加重心肺负担。根据我们最近的一些实践，推荐采取仰卧位，辅以腹壁提起后插入套管针来进腹。本章后面将讨论套管针的安全插入。

外科医生的操作技能水平与并发症的发生率成反比。外科医生的经验和技能水平越高，手术并发症的发生率越低。外科医生应使用自己熟悉并经过充分培训、前期证明最安全的进腹技术和器械。

外科医生应熟悉不同类型的套管针及其适应证，避免错误使用引起的并发症。接下来我们将讨论不同类型的套管针。

一、套管针类型

腹腔镜套管针可以大致分为可重复使用的套管针、一次性套管针和最近出现的视觉/光学套管针。可重复使用的套管针分为可拆卸和不可拆卸的。相对于一次性套管针，可重复使用的套管针更经济，它们可以维修，但需要清洁、消毒和定期维护。由于目前还没有明确的证据表明某种类型的套管针在安全性上优于其他类型，这些套管针都广泛用于外科手术。

有关套管针类型的更多详细信息，请参阅第 2 章。

二、腹腔镜手术的入路技术类型

腹腔镜术中的入路技术可大致分为以下类型。
- 经典的闭合或传统入路技术。

• 开放进腹技术（Hasson 技术、Scandinavian 技术和 Fielding 技术）。

闭合入路技术还可进一步分类为 2 种。

• 盲视入路技术（气腹针或套管针直接进入），套管针的插入可以在建立气腹之前或者之后。

• 可视入路系统（一次性光学套管针、Endopath OptiView 光学套管针、VisiPort 光学套管针、EndoTIP 视觉导管）。

三、闭合入路技术

（一）使用气腹针的闭合盲视入路技术

这种技术使用气腹针盲穿建立气腹，然后引入套管针。这是妇科医生和外科医生在腹腔镜手术中最常用的方法。

（二）气腹针进针部位

因为脐部位于腹壁中央，是前腹壁最薄的部分，相对无血管，并且本身是一个瘢痕，不会影响美观，因此，正常情况下，气腹针穿刺脐部形成气腹[5]。此外，因为脐区的脂肪厚度在整个前腹壁最薄，脐部也是肥胖症患者的首选。选择脐部并不会增加感染的风险，发生腹壁疝的原因是使用了 10mm 的插管，而不是经脐进入（图 10-1）。

脐部其他创建气腹的部位包括脐部下缘（微笑切口），适用于偏瘦患者；或者脐部上方切口（哭泣切口）（脐部上方 3~5cm 处），适用于脐下正中线有瘢痕或盆腔肿块达到或者超过脐部的患者，同样也适用于偏瘦患者。

对于已知或怀疑有脐周粘连、脐疝或三次尝试后未能建立气腹的患者，应寻找腹部中线以外的替代位置进行气腹针的插入[2, 6-9]。这些气腹针穿刺点包括以下情况。

Palmer 点 / 左上象限：在锁骨中线左侧肋下缘下方 2~3cm 处[10, 11]。由于大血管在脐周分布，这个点适用于肥胖和极瘦患者，也适用于腹中线脐部以上有既往手术史和有盆腔肿块的患者[12, 13]。既往有脾胃手术史、肝脾肿大、门静脉高压和胃胰腺肿块的患者禁用 Palmer 点[14]。

宫腔穿刺术：使用长气腹针通过宫颈管进入子宫腔，穿过宫底进入腹膜腔，形成气腹[2]。这种方法特别适用于肥胖患者[2, 15]，但因为更倾向于使用腹部路径，不常规使用。

经阴道（穹隆）途径：通过阴道后穹隆插入气腹针建立气腹，特别适用于肥胖患者[16]。

最后，第 9 肋或第 10 肋间隙路径：因为腹膜附着在肋骨表面的肋缘下方，还可以将气腹针穿过第 9 肋或第 10 肋间隙建立气腹。此部位的适应证和禁忌证与 Palmer 点相同[17, 18]。

（三）插入气腹针步骤

患者处于仰卧位，在麻醉下进行腹部消毒，铺无菌单。此时建议进行盆腹腔检查，确定是否有瘢痕和盆腔肿块，并决定气腹针插入的位置。先通过冲洗来确认穿刺针的通畅性，然后使用装有 Bard-Parker 手柄的尖刀切开选定的切口部位皮肤后插入穿刺针，也可在不切开皮肤的情况下直接穿刺。一只手像握住飞镖一样握持针头，另一只手拎起脐下的腹壁，针头尖端指向尾骨方向插入腹腔。针刺方向应根据患者的体重指数而变化，不同 BMI 患者的脐部与腹主动脉分叉的位置关系不同，非肥胖女性通常采用 45° 倾斜角度，而肥胖者使用 90° 垂直插入[2]。一旦腹壁的阻力消失，则停止进针，并通过以下测试确认气腹针是否在正确的位置[2]。再将充气管连接到气腹针上以形成气腹。

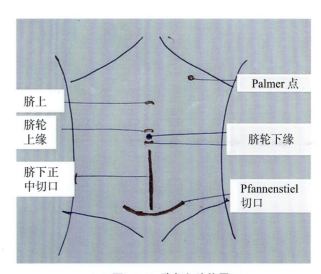

▲ 图 10-1　腹部入路位置

（四）气腹针安全测试或检查

正确放置气腹针对预防相关并发症至关重要。文献中已经描述了用于确定腹膜腔内气腹针正确放置的各种技术和测试[6, 8]。这些测试包括以下内容。

- 当气腹针穿过中线的前腹壁各层（刺穿腹直肌鞘和腹膜）时，发出双击的声音。然而，由于腹直肌鞘的前壁和后壁，在 Palmer 点处应该是三声滴答声。

- 针的移动测试：针的轻轻移动不应感觉到任何阻力。避免大范围的移动，因为这可能会刺伤内脏或者血管并扩大 1cm 或以上[2, 5, 19]。

- 灌注和抽吸测试（注射器试验）：要进行灌注试验，需将生理盐水或无菌水装满 5ml 的注射器，并连接到气腹针。如果气腹针正确地放置在腹膜腔内，注射就会很顺利，否则，在注入液体时会感觉到阻力[5]。

- 对于测试中的抽吸部分，尝试在气腹针注入液体后将其抽回。同样，如果气腹针被正确地放置在腹腔内，灌洗液就会流入到腹腔内，无法被吸回。吸出任何其他物质，如血液、粪便或更多的液体，都可能表明气腹针位置错误[5]。

- 悬滴试验：在气腹针上方滴几滴液体（生理盐水或无菌水），保证一滴一滴地滴在针管上。稍微抬起腹壁，如果气腹针正确定位在腹腔内，由于腹腔负压的作用，针管上的液体会被负压吸入腹膜腔内。否则，它将不会被吸入，表明气腹针置入错误[5]。

- 活塞测试：将装满液体（生理盐水或无菌水）的 2ml 或 5ml 注射器连接到气腹针头上，并拔出注射器的活塞。如果针尖正确地放置在腹腔内，注射器中的液体就会被吸入，否则就不会。它的工作原理与悬滴试验相同[5]。

- 测压测试：气腹机的五个压力测定参数分别为预设压力、实际腹压、预设气体流量、实际气体流量和气体体积。如果气腹针被正确地放置在腹腔内，初始腹压接近零，然后随着气体进入腹腔，腹压开始上升。较高的初始压力表明气腹针放置错误[5]。

有证据表明，这些测试为正确放置气腹针提供了有效的指导[20]。然而，随着实践经验增加，医生将知道气腹针是否被正确地放置在腹膜腔中，而不需要实施上述各种安全测试[20]。注意：气腹针引入的 CO_2 体积应该取决于预设压力和实际的腹内压力，而不是随意设定的 CO_2 体积[2]。

（五）气腹针的改进

为了提升针头插入腹腔的安全性和便利性，对气腹针进行了各种改进。常见的改进包括配备压力传感器的气腹针和光学气腹针（微型腹腔镜）。配备压力传感器的气腹针一旦进入腹膜腔，就能为外科医生提供即时压力反馈[21]。光学气腹针组装单元（气腹针、导管和微型腹腔镜）在针插入过程中可以在监视器上显示一系列颜色变化，指示插入了不同的腹壁层，从而提供视觉指导[22, 23]。

（六）首个套管针的穿刺步骤

在建立气腹后，拔出气腹针，将切口延长至 11mm，或在选定的部位切开皮肤，插入第一个套管针，通常是 11mm 的套管针 / 套管，用来容纳一个 10mm 的腹腔镜镜管，并留下足够的空间用于必要时气体的快速进出[5]。

可重复使用的套管针由惯用手握持，另一只手捏合提起整个腹壁，或者建立气腹前将腹内压力提高到 25mmHg，然后小心地边旋转边将套管针通过指向尾骨的位置插入切口。最初的插入角度应该垂直于腹壁，当阻力消失并伴有"嘶嘶"声时，拔出套管芯，倾斜套管至与腹壁成 60°～70°后将其进一步向腹膜腔内推进。在正确插入首个套管针后，可以通过套管插入腹腔镜镜管用以观察腹腔。

第二个套管针应在直视下插入，以避免插入套管过程中的并发症。根据手术类型和腹部解剖学特点，可利用"棒球场概念"或"叉刀原则"来确定次切口的最佳位置[5]。根据手术情况在次切口选用 5mm 或 10mm 的套管针 / 套管。如果要通过较大的套管插入较小尺寸的器械，则应使用减径管或转化器（垫圈）来保持气体密封，防止气体泄漏和腹部塌陷。

1. 一次性防护套管针

这种套管针设计了一个部分回缩的保护套，当遇到腹壁阻力时，它会暴露锋利的尖端。当保护套进入腹腔时，它会向前弹出来覆盖套管针的尖端[24]。需要注意的是，即使是功能正常并按照规范使用的防护型套管针，在进入腹腔时也会有一个短暂的尖端暴露且无防护的时刻[24]（图 10-2）。

防护套管针的设计和使用旨在减少损伤。然而，并没有证据表明它们在腹腔镜手术中能减少内脏和血管损伤[2]。

2. 径向扩展式入路系统

这种入路系统由一个 1.9mm 的气腹针和周围包裹的扩展式组合套管组成。气腹针被插入腹腔以实现气腹，随后取出，但套管保留在原位。套

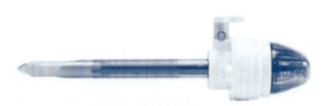

▲ 图 10-2　一次性防护套管针

管作为一个穿过腹壁的通道，可通过插入带有扭转运动的钝头杆来扩张到 12mm[25, 26]。与一次性套管针相比，将这个套管针穿过腹部需要更大的力量[2]（图 10-3）。

不推荐使用径向扩张套管针来替代传统套管针[2]。

虽然它们的钝尖头可以一定程度上防止损伤，但插入腹腔时所需的力量明显大于一次性套管针[2]。

四、套管针直接插入的闭合入路技术（气腹或无气腹下）

（一）套管针直接插入的闭合式进腹（气腹）

套管直接穿刺的闭合式进腹是一种盲视技术，类似于上面提到的首个套管针的插入步骤。首先选定套管针的穿刺位置，然后创建足以容纳套管针 / 套管系统进入的皮肤切口。一只手充分提起前腹壁，另一只手握住套管朝着盆腔方向通过旋转运动将套管针插入腹腔内（图 10-4）。有些外科医生更喜欢用两个巾钳在脐部两侧约 3cm 处拎起腹壁[27]（图 10-5）。这项技术将腹腔镜手术中进腹涉及的步骤减少到只有一个（直接使用套管针），而不是使用气腹针的三个步骤（气腹针、气腹和套

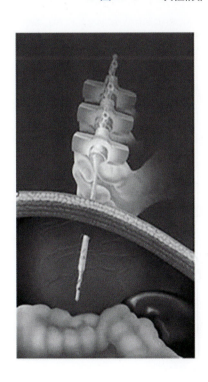

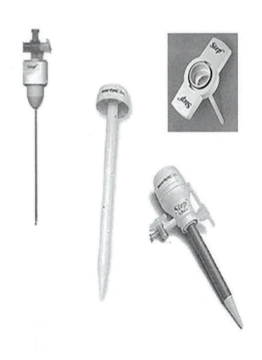

◀ 图 10-3　径向扩展式套管针

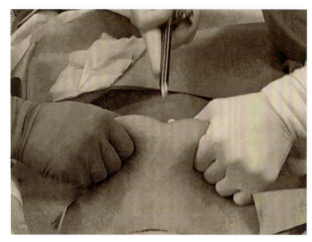

▲ 图 10-4　套管针直接穿刺术

管针）。一旦失去阻力，就代表已经进入腹腔（没有嘶嘶声，因为之前没有建立气腹），需要马上停止推进套管并拔出尖锐的套管芯。随后立即插入腹腔镜镜管以确认视野中有肠道和肠系膜的存在，然后再连接气体管道来建立气腹。

这种不需要预先建立气腹而直接插入套管针的方法并没有出现更多与进腹相关的并发症。相反，它可以减少充气相关并发症，如气体栓塞[28-30]，并被证明比其他进入方法更快[27, 28]，因此被认为是一种可替代气腹针的安全技术[2]。尽管我们首选套管直接穿刺进腹，它在临床应用率却最低[7]。

（二）套管针直接插入的闭合式进腹（无气腹）

无气腹腹腔镜手术是一种不需要在手术过程中使用气体（CO_2）来建立气腹的腹腔镜手术。它的开发是为了减少气腹相关的风险[29]。可以使用不同的方法来插入首个套管针，如穿刺插入、开放插入或使用可视套管针插入系统。套管一旦进腹，需要立即使用腹腔镜进行确认。然后使用一种名为"腹壁提升器"的特殊器械来抬高和悬吊前腹壁来代替气腹（图 10-6）。

然而，由于盆腔内肠道导致的视野欠佳，无气腹的手术方式存在着很大的技术难度[31]。使用 Abdolift 设备的术中视野受限的原因有：不均匀地抬高下腹部，形成一个像截锥体，而不像

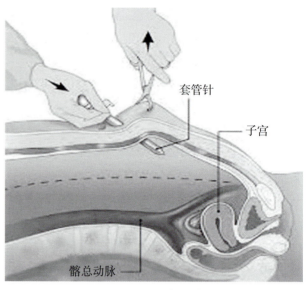

▲ 图 10-5　巾钳的使用

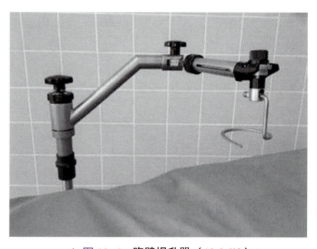

▲ 图 10-6　腹壁提升器（Abdolift）

建立气腹后的穹顶形状[31]；通常不能抬高上腹部，侧面的操作空间有限。所有这些都意味着肠道的空间减小，使得显露直肠子宫陷凹和卵巢变得困难。据统计，这种进腹技术导致损伤的发生率更高[32]。使用腹部提升器过程中操作失误还可导致腹壁血管损伤后出血和腹壁缺血等严重的并发症。

五、可视入路系统

可视化入路系统包括一次性可视套管针（Endopath OptiView，VisiPort 可视套管针）和可重复使用的可视化套管针（EndoTIP 可视套管针）。

（一）一次性可视套管针

保留传统套管针和套管推送设计的一次性可视入路系统有两种（Endopath Optiview 可视套管针和 VisiPort 可视套管针）。内部装有零度镜头的一次性中空套管针替代了传统的盲视操作的套管针，它可以在穿透腹壁组织的同时实时传输图像[2]（图 10-7）。外科医生通过惯用手垂直用力才能穿透腹壁[2]。

（二）可重复使用的无套管针的可视化套管（EndoTIP 可视套管）

EndoTIP 由一个不锈钢套管组成，带有一个近端阀门段和一个远端空心螺纹插管段。这个系统不需要套管针。阀门部分装有一个标准的 CO_2 旋塞阀，套管外表面用单根螺纹以对角线方式缠绕至一个有缺口的钝尖端位置[2]。在首个套管针插入部位切开，向下至白色腹直肌筋膜，并通过筋膜切口处插入气腹针进行充气。

然后，外科医生保持前臂水平于患者腹部的同时手腕用力，顺时针旋转套管将组装好的腹腔镜（CO_2 旋塞关闭状态）和视觉套管沿切口送入腹腔。当钝型导管的有槽尖端穿过连续的组织层时，实时图像会依次显示在监视器上[2]（图 10-8）。

相比于传统穿刺器，可视化套管入路系统具有可实时观察的优势。此外，它还具有减小入路伤口及更易插入等尚未被充分挖掘的优点[2]。然而，相比于其他类型套管针，在减少内脏和血管损伤方面，它并没有显著优势[2]。

六、开放式入路技术

这是一种不用预先建立气腹，直接通过开放技术进腹的方法：直视下将钝性套管针插入腹腔内后立即连接充气设备。有不同的开放式入路方法，如 Hasson 法、Scandinavian 法和 Fielding 法。

Hasson 法

1971 年 Hasson 首次描述了开放进腹法[33]。这项技术使用的器械包括一个锥形套管、一个钝性套管及可能附有固定缝线的第二个套管[33]（图 10-9）。

这种进腹方式实质上是一种小型开放式腹腔手术。在脐部或任选位置的皮肤上横向或纵向作一个足够长的可插入主要套管针的切口，然后切开并分离至筋膜层，在直视下进入腹腔（图 10-10）。

钝端套管针到位的标志是套管进入腹腔，然后环绕导管的缝线用于牵拉腹壁以密封腹壁切口及固定 Hasson 鞘管，接着将内芯拔出，建立气腹并接入内镜。

现有证据下，开放式进腹法与其他进腹方法没有优劣之分。虽然大多数妇科医生更喜欢使用气腹针穿刺法，但开放式进腹可以作为气腹针穿刺的替代方法[2]。

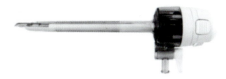

▲ 图 10-7　一次性光学套管针

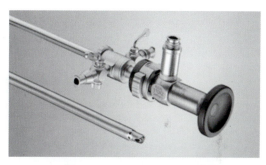

▲ 图 10-8　EndoTIP 可视化套管

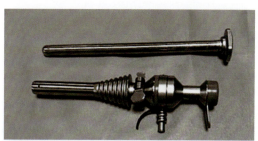

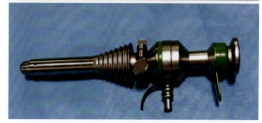

▲ 图 10-9　Hasson 套管针及套管（可重复使用）

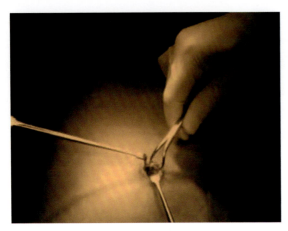

▲ 图 10-10　开放式进腹技术

结论

已经引入许多技术来减少腹腔镜手术的并发症。然而，还没有一种技术可以完全消除这些并发症。为了预防和减少并发症，外科医生应该继续增加他们对解剖学知识的掌握、增加训练以积攒经验。安全的腹腔镜术需要熟知手术仪器，谨慎选择病例，并掌握必要的技能。合作无间、训练有素的手术团队会让手术过程更加顺畅。最后，投资现代设备 / 机器，并维护好现有设备也非常重要。

学习要点

- 在进腹之前，确保器械和设备运行良好。
- 腹腔镜术中的成功进腹在很大程度上取决于谨慎地选择适合腹腔镜手术的患者、良好的患者体位和设备定位、外科医生的技能、对设备的掌握和选择。
- 在进行腹腔镜手术时，医生应该使用他们熟悉的入路技术。
- 必须在直视下穿刺腹腔镜次切口。
- 在穿刺腹腔镜切口时，必须做好预防损伤措施。

参考文献

[1] Jansen FW, Kolkman W, Bakkum EA, de Kroon CD, Trimbos-Kemper TCM, Trimbos JB. Complications of laparoscopy: an inquiry about closed versus openentry technique. Am J Obstet Gynecol. 2004;190:634–8.

[2] George AV, Artin T, Jeffrey D, Philippe YL. Laparoscopic entry: a review of techniques, technologies, and complications. J Obstet Gynaecol Can. 2007;29(5):433–47.

[3] Ibrahim A. Complications of laparoscopy in connection with entry techniques. J Gynecol Surg. 2017;33(3):81–91.

[4] Ahmad G, Baker J, Finnerty J, Phillips K, Watson A. Laparoscopic entry techniques. Cochrane Database Syst Rev. 2019;2019(1):CD006583. https://doi.org/10.1002/14651858.CD006583.pub5.

[5] Ikechebelu JI. In: Ikechebelu J, editor. Manual of basic course in minimal access surgery. Ogidi, Nigeria: Master Print; 2010.

[6] Rosen DM, Lam AM, Chapman M, Carlton M, Cario GM. Methods of creating pneumoperitoneum: a review of techniques and complications. Obstet Gynecol Surv. 1998;53(3):167–74.

[7] Munro MG. Laparoscopic access: complications, technologies and techniques. Curr Opin Obstet Gynecol. 2002;14:365–74.

[8] Molloy D, Kalloo PD, Cooper M, Nguyen TV. Laparoscopic entry: a literature review and analysis of techniques and complications of primary port entry. Aust N Z J Obstet Gynaecol. 2002;42:246–54.

[9] Brill AJ, Cohen BM. Fundamentals of peritoneal access. J Am Assoc Gynecol Laparosc. 2003;10:287–97.

[10] Palmer R. Safety in laparoscopy. J Reprod Med. 1974;13:1–5.

[11] Kondrup JD, Sylvester B. Palmer's point-go for it! The technique of LUQ and direct view entry. J Minim Invasive Gynecol. 2012;19(6):S117. https://doi.org/10.1016/j.jmig.2012.08.506.

[12] Nezhat F, Brill AJ, Nezhat C, Nezhat A, Seidman DS, Nezhat CH. Laparoscopic appraisal of the anatomic relationship of the umbilicus to the aortic bifurcation. J Am Assoc Gynecol Laparosc. 1998;5(2):135–40.

[13] Hurd WW, Bude RD, De Lancey JOL, Gavin JM, Aisen AM. Abdominal wall characterization with magnetic resonance imaging and computed tomography: the effect of obesity in the laparoscopic approach. J Reprod Med. 1991;26:473–6.

[14] Tulikangas RK, Nicklas A, Falcone T, Price LL. Anatomy of the left upper quadrant for cannula insertion. J Am Assoc Gynecol Laparosc. 2000;7:211–4.

[15] Santala M, Jarvela I, Kauppila A. Transfundal insertion of a Veress needle in laparoscopy of obese subjects: a practical alternative. Hum Reprod. 1999;14:2277–8.

[16] van Lith DA, van Schie KJ, Beekhuizen W, du Plessis M. Cul-de-sac insufflation: an easy alternative route for safely inducing pneumoperitoneum. Int J Gynaecol Obstet. 1980;17:375–8.

[17] Agarwala N, Liu CY. Safe entry technique during laparoscopy: left upper quadrant entry using the ninth intercostal space: a review of 918 procedures. J Minim Invasive Gynecol. 2005;12:55–61.

[18] Reich H, Levie L, McGlynn F, Sekel L. Establishment of pneumoperitoneum through the left ninth intercostal space. Gynaecol Endosc. 1995;4:141–3.

[19] Brosens I, Gordon A. Bowel injuries during gynaecological laparoscopy: a multinational survey. Gynaecol Endosc. 2001;10:141–5.

[20] Teoh B, Sen R, Abbott J. An evaluation of four tests used to ascertain Veress needle placement at closed laparoscopy. J Minim Invasive Gynecol. 2005;12:153–8.

[21] Janicki TI. The new sensor-equipped Veress needle. J Am Assoc

Gynecol Laparosc. 1994;1(2):154–6.

[22] Riek S, Bachmann KH, Gaiselmann T, Hoernstein F, Marzusch K. A new insufflation needle with a special optical system for use in laparoscopic procedures. Obstet Gynecol. 1994;84:476–8.

[23] McGurgan P, O'Donovan P. Optical Veress as an entry technique. Gynaecol Endosc. 1999;8:379–92.

[24] Emergency care research institute (ECRI). A brief recap: trocars and their use. Health Devices. 2000;29:68–71.

[25] Turner DJ. Making the case for the radially expanding access system. Gynaecol Endosc. 1999;8:391–5.

[26] Turner DJ. A new radially expanding access system for laparoscopic procedures versus conventional cannulas. J Am Assoc Gynecol Laparosc. 1996;3:609–15.

[27] Borgatta L, Gruss L, Barad D, Kaali SG. Direct trocar insertion vs Veress needle use for laparoscopic sterilization. J Reprod Med. 1990;35:891–4.

[28] Byron JW, Markenson G, Miyazawa K. A randomized comparison of Veress needle and direct trocar insertion for laparoscopy. Surg Gynecol Obstet. 1993;177:259–62.

[29] Han C, Ding Z, Fan J, Sun J, Qian Y. Comparison of the stress response in patients undergoing gynecological laparoscopic surgery using carbon dioxide pneumoperitoneum or abdominal wall-lifting methods. J Laparoendosc Adv Surg Tech A. 2012;22(4):330–5. https://doi.org/10.1089/lap.2011.0412.

[30] Ikechebelu JI, Eleje GU, Joe-Ikechebelu NN, et al. Randomized control trial on effectiveness and safety of direct trocar versus Veress needle entry techniques in obese women during diagnostic laparoscopy. Arch Gynecol Obstet. 2021;304(3):815–22. https://doi.org/10.1007/s00404–020–05957–w.

[31] Johnson PL, Silbert KS. Laparoscopy. Gasless vs. CO_2 pneumoperitoneum. J Reprod Med. 1997;42(255):259.

[32] Goldberg JM, Maurer WG. A randomized comparison of gasless laparoscopy and CO_2 pneumoperitoneum. Obstet Gynecol. 1997;90(3):416–20. https://doi.org/10.1016/s0029–7844(97)00279–2.

[33] Hasson HM. A modified instrument and method for laparoscopy. Am J Obstet Gynecol. 1971;110:886–7.

第 11 章　腹腔镜下组织取出技术
Techniques for Laparoscopic Tissue Retrieval

Abubakar A. Panti　Kikelomo T. Adesina　Sanusi M. Ibrahim　著

在尼日利亚，腹腔镜手术逐渐普及。与传统开腹手术相比，腹腔镜手术的优点包括缩短术后住院时间和恢复时间、减少术后不适、减少镇痛药的使用需求、切口更美观。如果腹腔镜手术需要创建大切口来取出切除的组织，那么术后美观受益就会大大降低。腹腔镜手术中，良性或恶性标本的安全取出都很重要。腹腔镜手术的困难之一是能够在切除后取出标本，同时最大限度地降低可能对周围健康组织的污染或损伤。外溢的风险包括腹膜假性黏液瘤、化学性腹膜炎和恶性肿瘤的扩散，风险取决于肿块的类型和大小、手术技巧和取出途径[1]。

在不扩大腹部切口的情况下，有不同的技巧可以取出切除的肿块；包括使用外科手套和避孕套制作的改进版内镜袋等市售内袋，以及使用机械或热能组织分碎器，还可以选择通过自然腔道的阴道切开术和手辅助腹腔镜手术（hand-assisted laparoscopic surgery，HALS）来取出较大组织[1-8]。

一、组织取出方法

（一）通过套管取出组织

切除的组织可以通过腹侧或者脐部通道直接取出。这项技术适用于小标本，如小的卵巢囊肿、异位妊娠、输卵管切除术、较小卵巢切除术或异物取出（如宫内节育器）。脐是上腹壁扩张性最好和最薄的部分，适用于取出小标本。

方法

用抓钳夹住组织标本，通过轻柔地旋转拉入套管并通过阀门（图 11-1）。对于太大而不能完全装入套管的组织，应抓住其最窄的部分，将其部分地拉入套管。然后在直视下，将套管、夹持器和标本一同从腹腔内取出。如果外科医生没有使用直径 10mm 腹腔镜，可以通过侧切口插入 5mm 腹腔镜，并在直视下用抓钳取出组织。

(1) 优点：可以很容易地通过套管取出。

(2) 缺点：①不能用于大标本；②标本取出可能会在套管内受阻，特别是在阀门部位；③标本可能会掉回到腹膜腔内，在肠间隙中很难找到。

（二）通过切口取出组织

可通过切口取出大的良性组织标本，如绝经后卵巢或小肌瘤。

方法

主要通过脐部切口完成。在腹腔镜下使用腹腔镜剪刀分离被放大的腹膜和筋膜，然后用抓钳通过切口取出标本，接着以传统方式用可吸收缝线缝合切口。

(1) 优点：可以在资源条件有限情况下使用。

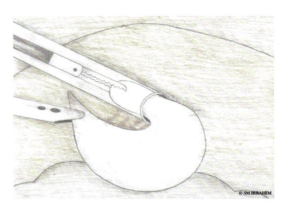

▲ 图 11-1　组织被拉入套管（插图）

(2) 缺点：①切口疝发生率高；②术中需要更换内镜，可能会导致视野狭窄；③仅适用于良性和未感染标本。

（三）标本取物袋

标本取物袋用于取出有破裂和内容物溢出风险的标本或组织，从而避免造成污染。也用于恶性组织或有碎裂风险的大块组织的取出[8]。取物袋一般需要用 10～12mm 的套管。取物袋有很多种类，包括商业内袋和临时内袋。

1. 商业内袋

根据医生的术中需求，商业内袋被设计成不同大小和形状，并且通常是双层加厚的。

方法

商业内袋内衬着柔软、灵活的金属框架便于放入组织标本，使用时通过将线拉出腹壁展开框架（图 11-2）。沿着套管将装有自动展开袋的引导器送到已切除的标本处，装入标本后，拉动两侧的线给袋子颈部施加一个荷包状封口，然后将袋子拉到腹部表面，对组织进行分碎或整体切除。

(1) 优点：①袋子厚，双层，牵拉时不易撕裂；②可用于感染组织和恶性组织；③提供荷包状封口，方便闭合和重新打开。

(2) 缺点：①昂贵；②需要掌握一些技巧才能操控；③仅提供标准尺寸。

2. 简易内袋

可用无粉末外科手套、避孕套和聚乙烯材料

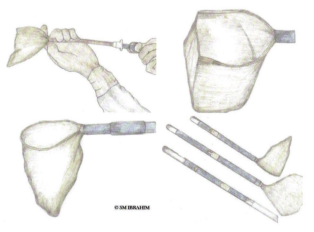

▲ 图 11-2　一次性商用内镜袋（插图）

制作简易无框取物袋[3]。这些袋子制作简单，成本低，尺寸多样，但质量得不到保证，可能无法穿透 X 线，并且在牵拉过程中可能会被撕裂导致异物被遗留在腹腔。

（四）手套

应使用无菌不含粉末手套。若使用粉末手套应用生理盐水清洗。

方法

按照图 11-3 所示的步骤，保持手套拉伸状态，助手在手套中间打一个结。如果没有拉伸，就不会在打结后保持一个好的哑铃形状，进入腹腔后就容易滑结。剪掉打结远端手套的手指部分。夹住手套的剪断部位，通过拉伸以减小其厚度后沿着套管送入腹腔。一般通过 10mm 切口置入。一旦进入腹腔，将手套放到待取出组织的附近。这时，把袋子放到足够远处，从而能够全面查看整个袋子和要取出的组织非常重要。非惯用手用马里兰夹或抓钳夹住手套的边缘，主导手将标本或组织放入袋子中。一旦标本被放入袋子内，就抬起袋子的边缘，将标本移到袋子底部。将袋口拉入套管内，连同套管一起拉出腹腔进行组织碎裂。

(1) 优点：①材料易于获取；②经济，易于制作；③尺寸可选。

(2) 缺点：①它是由乳胶材料制成的，很脆弱；②在牵拉过程中可能会被撕裂，导致污染物质溢出；③如果小块手套不慎撕下并丢失在腹膜腔内，可能会引起组织感染；④可能 X 线无法显像。

（五）避孕套

避孕套可以用作内袋，但如果避孕套上有润滑剂，应该先清洗干净，因为它会引起组织反应。与外科手套一样，它们都是由乳胶制成，具有相同的缺点，使用方法也几乎相同。唯一的不同是避孕套可直接整个使用，不需要额外的剪切打结。

二、组织在腹腔外的切除和分碎

通过 2～3 个抓钳展开袋口后，用卵圆钳逐步取出组织。大块标本可以用剪刀、组织分碎器或

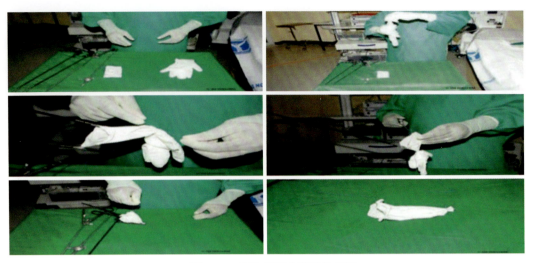

▲ 图 11-3 制作手套内镜袋的步骤

超声刀进行碎裂后分块取出，也可以用专门设计的取物钳与取物袋一起取出。在组织碎裂过程中，保持对取物袋的观察，以及时发现可能发生的意外破裂。

（一）分碎术

腹腔镜手术中的大块组织通常需要通过分碎器切割成小块取出，如腹腔镜下子宫肌瘤挖除术中肌瘤的取出。分碎器有各种不同的类型（图11-4），大致可分为两类：一次性分碎器和可重复使用的分碎器（可高压灭菌）。分碎器可以是电动或电池驱动的（可充电式分碎机），并且由不同的零件组成，如肌瘤钻、旋切刀片、减速器、抓钳等[3]。

方法

术中在腹部侧面或者左上腹部（Palmer穿刺点）切口放置直径5mm腹腔镜，在脐部切口放置分碎器。分碎器也可以通过下腹部切口进入，而10mm脐口则保留下来供腹腔镜使用。盆腔内进行组织分碎时应选择头低足高位。使用分碎器最重要的一个原则是：必须始终保持视野清晰。同时应该保持小心谨慎，向分碎器方向拽取标本而不是将分碎器移向标本来完成分碎，以避免损伤周围脏器。助手可以通过稳定和引导标本进入分碎器来规范操作。通过这种方式，主刀可以从标本四周将其分割成条索状。根据分碎机类型，分

碎速度通常设置为每分钟旋转次数（revolutionper minute，RPM）。RPM通常是设置为2~8，即200~800RPM。转速越慢，越能更好地预防对周围组织的损伤。

在子宫肌瘤挖除术中，分碎器取出的肌瘤就像刀削后卷曲的橘子皮一样。外科医生应确保清除所有组织碎片，以最大限度地减少组织坏死、感染、肿瘤种植和腹膜炎的可能性。

(1) 优点：①便于切除大的实体组织；②可在更短的时间内取出组织，从而减少手术时间；③降低切口疝的发生率。

(2) 缺点：①因为可能导致腹腔内播散，因此不能用于已知恶性的组织；②有严重损伤周围组织的风险。

（二）阴道切开术

通过切开阴道来取出标本的方式已沿用多年，可在不改变标本大小的情况下取出子宫及其附件等大块组织，有时也需要在宫腔内用手术刀或剪刀对组织进行剪切后才能取出。手术过程通常可同时在直视和腹腔镜下观察，可通过使用取物袋来避免标本溢出。操作简单，术后并发症少。

该术式采取头低足高位，以避免脏器留滞盆腔。在阴道后壁切开，主刀用抓钳抓取组织靠近并小心通过切口，以避免切口延伸，同时助手应在阴道内接住标本。为了避免气腹消失，助手用

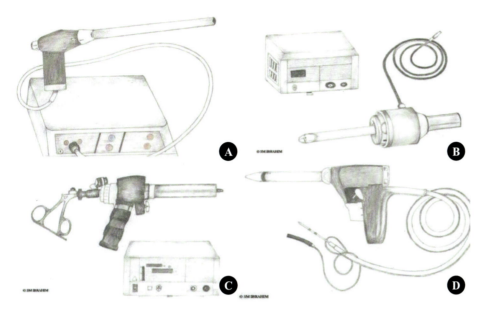

◀ 图 11-4　不同类型的分碎器（插图）

A. 分碎器系统（组装）；B. 动力分碎器；C. 分碎器；D. 电动分碎器

器械在阴道内进行反推，并在腹腔镜下缝合阴道后壁以维持气腹[7]。同样，切除的标本可以放在取物袋中，以最大限度地减少溢出的风险。

　　手术可能会损伤附近的结构，导致膀胱、肠道、输尿管、阴道壁撕裂和血肿。其他并发症包括阴道出血、伤口感染、直肠子宫陷凹脓肿、切口疝、瘢痕形成和性功能障碍。围术期应使用抗生素并充分止血[6, 7]。

　　阴道切开术的禁忌证，包括子宫嵌顿 / 内翻、子宫内膜异位症导致的直肠子宫陷凹封闭及盆腔炎性疾病，仅女性患者可以使用。同时阴道切开术具有操作简单且适用于过度肥胖患者的优点。

（三）手助腹腔镜手术

　　在 HALS 中，是在建立腹腔镜手术切口后，通过一个小切口将术者的手插入腹腔内。HALS 的切口大小取决于医生的手套大小。外科医生通过手助设备进行组织切除，同时具有开放手术的触感和腹腔镜手术损伤小的优点。手助设备有 Gelportô、Omniportô 和 LapDiscô 等品牌。这些装置的一个重要特点是可以维持气腹[5]。

　　在建立气腹后，通过脐部切口引入观察镜对整个腹腔进行评估。此后，根据医生手的大小和标本位置建立切口安置手助装置以取出标本。外科医生通常用非主导手将手助装置插入腹腔后将标本放入取出袋中从切口处将袋子取出，并用可吸收缝线进行切口闭合以确保止血。HALS 架起了开放手术和腹腔镜手术之间的桥梁。组织取材创伤小，操作简单，良性或恶性组织都适用。

（四）经自然腔道内镜手术

　　NOTES 无须切开腹壁，通过自然腔道进入腹膜腔进行组织切除和取出。已证明可行的腔道包括口腔、肛门、阴道或尿道口。尽管最佳进入路径尚未确定，但阴道为盆腔和其他手术提供了一条易于进入、可扩张且被广泛应用的路径。后穹隆镜检查已经有几十年的实践经验，因此是一种良好的取标本途径[6]。

　　术中留置导尿管导尿，建立气腹并完成腹腔镜手术，解剖后穹隆进入直肠子宫陷凹，然后通过该通道放置的套管针进入腹腔，取出标本然后在直视下用可吸收缝线闭合阴道。建议使用围术期抗生素降低腹膜炎和瘘管形成的风险。任何形式的直肠子宫陷凹闭塞或无法进入及子宫的固定都是经阴道 NOTES 手术的禁忌证。

结论

　　不断进步的外科设备和技术使得微创手术中取出组织变得更加容易，从而为患者提供了更好的组织取出和管理方法。

学习要点

- 腹腔镜手术的挑战之一是尽量减少切除标本的溢出。
- 除了非常大的组织和易碎标本，可以在不扩大腹部切口的情况下采取不同的方法取出切除的组织。
- 大块组织可能不能像小块组织一样通过套管取出，尤其是在阀门位置。
- 大块的良性标本可通过切口取出，如绝经后卵巢或小肌瘤，尤其适用于医疗条件不足的地方。
- 当标本或组织有破裂和内容物溢出导致污染或恶性播散风险时应首选标本取物袋。如果没有取物袋，为了患者安全，应扩大切口来取出标本。
- 临时内袋在医疗资源匮乏的环境中很有用。但因为没有质量保证，要重点关注使用过程中牵拉导致的撕裂风险。
- 分碎器有助于在短时间内切除大的实体肿瘤，但是它有损伤周围组织的风险。
- 使用自然腔道及通过阴道切开术和 HALS 切除较大的肿块也是可行的选择。

致谢

作者们要感谢 Mr. Ibrahim Bukar 的精彩素描。

参考文献

[1] Amer N, Amer M, Mishra RK. Different techniques of tissue retrieval from abdominal cavity during minimal access surgery. WORLD. 2013;6(2):63–8.

[2] Stavroulis A, Memtsa M, Yoong W. Methods for specimen removal from the peritoneal cavity after laparoscopic excision. Obstetr Gynaecol. 2013;15:26–30.

[3] Gupta P, Bhartia VK. Hand-assisted laparoscopic surgery using Gelport. J Minim Access Surg. 2005;1:110–5.

[4] Mishra RK, editor. Tissue retrieval techniques. In: Textbook of practical laparoscopic surgery. 3rd ed. 2013:149–57.

[5] Wu Y, Dai Z, Wang X. Hand-assisted laparoscopic surgery and its application in gynaecology. Gynaecol Minim Invasive Ther. 2016;5:12–5.

[6] Schellpfeffer MA. A Novel Laparoscopic Tissue Retrieval Device. JSLS. 2011;15(4):527–32. https://doi.org/10.4293/108680811X13176785204319.

[7] Wyman A, Lauren Fuhrig L, Bedaiwy MA, DeBernardo R, Coffey G. A novel technique for transvaginal retrieval of enlarged pelvic viscera during minimally invasive surgery. Minim Invasive Surg. 2012;2012:454120. https://doi.org/10.1155/2012/454120.

[8] Eric H, Resad P. Tissue retrieval in endoscopic surgery In: Resad PP, Ronald LL, editors. A practical manual of laparoscopy and minimally invasive gynaecology a clinical cookbook. 2nd ed. 2007. pp. 239–249.

第 12 章　诊断性腹腔镜术和染料试验
Diagnostic Laparoscopy and Dye Test

Amos A. Akinbiyi　Jude Ehiabhi Okohue　Ikechukwu I. Mbachu　著

本章主要讲述诊断性腹腔镜手术使用亚甲蓝染料通液作为不孕症患者检查方法的优点。腹腔镜术用于不孕症的评估是有争议的，尤其是考虑可行性和当地普遍存在盆腔因素导致不孕症的情况。输卵管造影仍被认为是诊断输卵管因素不孕症的首选诊断方法。

腹腔镜检查术具有侵入性，并且费用高昂。在发展中国家，由于培训条件有限，推行该检查可能受到一定限制。即使在发达国家，腹腔镜检查术的推广也在一定程度上受到成本的影响，因此腹腔镜检查术通常不作为首选的检查方法。此外，当不孕症患者的初步评估结果显示正常或存在严重的男性因素不育时，腹腔镜检查通常不会改变不孕夫妇的初始治疗方案。

由于高达 50% 的不孕女性可能患有子宫内膜异位症，因此，一些观点支持在发达国家将腹腔镜检查和染料试验作为首选检查工具[1]。临床医生在评估不孕症患者是否存在子宫内膜异位症或其他病理改变时，需要权衡是否使用腹腔镜检查。然而，随着辅助生殖技术的出现，子宫内膜异位症的诊断和治疗通常不会改善妊娠结局[2-4]。

腹腔镜检查适用于根据体格检查、HSG 或病史（如当前痛经、盆腔疼痛或严重性交痛，既往并发阑尾炎、盆腔感染、盆腔手术或异位妊娠）怀疑为子宫内膜异位症、盆腔粘连或输卵管疾病的患者。当进行腹腔镜检查时，我们也常通过亚甲蓝染料试验来评估输卵管的通畅性，有时还会进行宫腔镜检查来评估宫腔情况。如果已计划进行腹腔镜手术，就不需要进行 HSG[4-7]。

一、术前准备

（一）知情同意

在手术开始前，需要在办公室或病房探视时与患者沟通和解释手术细节，获得患者的知情同意，包括在必要时进行的 HSG 或宫腔镜检查等替代治疗方案（就诊前未进行此类检查的情况下）。在一些发达国家的医疗中心，为规避全身麻醉的风险，日间宫腔镜手术是在有意识的静脉镇静下进行的。

（二）2019 年 COVID-19 大流行时期的检测

在 COVID-19 大流行得到控制之前，择期手术的患者应进行冠状病毒暴露或症状筛查（COVID-19）。由于 COVID-19 可经气溶胶传播，麻醉医生必须佩戴 N95 口罩，其他工作人员则不强制佩戴。外科医生必须在插管之前离开手术室，以便给予时间让空气沉降，不同手术室之间的时间可能会有所不同。

不同医疗机构和区域的术前检查存在差异，在疫情高发地区，建议在非紧急手术前进行 COVID-19 的检测[8, 9]。

临床治疗中，我们常规在妇科手术之前（包括腹腔镜检查和染料试验）对所有育龄女性进行妊娠试验。

（三）核对患者、手术部位、手术方式

为确保安全、高质量的手术室护理，首先要准确了解患者、手术部位和手术方式。我们通常会准备一份清单，然后在三个不同的时间点进行

核查，以确保团队和患者都了解手术的性质。

（四）穿孔和文身

在全身麻醉期间，口腔和鼻部首饰（如舌环和鼻环）会干扰插管，而在进行电外科手术时，身体任何部位的穿孔都可能传导电流[10]。

（五）术前皮肤准备

疾病控制和预防中心建议患者在术前一晚用肥皂（抗菌剂或非抗菌剂）或消毒剂清洁全身（淋浴或浴缸）。一些医院在术前评估时给患者提供稀葡萄糖酸氯己定溶液，用于术前皮肤清洁[10]。然而，一篇对包括10 000多名参与者的7项试验的Meta分析表明，术前使用氯己定或其他产品进行沐浴或淋浴并不能降低手术部位感染率[11]，因此，我们并未使用这类做法。建议在手术前至少禁食8h，手术当天早上继续服用降压药等日常药物。此外，内科医生建议术前停用抗凝药。

对于具有不同并发症的患者，可能需要进行麻醉咨询。但我们所在萨斯喀彻温大学的医疗中心，除非患者病史明确需要，一般不主动进行常规的术前麻醉咨询，通常根据已设立的一套可接受的筛查标准，包括肥胖、腹部手术史及其他疾病史等进行评估。

有些患者可能对手术过程中使用的药物，如亚甲蓝等存在过敏反应，因此，手术前必须了解患者的过敏史。手术后24h内，患者需要有人陪同，并且应避免驾驶。

手术前必须与患者讨论可能出现的早期或延迟并发症，并在知情同意书上明确列出可能发生的并发症。

二、手术方法

（一）器械

器械包括：①腹腔镜（图12-1）；② 5mm/10mm套管针；③气腹针；④吸引器/导管；⑤二氧化碳；⑥抓钳；⑦手术刀；⑧可吸收缝线；⑨剪刀；⑩ Foley导管；⑪双排齿抓钳；⑫举宫器；⑬无菌

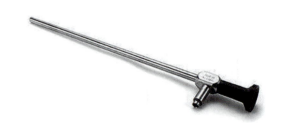

▲ 图 12-1 腹腔镜

单；⑭静脉注射液；⑮亚甲蓝染料。

在我们所在的医疗中心，几乎所有的腹腔镜器械都是一次性的，但一次性器械的性价比通常较低，在部分发展中地区可能无法普及。

（二）单孔腹腔镜手术器械

在医疗水平发达的国家有灵活且便利的单孔腹腔镜手术器械，但这种器械在加拿大几乎每个中心的临床实践中都没有表现出实质性的优势。

（三）微型腹腔镜术的器械

微型腹腔镜术也称为针镜手术，使用直径在1.9~3.5mm的工具（套管针直径范围2.2~4.2mm），适用于使用有意识静脉镇静的日间手术。

尽管这种手术操作较为简单，但仍需充分的解剖学知识和规范的手术技能，以减少并发症的发生。一些医疗中心提倡通过开放式手术方式置入套管针，但对于经验丰富的医生，在使用开放式进腹技术与盲法技术时，总体并发症的发生率没有显著差异[12]。

（四）气腹针

建议术者在使用气腹针进行 CO_2 注气前充分培训。在达到所需的腹内压时，腹腔镜直视下置入第二个套管针。

（五）抽吸和冲洗

抽吸和冲洗对所有类型的腹腔镜手术都很重要。当遇到出血时，冲洗可以清理组织碎片、溢出的亚甲蓝染料或血液。已经设计了各种腹腔镜吸引器来吸引冲洗液或腹膜腔内的气体和烟雾，但只需选择最便宜和最简单的。我们使用的设备类型如图12-2所示。

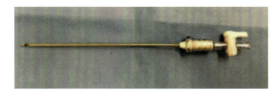

▲ 图 12-2　冲洗吸引管

为避免不可预见的情况，应尽量选择可使用的联合冲洗吸引装置。盆腔中的亚甲蓝染料及其他残留物应清洗干净，否则可能会对盆腔产生刺激。

（六）抓取器械

当输卵管深埋在盆腔粘连或子宫内膜异位症病灶中时，可能需要使用抓钳。对于输卵管伞闭塞或包裹，可以同时进行输卵管造口术，尤其是在资源匮乏的情况下。通常使用有尖端的手术钳进行输卵管造口术，但这种情况下染料渗漏比较明显。

三、亚甲蓝染色法

在全身麻醉中，先采取仰卧位进行麻醉诱导，然后在全身麻醉下将其置于截石位。在脐下部做一个小的纵向切口，插入气腹针，预设气腹压力为 25mmHg。对于一个中等体型的患者，通常需要 4～5L CO_2。在腹部的侧面位置另做一个小切口，插入一个 5mm 套管针。通过这个切口置入器械，另一名助手通过阴道使用子宫腔导管注入亚甲蓝。如图 12-3 所示，输卵管有染料溢出证实该侧输卵管通畅。子宫腔导管有不同的类型，我们所在的医疗中心常用的类型如图 12-4 所示。

步骤总结如下[13]。

1. 患者在仰卧位进行麻醉诱导。

2. 分别消毒并用无菌单覆盖腹壁和会阴。

3. 排空膀胱，助手通过阴道置入子宫腔导管。

4. 外科医生站在患者的左手边（如果是左利手，则在患者右手边）。

5. 做一切口，并在合适的位置插入气腹针（在套管针直接插入法可省略这一步骤）。

6. 进行测试以确认气腹针正确放置。首个套管针进入时的注气压力为 20～25mmHg。

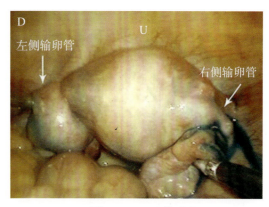

▲ 图 12-3　亚甲蓝灌注

左侧输卵管　右侧输卵管

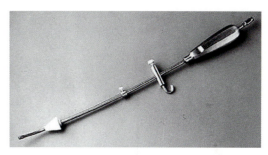

▲ 图 12-4　举宫器

7. 当达到所需的腹腔内压力时，扩大切口并插入 10mm 套管针和套管。

8. 重新连接注气管，并适当调整预设压力，继续注入气体。

9. 启动利用光缆连接光源和摄像头的腹腔镜系统。

10. 进行全景检查：检查主切口以下区域及腹部和盆腔器官。

11. 在腹腔镜直视下插入其他次切口套管。

12. 采用头低足高位，将肠管移开。

13. 助手通过子宫导管注射亚甲蓝染料。

14. 仔细观察输卵管是否有溢液以确定输卵管是否通畅。

15. 确保没有染料通过宫颈管口回流，特别是在输卵管没有染料溢出的情况下。

16. 手术结束后，吸净腹腔和盆腔中的染料。

17. 腹腔镜直视下拔出次切口套管。

18. 取出腹腔镜，使腹腔内气体排出。

19. 在原切口重新置入腹腔镜，排除肠道或大网膜疝的发生，再一并取出腹腔镜和套管。

20. 缝合切口，覆盖无菌敷料。

21. 记录手术检查结果。

四、手术相关并发症

腹腔镜手术相关并发症的总体发生率很低，并且大部分并发症与进腹相关。术者需充分训练以最大程度的降低并发症的发生率。

（一）转为开腹手术

为了控制因腹部入路引起的并发症，腹腔镜检查术也可能在术中转为开腹手术，但这在腹腔镜检查和亚甲蓝染色试验中很罕见。这种情况不应被视为能力不足，而应视为一种实力，因为在任何外科手术中，挑战都是不可避免的。

（二）出血

因为无法主动收缩或痉挛，腹壁下动脉部分裂伤时不会自行止血。此外，除了腹壁下血管，其他腹壁血管也可能受到损伤，特别是没有在直视下放置套管针，或者没有事先对腹壁进行透照以确定是否存在浅层血管的情况下放置第二个套管针。

切口部位血管损伤引起的出血在初期并不明显，并且会因穿刺器的压迫而延迟，但通常能在患者进入恢复室后 1h 内被识别出来。不应忽视套管针部位的异常渗出或肿胀，迟发性或延迟性腹壁血肿可在手术 2～3 天后出现，表现为在套管针插入部位周围出现腹壁或侧腹壁的瘀青[12]。

（三）膀胱穿孔

腹腔镜术进腹过程中发生膀胱损伤的情况很罕见，但仍有报道。既往盆腔手术史会增加膀胱损伤的风险。膀胱损伤多发生在首个或后续的套管针的插入过程，而与手术中的解剖过程无关。

一般来说，膀胱穿孔主要是因为在耻骨上中线插入穿刺器时，患者的膀胱过度充盈。

因此，当预计切口在脐部以下或耻骨上区域时，应放置 Foley 导尿管以排空膀胱。虽然患者通常都会在术前排尿，但在麻醉诱导后用导尿管引流膀胱会更安全。

膀胱损伤可致血尿，应及时诊断和治疗。建议注入亚甲蓝染料来识别损伤[12]。

对于 3～5mm 的膀胱损伤，只需要观察即可，较大的损伤则需要用可吸收缝线缝合，根据术者的技能和经验选择开放手术或腹腔镜手术，然后根据损伤的大小和位置，放置膀胱引流管几天到 10 天不等。

（四）切口疝

相比于开腹手术，腹腔镜手术术后发生切口疝的情况并不常见。我们会通过关闭 10mm 及以上的套管针切口来预防切口疝。

结论

在部分地区，输卵管–腹膜因素及其他的盆腔病理性改变的普遍程度让一些学者认为腹腔镜检查和亚甲蓝染色应作为输卵管通畅的首选检查工具[14]。在著者所在的加拿大的医疗中心，HSG 被认为是输卵管通畅性的首选检查。如果 HSG 不能确定或操作困难，或者超声怀疑盆腔病变，著者就会进行腹腔镜检查、宫腔镜检查和亚甲蓝染色试验。最后，选择哪种方法取决于该地区人群盆腔病变的普遍程度、手术设备的可用情况和是否有必要的手术技能。

学习要点

- 诊断性腹腔镜检查和染色试验是一种安全有效的女性不孕症的评估方法。
- 为了避免并发症，妇科医生需要掌握熟练的操作技巧。
- 使用自身熟悉且常使用的进腹方式。
- 确保正确注射染料，避免染料从宫颈外口泄漏。
- 按照步骤循序渐进地进行，将风险降至最低。
- 准确记录检查结果，并且保存手术录像，对于将来取证至关重要。

参考文献

[1] Meuleman C, Vandenabeele B, Fieues S, Spiessens C, Timmerman D, D'Hooghe T. High prevalence of endometriosis in infertile women with normal ovulation and normospermic partners. Fertil Steril 2009; 92(1): 68–74.

[2] Alborzi S, Momtahan M, Parsanezhad ME, Dehbashi S, Zolghadrin J, Alborzi SA, et al. A prospective, randomized study comparing laparoscopic ovarian cystectomy versus fenestration and coagulation in patients with endometriomas. Fertil Steril. 2004;82:1633.

[3] Tang Y, Chen SL, Chen X, He YX, Ye DS, Guo W, et al. Ovarian damage after laparoscopic endometrioma excision might be related to the size of cyst. Fertil Steril. 2013;100:464.

[4] Namnoum A, Murphy A. Diagnostic and operative laparoscopy. In: TeLinde's operative gynecology, 8th ed. Lippincott-Raven, Philadelphia 1997. p.389.

[5] Audebert A, Pouly JL, Bonifacie B, Yazbeck C. Laparoscopic surgery for distal tubal occlusions: lessons learned from a historical series of 434 cases. Fertil Steril. 2014;102:1203.

[6] Centres for Disease Control and Prevention, American Society for Reproductive Medicine, Society for Assisted Reproductive Technology. 2012 assisted reproductive technology national summary report. Atlanta, GA: US Department of Health and Human Services; 2014.

[7] Saleh WA, Dlugi AM. Pregnancy outcome after laparoscopic fimbrioplasty in nonocclusive distal tubal disease. Fertil Steril. 1997;67:474.

[8] Orlando MS, Chang OH, Luna Russo MA, Kho RM. Institutional protocols for COVID-19 testing in elective gynecologic surgery across sites for the society of gynecologic surgeons' surgical outcomes during the COVID-19 pandemic (SOCOVID) study. Am J Obstet Gynecol. 2021;224(5):540–2. https://doi.org/10.1016/j.ajog.2021.01.013. [Epub ahead of print]

[9] Alabi OC, Okohue JE, Adewole AA, Ikechebelu JI. Association of gynaecological endoscopy surgeons of Nigeria (AGES) advisory on laparoscopic and hysteroscopic procedures during the COVID-19 pandemic. Nig J Clin Pract. 2020;23(5):747–9.

[10] Jacobs VR, Morrison JE Jr, Paepke S, Kiechle M. Body piercing affecting laparoscopy: perioperative precautions. J Am Assoc Gynecol Laparosc. 2004;11:537.

[11] Webster J, Osborne S. Meta-analysis of preoperative antiseptic bathing in the prevention of surgical site infection. BJS. 2006;93(11):1335–41.

[12] Borgatta L, Gruss L, Barad D, Kaali SG. Direct trocar insertion vs. Veress needle use for laparoscopic sterilization. J Reprod Med. 1990;35:891.

[13] Okohue JE. Diagnostic laparoscopy. In: Umeora OUJ, Orazulike NC, Igberase GO, Nwagha UI, Galadanci HS, editors. OBGYN step by step. University of Port Harcourt Press limited; 2018. p. 115–7.

[14] Ikechebelu JI, Mbamara SU. Should laparoscopy and dye test be a first line evaluation for infertile women in Southeast Nigeria? Niger J Med. 2011;20(4):462–5.

第13章 腹腔镜缝合技术
Laparoscopic Suturing Techniques

Uche A. Menakaya　Haleema Olalere　著

一、背景

熟练掌握腹腔镜缝合是外科医生微创手术能力的重要组成部分。腹腔镜缝合术最早由 Kurt Semm 于 20 世纪 70 年代提出[1]。在腹腔镜手术领域，缝合是一个复杂的技术，并且有着陡峭的学习曲线[2]。在某些情况下，缝合不良会导致腹腔镜中转开腹[3]。因此，对有兴趣开展微创手术的外科医生来说，腹腔镜缝合术是必修课[4]。

腹腔镜缝合有两种类型：①体外缝合；②体内缝合。

二、体外缝合

体外缝合指的是在体外形成缝合结，然后用推结器将结置入体内并收紧的技术。体外结有多种类型，包括 Roeder 结、Duncan 环结、Nicky 结、Tennessee 滑块结、SMC 结、Weston 结、Meltzer 结和 Tay 侧结（图 13–1）[5]。

这些打结技术的区别仅在于用来绕线的轴的

不同或接下来打的反向结的数量不同[5, 6]。每种技术都有其支持者，有些技术还经过了改进。

一个好的体外结应该是简单、容易、快速和可靠的，并能保证和组织贴合[5]。良好的体外结的特性还必须包括易于拉紧的能力，以确保最大的强度（环安全性）和在施加外力时抗滑移的能力（结安全性）[7, 8]。

体外结的安全性取决于结的结构、缝合材料和缝线尺寸[5, 8]。因此，体外缝合的挑战包括选择合适的缝线材料，一次可以同时应用的结的数量，以及在体外打结时易于滑动[9]。

在妇科，体外缝合可以是简单的间断缝合或 8 字缝合，这可用于实性组织修复（阴道、子宫）、稳定体内结构的位置（骨盆漏斗韧带、子宫动脉、输卵管异位妊娠）和深部手术。

（一）Roeder 结

Roeder 结是一种基本的体外结。它最初是被用作儿童扁桃体切除术中的滑结，后来 Simms 对

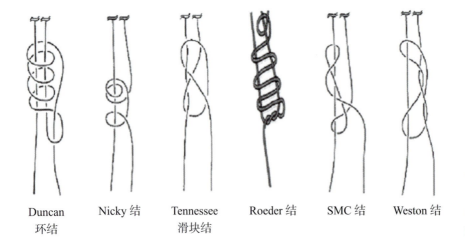

Duncan　　Nicky 结　　Tennessee　　Roeder 结　　SMC 结　　Weston 结
环结　　　　　　　　　滑块结

◀ 图 13–1　不同类型的体外结[5]
经许可转载，引自 the Society of Laparoscopic and Robotic Surgeons, publishers of JSLS

其进行了改进，引入了一种用于内镜手术的推杆系统[7]。如今，Roeder 结已经商业化，可以在 Ethicon 的 Endolop 买到。改进的 Roeder 结，如 Meltzer 结和 Mishra 结安全性更高[10]。

（二）体外缝合器械

体外缝合器械包括：①推结器；②手术剪；③缝合材料（单丝缝合线更易于滑动）。

三、体内缝合

体内缝合是指使用腹腔镜缝合器械在腹腔内完成缝合的技术。通过有序地调节腹腔镜缝合器械、缝合针和目标解剖区域之间的关系，可以有效地进行缝合[11]。

在进行腹腔镜缝合术之前，需要解决的关键问题包括：确保充分的内镜可视化，了解腹腔镜深度感知的挑战，以及腹腔镜固定端口所带来的限制[11]。

（一）腹腔镜（体内）缝合用器械

成功进行体内缝合所需的腹腔镜器械包括：①持针器；②抓钳；③腹腔镜手术剪；④缝合材料。

1. 持针器

持针器是腹腔镜缝合的重要工具。持针器的可靠性和性能取决于其夹持力，即有助于防止针滑动或旋转的能力[11]。

持针器的钳口有各种型号，包括弯持针器和直持针器（图 13-2）。直持针器钳口可以从两侧使用，以及可用于正手和反手缝合[11]。弯持针器有助于更好地观察，并且有助于完成体内打结所需

的复杂操作[11]。

持针器手柄对于减少缝合过程中的手部疲劳也很重要，轴向手柄比手枪握型手柄更符合工效学，更适合缝合（图 13-3）。增加棘轮系统也有助于减少腹腔镜缝合过程中的手部疲劳。

2. 抓钳和腹腔镜手术剪

理想的腹腔镜缝合辅助器械应该能够操纵针和缝线而不打滑，并且能抓住术者关注的组织使其不受创伤[11]。除了抓钳外，还有腹腔镜剪刀用来剪断多余的缝线（图 13-4）。腹腔镜手术剪的尖端可以是弧形（Metzenbaum）、钩形或直形。

3. 缝合材料

大多数用于开腹手术的缝合材料也适用于腹腔镜缝合。然而，缝合材料的长度很重要，不同应用中缝合材料的长度不同，例如，用于体内间断缝合（10～12cm）、8 字缝合（15cm）和连续缝合（30cm）的长度是不同的[9]。缝合材料的另一个重要特性是材料的记忆性[11]，这对 PDS 或 Monocryl 这样的单丝缝合线材料尤为重要。材料的记忆可以帮助它们自发地形成进行体内打结所需的环[11]。

（二）腹腔镜缝合步骤

腹腔镜缝合的关键步骤包括：①引导缝线进入腹腔；②夹持缝针；③穿透组织；④打结准备；⑤打结（第一个结，后续结）；⑥从腹腔取出针。

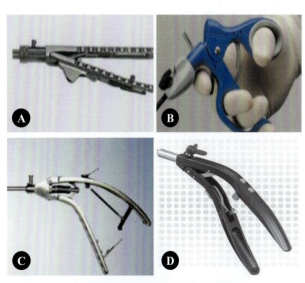

▲ 图 13-3　不同类型持针器握把
A. 轴向手柄；B. 手枪握式手柄；C. 长柄握把；D. 长柄握把

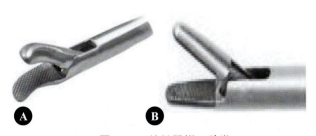

▲ 图 13-2　持针器钳口种类
A. 持针器弯钳口；B. 持针器直钳口

1. 引导缝线进入腹腔

将选定的缝合线引入腹腔是腹腔镜缝合的第一步。缝合线可以通过几种方式进入腹腔，即：①从套管针直接进入；②后进套管针技术；③直接穿透腹壁；④通过开放的阴道口。

(1) 套管针直接进入：套管针直接进入是一种常用的技术，取决于针的大小和套管针的直径。选择合适的套管针直径，用持针器夹住距针尾 1～2cm 处的缝合线，通过选定的套管针插入腹部。对于这种类型的引入，针的直径应该小于套管针的直径。大多数用于腹腔镜缝合的弯针可以很容易地通过标准的 10mm 套管针进入。

(2) 后进套管针技术：后进套管针技术是将缝合线引入腹腔的另一种选择。通常在曲针直径大于套管针直径时使用，例如，通过 5mm 套管针切口部位引入缝合线（图 13-5）。

后进套管针技术包括以下步骤。

- 从腹部取出套管针，将持针器穿过套管针。
- 将缝合线的尾部穿过套管针。
- 将缝针放在套管针的腹内侧。
- 用持针器夹住距针尾 1～2cm 处的缝线。
- 在腹腔镜视野下，将持针器与夹住的缝合线插入腹腔。
- 最后，将套管针插入原位。

(3) 直接穿过腹壁：缝针也可以直接穿透腹壁。

该方法适用于腹壁薄或需要牵引缝合的患者，并且弯针和直针都可以使用。

(4) 通过阴道口：腹腔镜全子宫切除术后，缝合线可通过开放的阴道口引入腹腔，用于闭合穹隆（图 13-6）。

2. 在持针器上装针

在腹腔镜缝合中，这一步的目标是使针体与持针器垂直，然后将缝线引入腹腔，包括以下步骤（图 13-7）。

(1) 在距针尾 1～2cm 处，用持针器夹住缝合线。

(2) 另一只手握着接收器，抓住距针尖约 1/3 处的针体，使针稳定在穿过组织所需的方向上。

(3) 抓钳牢牢抓住针体，用持针器（在距针尾 1～2cm 处夹住缝合线）引导缝针，直到针与内镜垂直（使用推拉技术）。当针体清晰地反射来自内镜的光时，缝针的几何方位确定。

(4) 使用持针器，在离针尾约 1/3 的部位抓住针体。

3. 穿过组织（图 13-8）

4. 打结准备

这是腹腔镜缝合的关键部分。对于初学者，将针头作为打结的支点非常重要。为此，外科医生应将针持成反向 C 形，用持针器抓住针体，针尾朝向自己（图 13-9）。

(1) 第一个结：打第一个结时，将持针器在缝

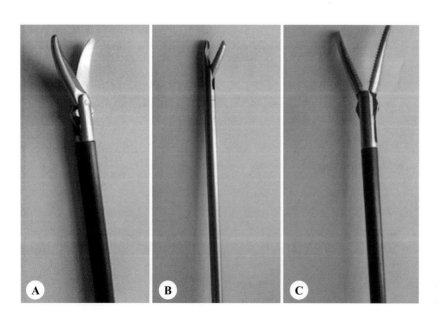

◀ 图 13-4 腹腔镜缝合所需器械图片
A. 腹腔镜手术剪；B. 直持针器；C. 马里兰钳

线与针体凹处的反 C 位置穿过，至少打两圈（图 13-10）。

为了形成安全的第一个结，术者应该至少打两个环。然后，助手将缝线的短尾传递给持针器。持针器抓住缝线的短尾，将其穿过形成的环，形成第一个结。为了拉紧第一个结，在穿过形成的缝合环之前，应把短尾拉到相反的方向。例如，当助理把短尾交给医生时，它位于南端，一旦它穿过医生形成的环，就把短尾拉向北端，拉紧并固定第一个结。

(2) 后续结：后续结通过重复相同的准备、打结和固定过程即可。对于后续的结，绕一圈就足够了。为了固定结，在相对的方向上拉缝线的短尾来收紧结，如北端方向和南端方向。对于单丝缝合线，可能需要多达 4 次的后续结缝合。对于多丝线缝合，可能需要 2 次后续结缝合。

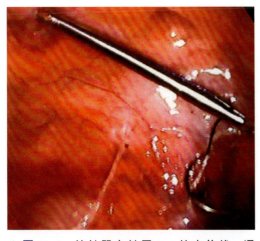

▲ 图 13-5　持针器在针尾 2cm 处夹住线，通过 5mm 套管将针送入腹腔（图片由 Dr. Uche A. Menakaya 和 JUNIC Laparoscopy，Australia 提供）

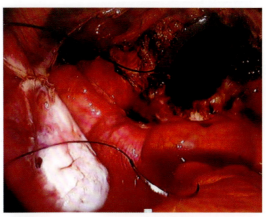

▲ 图 13-6　腹腔镜全子宫切除术时，通过阴道穹隆的开口将 Monocryl 缝合线放入腹腔（图片由 Dr. Uche A. Menakaya 和 JUNIC Laparoscopy，Australia 提供）

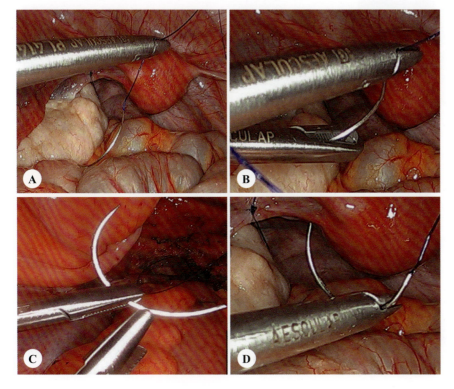

◀ 图 13-7　成功持针的步骤
A. 第一步：在距针尾 1～2cm 处，用持针器夹住缝合线；B. 第二步：另一只手握着接收器，然后使用推拉技巧将针头对准正确方向；C. 第三步：针头反光强烈表明持针位置合适；D. 第四步：持针器在距针尾 1/3 处夹住针准备缝合（图片由 Dr. Uche A. Menakaya 和 JUNIC Laparoscopy，Australia 提供）

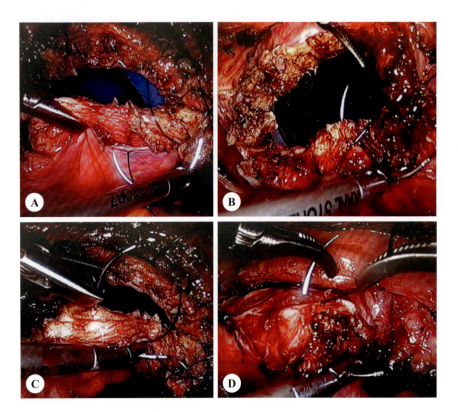

◀ 图 13-8　**A.** 第一步：使用针接收器将目的组织与持针器的轴平行放置；**B.** 第二步：将针头穿过目标组织。在针缝合目标组织前，手腕应该完全向内旋，然后穿过目标组织后转为完全外旋；**C.** 第三步：用持针器将针从目标组织中取出，并将缝线穿过组织；**D.** 第四步：当将针从目标组织（穹隆后壁）取出时，助手帮忙固定缝线（图片由 **Dr. Uche A. Menakaya** 和 **JUNIC Laparoscopy，Australia** 提供）

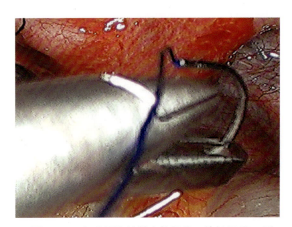

▲ 图 13-9　左手用持针器夹住针体，使针呈反 **C** 形，针尾指向自己。持针器从针凹面的 **C** 字区夹住针，来打第一个结（图片由 **Dr. Uche A. Menakaya** 和 **JUNIC Laparoscopy，Australia** 提供）

（三）腹部取针

在缝合过程的最后，用腹腔镜剪刀剪下缝针。重要的是，要距针尾长 1～2cm 处剪断缝线。要取出缝针，可以使用多种方法。

1. 通过 10mm 通道取针

在腹腔镜手术中通常使用一个 10mm 大小的通道。大多数用于腹腔镜缝合的弯曲针可以通过这些 10mm 大小的通道取出。要做到这一点，通过 10mm 通道插入持针器，并牢牢抓住距离针尾 1～2cm 的残余线。把线从通道拉出来。这个过程应该在腹腔镜直视下进行，因此，医生需要通过另一个通道插入腹腔镜。最重要的是在这个过程中不要去抓弯针的针体，这样抓针将无法通过通道。不要忘记在缝合结束时从腹部取出所有残留的缝线。

2. 通过 5mm 通道取针

也可以在腹腔镜手术结束时通过一个 5mm 大小的通道取出针头。由于弯针的直径大于 5mm 的通道，因此该技术的第一步是将弯针拉直。要做到这一点，需要完成以下操作。

• 用持针器和接收器分别夹住针体距针尾约 1cm 的部位和距针尖约 1cm 的部位。

• 用腹腔镜器械在弯针的两端施加适当的压力，使弯针变直。

• 把弯针转换成直针。

• 抓住距针尾 1～2cm 处的残余缝合线，将针从 5mm 通道取出（图 13-11）。

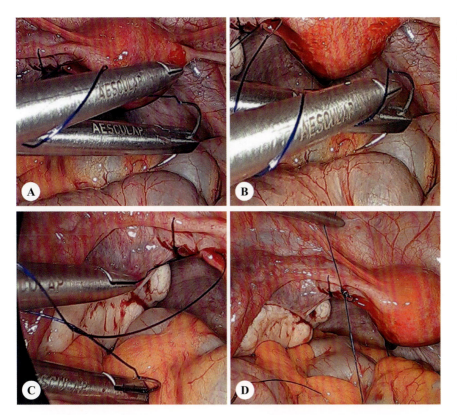

◀ 图 13-10　A. 第一步：打出第一个环；B. 第二步：打好第二个环；C. 第三步：把短线尾穿过第一个环则打好第一个结；D. 第四步：朝相反的方向拉紧并固定第一个结（图片由 Dr. Uche A. Menakaya 和 JUNIC Laparoscopy，Australia 提供）

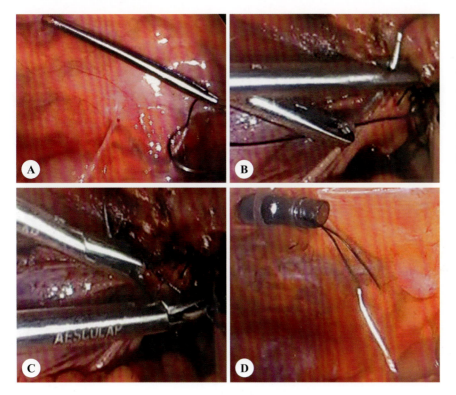

◀ 图 13-11　将弯针拉直后从 5mm 套管中取出的技术

A. 第一步：在手术结束时显露弯针；B. 第二步：用腹腔镜的器械抓住弯针的两端；C. 第三步：用腹腔镜器械施加适当的压力，将弯曲的针头拉直；D. 第四步：抓住离针尾 1～2cm 的残线取出拉直的针头（图片由 Dr. Uche A. Menakaya 和 JUNIC Laparoscopy，Australia 提供）

参 考 文 献

[1] Semm K. Tissue-puncher and loop-ligation. New aids for surgical-therapeutic pelviscopy (laparoscopy). Endoscopy. 1978;10(2):119–24.

[2] Wang X, Li Y, Cai Y, Meng L, Cai H, Liu X, Peng B. Laparoscopic suture training curricula and techniques. Ann Transl Med. 2018;6(11):215.

[3] Olmi S, et al. Scissor-knot-pusher: an instrument for simplified laparoscopic extracorporeal knotting. JSLS. 2003;7:281–4.

[4] Croce E, Olmi S. Intracorporeal knot-tying and suturing techniques in laparoscopic surgery: technical details. JSLS. 2000;4(1):17–22.

[5] Kothari R, Uday S, Sharma D, Thakur DS, Kumar V. A simple and safe extracorporeal knotting technique. JSLS. 2012;16(2):280–2.

[6] Al Fallouji M. Making loops in laparoscopic surgery: state of the art. Surg Laparosc Endosc. 1993;3(6):477–81.

[7] Akindele RA, Fasanu AO, Mondal SC, Komolafe JO, Mishra RK. Comparing extracorporeal knots in laparoscopy using knot and loop securities. World J Lap Surg. 2014;7(1):28–32.

[8] Babettty Z, Sumer A, Altintas S. Knot properties of alternating sliding knots. J Am Coll Surg. 1998;186(4):485–9.

[9] Khattab OS. Role of extracorporeal knots in laparoscopic surgery. http://www.laparoscopyhospital.com/extracorporael_knot.html. Accessed 19 May 2021.

[10] Mishra RK. Text book of practical laparoscopic surgery. New Delhi: Jaypee Brothers medical publishers PVT Ltd; 2007. p. 104–23.

[11] Hudgens J, Pasic RP. Fundamentals of geometric laparoscopy and suturing. 1st ed. GmbH: Endo press; 2015.

第 14 章　卵巢良性肿瘤的腹腔镜治疗
Laparoscopic Management of Benign Ovarian Tumours

Adebiyi Gbadebo Adesiyun　Nkeiruka Ameh　Hajaratu Umar-Sulayman　著

腹腔镜技术在卵巢良性肿瘤治疗中具有重要的地位和独特的优势。妇科腹腔镜手术医生术前应详细评估病例，以排除卵巢恶性肿瘤。术中恶性肿瘤细胞的外溢可能导致肿瘤的扩散，加速疾病的进展，导致不良的预后。卵巢良性肿瘤行腹腔镜手术可减少手术损伤、术后并发症发生率（发热、尿路感染）、术后疼痛程度、住院时间和总费用。此外，腹腔镜下卵巢良性肿瘤手术对于绝经前女性重获生育能力也有重要的意义。

一、卵巢良性肿瘤的类型

良性卵巢肿瘤包括功能性卵巢囊肿（卵泡囊肿和黄体囊肿）、上皮囊肿（浆液性囊肿、黏液性囊肿、子宫内膜异位囊肿）、生发性囊肿（皮样囊肿、卵巢间质肿瘤）和卵巢实性肿块（卵巢纤维瘤、良性 Brenner 瘤）。

二、临床评估

对疑似卵巢肿瘤的患者进行良好的评估是确定肿块是否良性的关键步骤。首先，要考虑患者的月经情况。绝经后患者是指在过去 1 年内没有月经来潮的女性或年龄在 50 岁及以上做过子宫切除术的女性。需要了解的病史，包括月经不规律、盆腔疼痛、泌尿系统症状、肠道症状、体重减轻、腹部充盈 / 肿胀、容易饱腹，以及卵巢癌、肠癌和乳腺癌家族史。

检查应包括评估患者的总体情况，是否有慢性疾病、贫血和腿部水肿的症状。应进行腹部和盆腔检查，检查是否有盆腹腔肿块、肝大、脾大、淋巴结和腹水。肿块的特征应包括大小、平滑度、是否规则、是否有压痛和活动度情况，以及是单侧还是双侧。良性卵巢肿块通常为单侧，表面光滑，活动度好。通过临床检查肿块的活动度、结节性及是否有腹水、是否有压痛去评估卵巢肿瘤的灵敏度低至 15%~51%。临床上发现的恶性肿瘤特征主要为固定、不规则、结节状、双侧、坚硬的肿块并伴有腹水。

三、检查

具体检查包括超声扫描、彩色多普勒、肿瘤标志物、CT、正电子发射体层成像（positron emission tomography，PET）和 MRI。可根据患者的月经状态选择检查方法。辅助检查（如血常规、肝功能检查和肾功能检查）也很重要。

（一）绝经前患者的检查

超声检查：经阴道超声检查（transvaginal scan，TVS）是评估卵巢肿块的首选方法；然而，在肿块较大且需要评估是否可能超出卵巢疾病的情况下，可能需要补充经腹超声检查（transabdominal scan，TAS）[1]。彩色多普勒在卵巢肿瘤诊断中使用比较局限，因为诊断的准确性没有明显提高，但当肿块复杂时，结合三维成像准确性更高[1]。

通过超声检查确定卵巢肿块的以下特征很重要：单房或多房、是否存在实性区、是否转移、是否有腹水、双侧或单侧病变。根据卵巢肿块的超声特征评估肿块的性质，目前广泛使用的是国际卵巢肿瘤分析（The International OvarianTumor

Analysis，IOTA）（表 14-1），此原则的评估基于提示良性肿瘤的超声特征（benign feature，B 特征）和提示恶性肿瘤的超声特征（malignant feature，M 特征）。IOTA 分组规则的灵敏度和特异度分别高达 95% 和 91%。

表 14-1 IOTA 分组简易超声特征	
特征的类型	超声特征
B 特征	单房囊肿，存在最大小于 7mm 的实性成分，存在声影，光滑的多室肿瘤，最大直径小于 100mm，彩色多普勒无血流
M 特征	不规则实体瘤，腹水，至少 4 个乳头状结构，不规则实性多房瘤，最大直径大于 100mm，彩色多普勒血流信号明显

糖类抗原 125（cancer antigen 125，CA125）：CA125 在超声表现为单纯性卵巢囊肿的绝经前患者中的地位有限[1]。35U/ml 是常规使用的 CA125 正常上限参考值。当卵巢囊肿不是单纯液性，并且血清 CA125 高但低于 200U/ml 时，建议进一步评估以排除其他可能导致 CA125 升高的病理原因。除卵巢肿瘤外，CA125 在绝经前女性其他疾病中也可能升高，如子宫内膜异位症、子宫腺肌病、子宫肌瘤、盆腔感染等疾病及引起腹膜刺激的疾病（无论是良性非妇科原因还是转移到腹膜的原发性肿瘤）（表 14-2）。

然而，在吸烟、摄入咖啡因和子宫切除术等情况下，CA125 水平较低。这就表明在解释 CA125 的水平是高还是低时需要谨慎。当 CA125 升高但低于 200U/ml 时建议动态测量 CA125 以排除其他原因引起的 CA125 升高。CA125 水平快速升高可能提示恶性病变。如果 CA125 水平过高，就需要转诊给肿瘤科医生。然而，如果存在复杂的卵巢肿块并怀疑其可能是生殖细胞肿瘤，那就需要检测甲胎蛋白、人绒毛膜促性腺激素和乳酸脱氢酶[1]。

影像学：CT 和 MRI 等影像学对卵巢良性肿块

表 14-2 CA125 升高的原因	
编 号	原 因
1	盆腔炎
2	子宫肌瘤
3	子宫内膜异位症
4	子宫腺肌病
5	卵巢囊肿蒂扭转
6	卵巢囊肿出血
7	非妇科原因引起的腹膜刺激：肺结核、肝硬化、肝炎、胰腺炎、腹膜炎、胸膜炎、腹水
8	乳腺、胰腺、肺、结肠原发性肿瘤转移对腹膜的刺激

的常规评估在诊断恶性肿瘤方面并没有比 TVS 更高的准确性[2]。不过当卵巢肿块比较复杂时，CT 和 MRI 可能会有益处。

评估卵巢肿瘤恶变的风险是必要的。恶性肿瘤风险指数 I（risk of malignancy index I，RMI I）因其简单和可重复性而受到青睐[2]。尽管 RMI I（表 14-3）对于绝经前女性 CA125 水平升高的其他原因无法准确判断，但其在检测卵巢恶性肿瘤方面的灵敏度和特异度高达 78% 和 87%。

（二）绝经后患者的检查

超声：TVS 在卵巢囊肿的诊断中具有重要的价值，当肿块超出 TVS 视野时可采用 TAS。单纯性卵巢囊肿的超声表现为圆形 / 椭圆形，壁薄，无分隔，后部无液性回声及回声增强[2]。复杂的卵巢囊肿具有以下一种或多种特征：多房囊肿、实性结节和乳头状突起（如果存在）。这些可能与恶性肿瘤有关。彩色多普勒、脉冲和频谱多普勒、三维超声检查在常规筛查和初步评估中并不重要，因为它与提高诊断准确性无关[2]。同样，不建议使用 CT、MRI 和正电子发射计算机断层成像（positron emission tomography-computed tomography，PET-CT）扫描对绝经后卵巢囊肿进行初步评估[2, 3]，但在复杂卵巢肿块和怀疑转移性肿瘤的检查评估中，

表 14-3　恶性肿瘤风险指数 Ⅰ（RMI Ⅰ）
• RMI Ⅰ=U×M×CA125
• U 为超声检查结果，出现以下情况各打 1 分：多房囊肿、实性区、转移、腹水和双侧病变
• U=0 表示超声评分为 0
• U=1 表示超声评分为 1
• U=3 表示超声评分为 2～5
• M 是绝经情况：1= 绝经前，3= 绝经后
• CA125 是在血清中以 U/ml 测量

可使用 CT、MRI 和 PET-CT。

CA125：在绝经后女性中，CA125 是唯一推荐用于卵巢囊肿常规初步评估的肿瘤标志物[2]。由于 CA125 被包括在 RMI Ⅰ 的算法中，该算法在区分良恶性肿瘤方面有 78% 的灵敏度和特异度，因此仍然需要排除 CA125 升高的其他原因。其他肿瘤标志物不常规用于评估绝经后卵巢囊肿。在 RMI Ⅰ 为 200U/ml 及以上的情况下，建议将患者转诊至妇科肿瘤科。

四、腹腔镜手术治疗卵巢良性肿瘤

在决定手术干预之前，应考虑患者是否可进行保守治疗。绝经前患者单纯性卵巢囊肿直径小于 5cm，考虑为生理性囊肿，不需要随访。然而，如果单纯性卵巢囊肿尺寸为 5～7cm，则建议每年随访一次[3, 4]。

对于较大的囊肿需要进一步的影像学检查。绝经后患者单侧无症状卵巢囊肿直径小于 5cm，CA125 值正常，可保守处理，4～6 个月后重新评估[3, 5]。

腹腔镜手术的选择

对于良性卵巢肿瘤，可在腹腔镜下进行囊液抽吸、囊肿切除术、卵巢切除术和输卵管 – 卵巢切除术。腹腔镜手术由于术后并发症发生率低、成本效益高、恢复快、出院早等优点，是绝经前患者卵巢良性肿瘤的首选治疗方法。然而，较大的肿瘤和实体成分的存在可能需要考虑是否进行开腹手术。外科医生已经报道了在腹腔镜下将气腹针从左肋部插入来处理巨大的卵巢肿瘤，以防止囊肿意外破裂。然而，一些外科医生却认为，对巨大卵巢肿块进行腹腔镜手术无法充分发挥腹腔镜手术的优点[3, 5]。在绝经后良性卵巢囊肿患者中，RMI Ⅰ 小于 200U/ml 的恶性风险较低，可以通过腹腔镜进行双侧输卵管卵巢切除术，而不是抽吸或囊肿切除术[4]。

1. 抽吸

卵巢囊肿经腹腔镜或阴道抽吸后，囊肿会因为再次积聚而复发。在大的卵巢囊肿切除前，可以进行囊肿抽吸以减少张力和避免意外泄漏。外科医生可以考虑使用组织取物袋来防止囊肿内容物泄漏。对于绝经后的女性，不推荐抽吸卵巢囊肿，因为囊液细胞学的诊断价值低，囊肿可能复发，并且在被误诊为良性的情况下可能会溢出癌细胞[4]。

方法：使用 Endo Clinch 钳固定卵巢韧带（图 14–1）。

在卵巢的反肠系膜侧，将套管或 5mm 抽吸针插入囊肿内进行抽吸。抽吸后可冲洗囊肿腔。

2. 囊肿切除术

在绝经前患者中，囊肿切除术有利于保留卵巢门周围的实质组织，从而保留生育能力[1]。绝经后患者一般不选择囊肿切除术[2]。腹腔镜手术中意外囊肿破裂的发生率高于开腹手术[4]。

技术要点：放置举宫器牵引子宫，以便观察附件，分离粘连后自卵巢窝拉出卵巢。用 Endo Clinich 钳夹持卵巢韧带，以便于显露。在卵巢门旁边，使用单极电刀切开囊肿壁。用无损伤

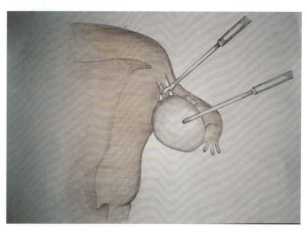

▲ 图 14–1　在卵巢囊肿抽吸手术前固定卵巢韧带

Markowitz 钳或 Dorsey 钳夹住卵巢皮层，确定卵巢的分离面，用圆头弯剪进行解剖（图 14-2）。

在囊肿完整切除之前，使用双极电凝凝固囊肿的供血血管。对于巨大的卵巢囊肿，先抽吸囊液，然后用冷剪刀钝性分离卵巢皮层和囊肿壁。使用无创伤镊子夹住切口两端的边缘以保持固定。在确定卵巢切面后，使用 Manhes 钳从卵巢实质中剥离囊肿壁。使用双极电凝止血，如果发现卵巢组织突出，说明血已经凝固。最后，如果卵巢边缘重叠，可让其自行愈合；如果不重叠，需要使用缝合线缝合边缘。

在进行腹腔镜卵巢囊肿切除术时应谨慎。这是因为囊肿的内容物可能会意外溢出到腹膜腔，导致化学性肉芽肿性腹膜炎[6]。建议将囊肿完整地切除在腹腔镜袋或内镜背袋中，随后装入标本取物袋中取出[6]。如果发生医源性囊肿破裂，建议尝试将溢出物限制在盆腔下部，避免进入肠襻之间的间隙[6]，然后用 37℃生理盐水溶液冲洗，直到冲洗液中没有脂肪颗粒。冲洗可减少炎症反应和粘连形成[6]。

3. 卵巢切除术

对于绝经前患者的良性卵巢肿块，只有在卵巢组织明显萎缩或缺失的情况下才建议进行卵巢切除术[1]。建议通过脐部切口使用腹腔镜取物袋取出标本。

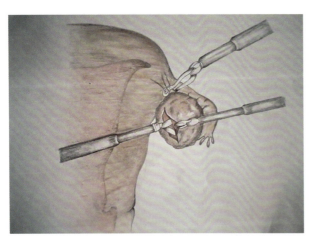

▲ 图 14-2　卵巢囊肿切除术中剖离面的评估

技术要点：用 Endo Clinch 钳固定卵巢。宽面双极钳从子宫一侧开始，通过逐渐夹住并凝固卵巢系膜和输卵管系膜，直到到达输卵管伞端来凝固卵巢韧带。

4. 输卵管卵巢切除术

对于绝经后患者，建议通过输卵管卵巢切除术治疗良性卵巢肿块。对于绝经前的患者，当良性卵巢肿瘤占据输卵管时，也可考虑该手术。

技术要点：通过牵引将附件抬起，确定输尿管走行。将输尿管向外侧移位，远离骨盆漏斗韧带。使用宽面双极钳夹住包含卵巢血管的漏斗韧带，并进行电凝。使用冷刀切断血管。夹住卵巢固有韧带和输卵管峡部，进行电凝并切断。

结论

良性卵巢肿瘤是常见的妇科疾病，可能需要手术干预。目前良性卵巢肿瘤在排除恶性可能后建议行腹腔镜手术。恶性肿瘤患者应转到妇科肿瘤科就诊。腹腔镜手术的最大优点是可保护卵巢的生殖能力。

学习要点

- 良性卵巢肿瘤的最佳治疗方法是腹腔镜手术。
- 详细的术前评估以排除恶性肿瘤是必不可少的，然后再对患者进行腹腔镜手术。
- 了解患者的绝经状态及肿块是单纯还是复杂的，对后续评估和指导是很重要的。
- 如有可能，手术标本应进行快速冰冻切片以排除恶性肿瘤。
- 在适用的情况下，建议使用标本取物袋，以防止囊肿内容物在腹腔内溢出和随后可能发生的腹膜炎。
- 如果发生医源性破裂和皮样囊肿内容物溢出，应用大量的等温生理盐水冲洗。

参考文献

[1] Royal College of Obstetricians and Gynaecologists. Management of suspected ovarian masses in premeno-pausal women. Green-top guideline No. 62. RCOG/BSGE joint guideline I November 2011.

[2] Timmerman D, Ameye I, Fishcherova D, Epstein E, Mellis GB, Guerriero S, et al. Simple ultrasound rules to distinguish between benign and malignant adnexal masses before surgery: prospective validation by IOTA group. BMJ. 2010;341:c6839.

[3] Royal College of Obstetricians and Gynaecologists. Management of ovarian cysts in postmenopausal women. Green-top guideline No. 34. July 2016.

[4] Mencaglia L, Minelli L, Wattiez A. Laparoscopic treatment of adnexal masses. In: Manual of gynaecological laparoscopic surgery. 2nd ed. Endo Press, Tuttlingen, Germany. 2010:151–163.

[5] Tingulstad S, Hagen B, Skjeidestad FE, Onsrud M, Kiserud T, Halvorsen T, et al. Evaluation of a risk of malignancy index based on serum CA125, ultrasound findings and menopausal status in the pre-operative diagnosis of pelvic mass. Br J Obstet Gynaecol. 1996;103:826–31.

[6] Mecke H, Savvas V. Laparoscopic surgery of dermoid cysts–intra operative spillage and complications. Eur J Obstet Gynaecol Reprod Biol. 2001;96:80–4.

第 15 章　腹腔镜卵巢打孔术
Laparoscopic Ovarian Drilling

Lilian Ugwumadu　Emmanuel Kalu　著

多囊卵巢综合征（polycystic ovary syndrome，PCOS）是一种常见的内分泌紊乱疾病，影响着约 10% 的女性。临床症状包括月经过少 / 闭经，临床特征为高雄激素血症和无排卵[1]。55%～75% 的 PCOS 患者因慢性无排卵而不孕[2-4]。20 世纪 30 年代，Stein 和 Leventhal 首次将卵巢楔形切除作为无排卵性 PCOS 患者的促排卵方法[5]。20 世纪 60 年代，枸橼酸氯米芬作为一种有效的促排卵方法被引入，同时卵巢楔形切除术由于其相关并发症及盆腔粘连的高发生率在很大程度上被弃用[6]。目前，枸橼酸氯米芬仍然是无排卵性 PCOS 患者促排卵的一线推荐药物[7, 8]。无排卵女性接受枸橼酸氯米芬治疗后的排卵率为 75%～80%，6 个周期累计妊娠率为 60%[9]。约 20% 的 PCOS 患者对枸橼酸氯米芬没有反应（氯米芬耐药）。氯米芬耐药患者的治疗包括使用促性腺激素诱导排卵（ovulation induction，OI）或腹腔镜卵巢打孔术（laparoscopic ovarian diathermy，LOD）。两种治疗方案的疗效相似。但是，促性腺激素诱导排卵法有增加多卵泡发育、卵巢过度刺激和多胎妊娠的风险，并且患者需要定期进行超声扫描监测，治疗成本高。而 LOD 手术治疗后通常为单卵泡发育，不仅消除了多胎妊娠的风险，还同时提供了评估盆腔是否存在其他可通过手术治疗的并发症的机会，可能有助于增加自然受孕概率。然而，LOD 是侵入性的，因此不推荐作为无排卵患者的一线治疗方法。

一、腹腔镜卵巢打孔的作用机制

尽管这项技术在过去 20 年被广泛使用，但其作用机制仍然未完全明晰。目前最合理的推论是卵巢内产生雄激素的组织遭到破坏，血中雄激素浓度降低、外周转化降低，可能会导致雌激素（oestrone，E_1）下降。E_1 的下降可能导致垂体对黄体生成素（luteinizing hormone，LH）的正反馈及对促卵泡激素（follicle-stimulating hormone，FSH）的负反馈减少，从而启动卵泡的募集和发育，接着进入后续排卵过程[10]。卵巢热损伤和手术引起的卵巢血流量增加导致炎性生长因子（如胰岛素样生长因子 1）的产生，影响卵巢 – 垂体反馈机制，促进促性腺激素的释放[11, 12]。

二、适合行 LOD 的病例选择和患者预后预测因素

平均而言，20%～30% 的无排卵性 PCOS 患者对 LOD 没有反应，可能是由于卵巢间质破坏不足或卵巢固有抵抗[13]。不良预后因素包括明显的肥胖（BMI≥35kg/m^2）、明显的高雄激素血症（睾酮≥4.5nmol/L 或 FAI≥15）和（或）长期不孕（>3 年）。然而，患者行 LOD 术前 LH 浓度高（≥10U/L）似乎预示着更高的妊娠概率。年龄、是否有痤疮、月经模式、LH/FSH 比值和卵巢体积似乎并不影响接受 LOD 的患者的预后[14]。血清抗米勒管激素水平（anti-müllerian hormone，AMH）与患者的临床预后呈负相关。血清 AMH 浓度高于 7.7ng/ml 可能提示接受 LOD 的 PCOS 女性预后不良[15]。

三、手术技巧

应用三通道腹腔镜手术，同时评估盆腔是否

存在其他可能需要手术治疗的并发症。用一对无损伤钳夹紧子宫卵巢韧带，将卵巢抬起并固定在远离盆腔侧壁和肠道的位置，以避免直接或间接的热损伤。传统上，使用带有双重绝缘可伸缩针头的腹腔镜单极电刀从若干点位穿刺卵泡。当针穿入卵泡时，绝缘锥控制穿入深度，最大限度地减少卵巢表面的热损伤。重要的是，打孔部位应远离卵巢门，以避免损伤卵巢血管（这可能增加卵巢功能衰竭的风险）；打孔的位置也应该远离输卵管。

针穿过卵泡后，通常激活单极电凝电流 4s，功率设置为 40W。电流在穿透卵巢表面之前不应被激活，以避免电损伤，并尽量减少因炭化效应对卵巢表面造成的损害及随后可能产生的粘连。然而，为便于针头插入，需要进行短暂的电凝。传统上在每个卵巢上打 4 个孔，然后用生理盐水冲洗卵巢，使其冷却，随后将其归位（图 15–1）。

四、剂量反应

在不同的研究中，每个卵巢上的热能停留时间和打孔次数差别很大。在一项对 161 例接受 LOD 的患者的回顾性研究发现，行 2 次打孔预后并不理想，3 次打孔（450J/ 卵巢）似乎代表了一个平台剂量，超过这个剂量后没有观察到预后得到进一步的改善。7 次或更多穿刺似乎与卵巢储备减少有关，提示卵巢过度破坏[16]。在一项对 30 例接受 LOD 的无排卵性 PCOS 患者的前瞻性研究中，发现每个卵巢打孔 4 次（600J），每次穿刺功率 30W，持续 5s（单次 150J），每个卵巢穿刺 4 次

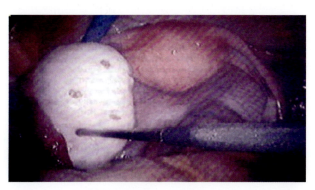

▲ 图 15–1　腹腔镜卵巢打孔术（图片由 Mr.E Kalu 提供）

（共 600J）可达到最佳预后，其排卵率和妊娠率均为 67%[17]。在最近的一项随机对照试验中，每组 60 例女性分别接受了 60J/cm³（基于卵巢体积）的调整热剂量与 4 个孔共 600J/ 卵巢（无论体积大小）的固定热剂量。结果显示，基于卵巢体积接受调整热剂量的女性比固定热剂量有更好的生育结果[18]。因此建议使用基于卵巢体积的热剂量。基于卵巢体积的剂量为 60J/cm³ 时，与固定剂量为 600J/ 卵巢相比，排卵、妊娠率和周期调节效果更好，而粘连形成率相似[18]。

五、电刀的选择

曾有几位作者使用 Gjonnaess 等[19] 的技术，使用活检钳在卵巢表面制造一个凹坑，并施加单极电流[20-23]。Pelosi 等使用单极电热针[24]，Merchant 使用低瓦特双极电流穿透卵巢囊壁，并凝固所有可见囊肿[25]。这些技术的总体结果类似。Darwish 等在一项小型随机对照试验中比较了使用单极和双极 LOD 的安全性和有效性，发现双极 LOD 优于单极 LOD，其恢复自然排卵和自然妊娠的概率明显更高[26]。然而，这项研究的规模很小，每组只有 20 例患者。

六、单侧或双侧 LOD

单侧 LOD（ULOD）的概念最早由 Balen 和 Jacobs 提出，目的是尽量减少对卵巢的潜在影响[27]。作者得出结论，单侧 LOD 与双侧 LOD（BLOD）对血清 LH 浓度的影响相似[27]。其他研究也证实了这些发现[28-31]。

七、是否需要重复打孔

Amer 等研究了重复 LOD 治疗 PCOS 的有效性。在一项包括 20 例于 1～6 年前接受过 LOD 的患者的回顾性研究中[32]，作者报道了 LOD 患者的总体排卵率和妊娠率分别为 60% 和 53%，LOD 敏感患者手术结局在这两个指标上都优于 LOD 耐受患者（分别为 83% 和 67% vs. 25% 和 29%）。然而，重复 LOD 增加了粘连形成和卵巢储备减少的风险。

未来，在其成为常规治疗手段前，需要更大规模的随机对照试验来探讨解决这个问题[8]。

八、体外受精治疗前腹腔镜卵巢打孔

一项针对 50 例患者的试验发现，未进行体外受精（in vitro fertilization，IVF）前行 LOD 对妊娠、多胎妊娠、活产、流产和卵巢过度刺激综合征（ovarian hyperstimulation syndrome，OHSS）比例具有显著影响[33]。Eftekhar 等也描述了类似的发现。然而，IVF 前行 LOD 女性的 OHSS 发生的比例显著降低，其被认为是管理有 OHSS 病史患者的一种有用技术[34]。

九、腹腔镜卵巢打孔的并发症

除了与腹腔镜相关的并发症外，LOD 手术特有的并发症还包括卵巢周围 / 盆腔粘连的形成及卵巢损伤，这可能导致卵巢储备减少或卵巢功能衰竭。

Greenbalt 等在 8 例腹腔镜复查的患者中均发现卵巢粘连[35]。Gurgan 等描述了 7 例患者中有 6 例电刀治疗后出现粘连，10 例患者中有 8 例使用 Nd/YAG 激光治疗后出现粘连[36]。在 Gurgan 等的研究中，对于具有氯米芬耐药的无排卵 PCOS 患者，19 例患者在初始腹腔镜检查后 3～4 周进行粘连松解（19 例），另外 20 例患者则进行保守管理，两组患者在 6 个月后的妊娠率没有明显差异[36, 37]。Liguori 等也在 90 例 LOD 术后进行了 30s 的腹腔镜检查，发现 30 例中有 7 例（23%）出现轻度至中度粘连[38]。Felemban 等的一项研究报道了 17 例患者术后粘连率为 27%[21]。总体而言，不同该研究中 LOD 后粘连的发生率各不相同，在 0%～70% 波动[39]。Cochrane 综述得出结论，没有足够的证据表明腹腔镜技术影响粘连形成的程度[40]。LOD 的另一个潜在风险是医源性卵巢损伤，可能导致卵巢储备减少或卵巢早衰，这种并发症极为罕见，

但可能发生在过度破坏正常卵巢卵泡或无意损害卵巢的血液供应之后。令人欣慰的是，Amer 等对 116 例 LOD 患者进行了 9 年的随访，没有发现卵巢早衰[41, 42]。通过尽量减少打孔次数和在电灼过程中小心避开卵巢门，理论上可以很大程度地减少卵巢功能衰竭的风险。

结论

对于氯米芬耐药的无排卵 PCOS 患者，LOD 是一种安全有效的促排卵手术。在符合要求的病例中，排卵率可高达 80%，累积妊娠率高达 70%。根据卵巢体积给予热剂量似乎比使用固定热剂量更有效。应用良好的基本手术原则，包括确保良好的止血和打孔后冷却卵巢，将最大限度地减少粘连的形成。LOD 导致卵巢功能衰竭的风险非常小。但必须避免深度和过度应用热能，特别要避开卵巢门区域，防止影响卵巢储备，降低了卵巢衰竭的风险。

学习要点

- 卵巢韧带用无损伤钳夹住。
- 抬起卵巢使其远离肠道并固定。
- 使用单极电针探头。
- 穿刺针应远离卵巢门和输卵管。
- 功率设置为 40W。
- 整个针刺入囊内。
- 电灼 4s。
- 在每个卵巢上穿刺 4 个孔。
- 在钻孔过程结束时用生理盐水冷却卵巢。
- 避免过度 / 深度电灼。
- 避免在卵巢门周围打孔。
- 建议根据卵巢体积使用热剂量。卵巢体积 $60J/cm^3$ 的剂量比 600J/ 卵巢的固定剂量有更好的促排卵、提高妊娠率和周期调节效果。

参考文献

[1] Rotterdam ESHRE/ASRM-Sponsored PCOS Consensus Workshop Group. Revised 2003 consensus on diagnostic criteria and long-term health risks related to polycystic ovary syndrome (PCOS). Hum Reprod. 2004;19:41–7.

[2] Kovacs G, Wood C. The current status of polycystic ovary syndrome. Aust N Z J Obstet Gynecol. 2001;41:65–8.

[3] Guzick D. Polycystic ovary syndrome. Symptomatology, pathophysiology and epidemiology. Am J Obstet Gynecol. 1998;179:89–93.

[4] Slowey MJ. Polycystic ovary syndrome: new perspective on an old problem. South Med J. 2001;94:190–5.

[5] Stein IF, Leventhal ML. Amenorrhoea associated with bilateral polycystic ovaries. Am J Obstet Gynaecol. 1935;29:181–91.

[6] Greenblatt RB. Chemical induction of ovulation. Fertil Steril. 1961;12:402–4.

[7] National Institute for Health and Care Excellence. Fertility: assessment and treatment for people with fertility problems (NICE, London) CG156. 2013. http://www.nice.org.uk/CG156. Accessed 30 June 2018.

[8] Thessaloniki ESHRE/ASRM-Sponsored PCOS Consensus Workshop Group. Consensus on infertility treatment related to polycystic ovary syndrome. Hum Reprod. 2008;23(3):462–77.

[9] Amer SA, Li TC, Metwally M, Emarh M, Ledger WL. Randomized controlled trial comparing laparoscopic ovarian diathermy with clomiphene citrate as a firstline method of ovulation induction in women with polycystic ovary syndrome. Hum Reprod. 2009;24:219–25.

[10] Armar NA, McGarrigle HHG, Honour J, et al. Laparoscopic ovarian diathermy in the management of anovulatory infertility in women with polycystic ovaries: endocrine changes and clinical outcome. Fertil Steril. 1990;53:45–9.

[11] Rossmanith WG, Keckstein J, Spatzier K, Lauritzen C. The impact of ovarian laser surgery on the gonadotrophin secretion in women with polycystic ovarian disease. Clin Endocrinol. 1991;34:223–30.

[12] Seow KM, Juan CC, Hwang JL, Ho LT. Laparoscopic surgery in polycystic ovary syndrome: reproductive and metabolic effects. Semin Reprod Med. 2008;26:101–10.

[13] Amer SAK, Gopalan V, Li TC, Ledger WL, Cooke ID. Long-term follow-up of patients with polycystic ovarian syndrome after laparoscopic laser: clinical outcome. Hum Reprod. 2002;17:2035–42.

[14] Amer S, Li TC, Ledger WL. Ovulation induction using laparoscopic ovarian drilling in women with polycystic ovarian syndrome: predictors of success. Hum Reprod. 2004;19(8):1719–24.

[15] Amer S, Li TC, Ledger WL. The value of measuring anti-Müllerian hormone in women with anovulatory polycystic ovary syndrome undergoing laparoscopic ovarian diathermy. Hum Reprod. 2009; 24:2760–6.

[16] Amer SA, Li TC, Cooke ID. Laparoscopic ovarian diathermy in women with polycystic ovarian syndrome: a retrospective study on the influence of the amount of energy used on the outcome. Hum Reprod. 2002;17:1046–51.

[17] Amer S, Li TC, Cooke ID. A prospective dose finding study of the amount of energy required for laparoscopic ovarian diathermy in women with polycystic ovarian syndrome. Hum Reprod. 2003;18:1693–8.

[18] Zakherah MS, Kamal MM, Hamed HO. Laparoscopic ovarian drilling in polycystic ovary syndrome: efficacy of adjusted thermal dose based on ovarian volume. Fertil Steril. 2011;95:1115–8.

[19] Gjonnaess H. Polycystic ovarian syndrome treated by ovarian electrocautery through the laparoscope. Fertil Steril. 1984;41:20–5.

[20] Naether OGJ, Fischer R, Weise HC, Geiger-Kotzler L, Delfs T, Rudolf K. Laparoscopic electrocoagulation of the ovarian surface in infertile patients with polycystic ovarian disease. Fertil Steril. 1993;60:88–94.

[21] Felemban A, Tan SL, Tulandi T. Laparoscopic treatment of polycystic ovaries with insulated needle cautery: a reappraisal. Fertil Steril. 2000;73(2):266–9.

[22] Greenblatt E, Casper RF. Endocrine changes after laparoscopic ovarian cautery in polycystic ovarian syndrome. Am J Obstet Gynaecol. 1987;156:279–85.

[23] Lemieux S, Lewis GF, Ben-Chetrit A, Steiner G, Greenblatt EM. Correction of hyperandrogenemia by laparoscopic ovarian cautery in women with polycystic ovarian syndrome is not accompanied by improved insulin sensitivity or lipid-lipoprotein levels. J Clin Endocrinol Metab. 1999;84:4278–82.

[24] Pelosi MA, Pelosi MA. Laparoscopic electrosurgical furrowing technique for the treatment of polycystic ovaries. J Am Assoc Gynaecol Laparosc. 1996;4:57–62.

[25] Merchant RN. Treatment of polycystic ovary disease with laparoscopic low-watt bipolar electrocoagulation of the ovaries. J Am Assoc Gynaecol Laparosc. 1996;3:503–8.

[26] Darwish AM, Metwally A, Shaaban MM, et al. Gynecol Surg. 2016;13:179.

[27] Balen AH, Jacobs HS. A prospective study comparing unilateral and bilateral laparoscopic ovarian diathermy in women with the polycystic ovary syndrome. Fertil Steril. 1994;62(5):921–5.

[28] Roy KK, Baruah J, Moda N, Kumar S. Evaluation of unilateral versus bilateral ovarian drilling in clomiphene citrate resistant cases of polycystic ovarian syndrome. Arch Gynecol Obstet. 2009;280(4):573–8.

[29] Youssef H, Atallah MM. Unilateral ovarian drilling in polycystic ovary syndrome: a prospective randomized study. Reprod Biomed Online. 2007;15(4):457–62.

[30] Sharma M, Kriplani A, Agarwal N. Laparoscopic bipolar versus unipolar ovarian drilling in infertile women with resistant polycystic ovarian syndrome: a pilot study. J Gynaecol Surg. 2006;22(3):105–11.

[31] Al-Mizyen E, Grudzinskas JG. Unilateral laparoscopic ovarian diathermy in infertile women with clomiphene citrate-resistant polycystic ovary syndrome. Fertil Steril. 2007;88(6):1678–80.

[32] Amer SA, Li TC, Cooke ID. Repeated laparoscopic ovarian diathermy is effective in women with anovulatory infertility due to polycystic ovary syndrome. Fertil Steril. 2003;79:1211–5.

[33] Rimington MR, Walker SM, Shaw RW. The use of laparoscopic ovarian electrocautery in preventing cancellation of in vitro fertilization treatment cycles due to risk of ovarian hyperstimulation syndrome in women with polycystic ovaries. Hum Reprod. 1997;12(7):1443–7.

[34] Eftekhar M, DehghaniFiroozabadi R, Khani P, Ziaei Bideh E, Forghani H. Effect of laparoscopic ovarian drilling on outcomes of in vitro fertilization in clomiphene-resistant women with polycystic ovary syndrome. Int J Fertil Steril. 2016;10(1):42–7.

[35] Greenblatt E, Casper R. Adhesion formation after laparoscopic ovarian cautery for polycystic ovarian syndrome: lack of correlation with pregnancy rate. Fertil Steril. 1993;60:766–70.

[36] Gurgan T, Kisnisci H, Yarali H, Develioglu O, Zeyneloglu H, Aksu T. Evaluation of adhesion formation after laparoscopic treatment of polycystic ovarian disease. Fertil Steril. 1991;56:1176–8.

[37] Gurgan T, Urman B, Aksu T, Yarali H, Develioglu O, Kisnisci HA. The effect of short-interval laparoscopic lysis of adhesions on pregnancy rates following Nd-YAG laser photocoagulation of polycystic ovaries. Obstet Gynecol. 1992;80(1):45–7.

[38] Liguori G, Tolino A, Moccia G, Scognamiglio G, Nappi C. Laparoscopic ovarian treatment in infertile patients with polycystic ovarian syndrome (PCOS): endocrine changes and clinical outcome. Gynecol Endocrinol. 1996;10:257–64.

[39] Gomel V, Yarali H. Surgical treatment of polycystic ovary syndrome associated with infertility. Reprod Biomed Online. 2004;9:35–42.

[40] Farquhar C, Brown J, Marjoribanks J. Laparoscopic drilling by diathermy or laser for ovulation induction in anovulatory polycystic ovary syndrome. Cochrane Database Syst Rev. 2012;6:CD001122.

[41] Amer S, Li TC, Banu Z, Cooke ID. Long term follow up of patients with polycystic ovarian syndrome after laparoscopic ovarian drilling: endocrine and ultraso-nographic outcomes. Hum Reprod. 2002;17:2851–7.

[42] Amer S, Li TC, Gopalan V, Ledger WL, Cooke ID. Long term follow up of patients with polycystic ovarian syndrome after laparoscopic ovarian drilling: clinical outcome. Hum Reprod. 2002;17:2035–42.

第 16 章　腹腔镜输卵管手术及异位妊娠的腹腔镜治疗
Laparoscopic Tubal Surgery and Laparoscopic Management of Ectopic Pregnancy

Adebayo Alade Adewole　Oluseyi Ayoola Asaolu　Abdulhakeem Olajide Akintobi　著

　　输卵管是女性生殖器官的重要组成部分，负责运输卵细胞或输送受精卵到子宫腔。输卵管疾病可能影响其解剖和生理功能，是导致不孕不育的一个重要原因。尤其是在非常重视生育的非洲，那里的生育费用很高，无法生育可能为家庭带来重大挑战。发达国家中 25%～35% 的女性不孕症是由输卵管疾病造成的[1, 2]。在尼日利亚，输卵管因素占不孕症原因的 42%～63.6%[3-5]。在处理各种输卵管疾病时，保留原有的解剖和生理功能给妇科医生带来了巨大的挑战。过去，输卵管手术是通过开放性手术完成的，后来逐渐演变为组织处理相对温和的显微外科手术，最近又发展为腹腔镜输卵管手术[2]。

一、腹腔镜输卵管手术的研究进展

　　德国妇科医生 Kurt Semm 博士是现代腹腔镜手术史上最有影响力的早期倡导者之一，专门研究不孕症。他开发了用于卵巢囊肿切除术、肌瘤切除术、异位妊娠治疗、阑尾切除术和子宫切除术的腹腔镜技术。尽管 Semm 博士和其他杰出的先驱们做了大量工作，但直到 20 世纪 80 年代，妇科腹腔镜仍主要用于诊断和输卵管结扎术[2, 6]。

　　第一次在腹腔镜下进行的输卵管手术是用作避孕的双侧输卵管结扎术。目前，这是世界上最常用的女性手术避孕方法。这种避孕方法已经从 Palmer 和 Steptoe 使用的单极技术发展到 Rioux 和 Kleppinger 使用的双极技术，再到现在发展为便于复通的硅橡胶带和弹簧夹封闭式避孕方法[2, 6, 7]。输卵管手术逐渐发展并用于包括输卵管绝育后复通、输卵管堵塞和输卵管异位妊娠等。这些手术操作包括输卵管伞端成形术、输卵管整形术、输卵管造口术、腹腔镜引导下的输卵管插管、输卵管切除术、输卵管切开术和输卵管妊娠取出术[2]。

二、附件的解剖和腹腔镜视角

　　受精通常发生在两根输卵管内靠近卵巢末端的地方（图 16-1）。每根输卵管长 10～12.5cm，沿着阔韧带的游离边缘曲折前行。每个输卵管都包括壁内段（间质或子宫段）；管腔段，向外侧延伸进入峡部的腔内，向内进入子宫腔；峡部，继续向外侧延伸至壶腹，终止于壶腹部的伞状漏斗端[8-10]。

　　输卵管的血供主要来自于卵巢动脉和子宫动脉（图 16-2）。离开输卵管的静脉进入与动脉平行的阔韧带，并流入卵巢的盘状神经丛和子宫静脉。淋巴管引流流向腹主动脉旁淋巴结[8-10]。峡部汇入腹股沟浅表淋巴结。输卵管的神经来自交感神经和副交感神经。交感神经来源于腹下神经丛。副交感神经的分布使得输卵管的外侧部分通过迷走神经分支获得供应，而输卵管的内侧部分通过盆腔内脏分支获得供应。传入神经在 T_{11}～L_2 脊柱神经根水平进入脊髓[8-10]。输卵管的外部肌肉层由不完整的外纵层和内环层组成（图 16-3）。

　　黏膜皱褶被柱状上皮覆盖，柱状上皮由两种细胞组成，一种是漏斗部位的运动纤毛细胞，另一种是峡部和壁内腺分泌细胞[8-10]。

　　在腹腔镜视角下，输卵管位于圆韧带的后上方，有时需要对子宫或圆韧带进行一些操作才

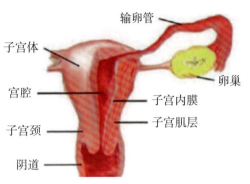

▲ 图 16-1　输卵管的解剖图

引自 https://histologyblog.com/2013/07/13/histoquarterlyfallopian-tube/；经许可转载，引自 https://commons.wikimedia.org/wiki/File：Uterine_anatomy.jpg）

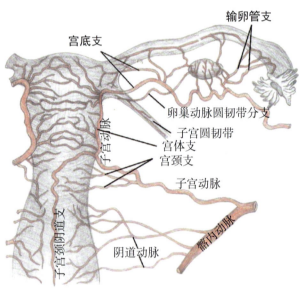

▲ 图 16-2　输卵管的血供

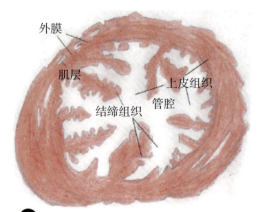

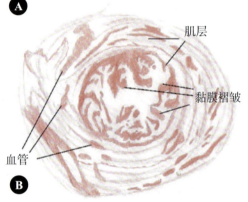

▲ 图 16-3　输卵管的组织结构

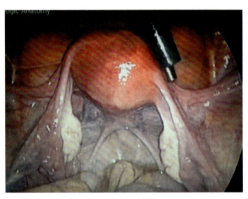

▲ 图 16-4　腹腔镜视野下的盆腔解剖结构

能使其显露清晰（图 16-4）。输卵管位于前方的圆韧带和后方的卵巢固有韧带之间，从两侧子宫角端向内侧延伸至骨盆漏斗韧带，向外侧弯曲延伸至卵巢上方的盆腔侧壁，伞端部分拱起在卵巢上方[7-10]。

三、腹腔镜输卵管手术的类型

腹腔镜输卵管手术包括双侧输卵管结扎术和输卵管结扎复通术（输卵管吻合术、输卵管疏通术、输卵管壶腹部造口术或输卵管伞端成形术）。其他手术方法，包括输卵管阻塞手术（输卵管伞端成形术、输卵管整形/造口术、输卵管切除术、腹腔镜引导下输卵管再通术）和异位妊娠手术（输卵管切除术、输卵管造口术、输卵管切开术、妊娠物取出术、角部造口术、残角切除术、卵巢切除术和腹腔镜引导下宫角/间质异位妊娠宫腔镜切除术）。

一般说来，在大多数腹腔镜输卵管手术中，患者通常处于 Lloyd-Davies 位，头朝下倾斜 15°～20°，一名助手位于患者的双腿之间，使肠道远离盆腔，提高输卵管和其他盆腔器官的可见度，减少肠道损伤。不同的妇科医生采用不同的患者体位，如倾斜度大的头低足高位、截石位和轻微头低的仰卧位。但在进行任何输卵管手术时，都应该采用能最佳显露输卵管的体位。

（一）腹腔镜双侧输卵管结扎术

对于不适合做输卵管整形手术的患者，如果想要永久避孕或克服输卵管积水对体外受精妊娠率的不良影响，则需要进行双侧输卵管结扎术，这种手术对于进行体外受精后胚胎质量的改善也有好处。输卵管结扎方法大致分为破坏性方法（电灼术，如单极或双极电凝。切割法，如输卵管伞端切开术、Pomeroy 手术或部分输卵管切除术）和闭塞法（Filshie、Falope、Hulka 夹）[7, 9-12]。

双侧输卵管结扎术通常在全身麻醉（general anaesthesia，GA）下进行，通常需要 20~30min。因为产后子宫大约 20 周大小，如果立即结扎输卵管，插入气腹针和腹腔镜套管针及套管时容易损伤子宫，因此，最好产后 6 周（间隔结扎）在门诊进双侧输卵管结扎术。

禁忌证

禁忌证，包括患者对永久绝育方法的担忧、妊娠、需要子宫切除或双侧输卵管卵巢切除术的其他情况、病态肥胖、既往多次腹部手术导致粘连形成、产后间隔过短、月经周期的黄体期（由于医学法律学原因，可能已经受精）、膈疝、严重心脏或肺疾病等任何腹腔镜手术的禁忌证。

（二）腹腔镜输卵管结扎术

1. 手术步骤

在全身麻醉下将患者置于截石位。插入举宫器，获得安全进入腹腔的通道。常规方法制造气腹，以便更好地观察和接触到盆腔器官。检查腹部和骨盆。可采用多种技术：单孔、双孔、单切口双孔、电灼术或使用手术带、环和夹子。识别出输卵管和圆韧带的全长。必要时在视野下插入用于操作手术器械的辅助通道，单孔技术除外。根据以下技术进行输卵管结扎术。

（1）单孔技术：通常应用在 Laprocator 辅助下使用 Filshie 夹或 Falope 环进行的输卵管结扎术（图 16-5）。

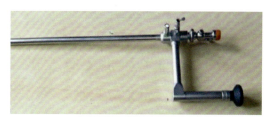

▲ 图 16-5　用于单孔腹腔镜的 Laprocator

（2）双孔技术：包括一个 10mm、7mm 或 5mm 的主通道和用于操作施夹钳的耻骨上 7mm 的辅助通道。

（3）单切口双通道技术：在 10mm 的脐上或脐下切口插入两个 5mm 套管针（图 16-6）[12]。

（4）单极电灼术：不再推荐。

（5）双极电灼术：完全抓住输卵管，轻轻将其从周围结构中抬起，以避免热损伤。使用功率不低于 25W 的电凝模式与 100V 的负载，电凝至少 3cm 长的输卵管。在输卵管狭窄的峡部端用 Rubin/Harmonic/Thunderbeat 等双极钳夹住输卵管，电凝输卵管段。双极钳的激活应是间歇性的，在激活间歇要稍微张开，以避免双极钳的钳口与输卵管粘在一起。也可以在大约三个点上进行电凝，并在电凝区之间切开输卵管。为避免子宫输卵管瘘和卵巢血管热损伤，应电凝距离子宫角部 2cm 内的输卵管。然而，与这三点电凝术后切除输卵管段相比，单点电凝组再通的风险更高。

（6）输卵管套环（Falope 环）：将 Falope 环放入到环施加器中，通过 Laprator 的环施加器孔（单通道技术）或通过另一个 7mm 耻骨上端口引入环施加器（图 16-7）。借助 Falope 环施加器的钳口定位并抓住输卵管。此步骤在狭窄的输卵管峡部末端，距子宫角部 1~2cm 处施行。输卵管被夹入施加器的口中，施加器完全闭合，将一个或两个硅环固定在输卵管段上。松开环施加器，在对侧重复相同的过程。夹子上方的输卵管段发白是缺血引起完全闭塞的迹象。

（7）弹簧夹：推开子宫，拉直输卵管（图 16-8 和图 16-9）。在体外将夹子装入施加器，并在夹子关闭的状态下将其送入腹腔。小心地将弹簧夹垂直于输卵管峡部，确保夹的下缘可以在输卵管系膜上看到。确保夹子闭合且锁定到位。

(8) Filshie 夹子或 Hulka-Clemens 夹子：使用方式类似于弹簧夹（图 16-8 和图 16-9）。一旦施加器的一端接触到腹腔，释放手柄上的压力以打开夹子，然后将夹子垂直放置在输卵管峡部。两个夹子之间的输卵管发白也是输卵管完全闭塞的迹象。

(9) Pomeroy 手术（输卵管部分切除术）：在这种方法中，需要两个 5mm 的切口。体外 Roeder 结是在体外用 Vicryl 缝线制成，并通过辅助通道引入，将输卵管折成圈并系在圈的底部，或引入 Endoloop 用于同样的目的。将环放置在输卵管峡部，并使用腹腔镜夹持器轻轻拉动输卵管形成环。将缝合线引导到环的底部，并拉紧结。使用腹腔镜剪刀切断输卵管的缝线和环状部分。切除至少 1cm 的输卵管段以降低失败率（图 16-9）。在对侧重复同样的过程。确保止血，并在监视下取出辅助通道和举宫器。随后移除主通道，适当地闭合伤口。

2. 并发症

除与腹腔镜相关的并发症外，其他并发症包括误扎圆韧带、热损伤、绝育失败、患者术后反悔、夹闭或环扎相关并发症、异位妊娠、输卵管腹膜瘘、月经不调、中转开腹、子宫切除，甚至死亡。

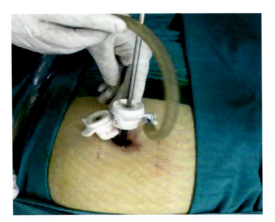

▲ 图 16-6 单切口双通道腹腔镜输卵管结扎术
[经许可转载，引自 Asst. Professor Nicel Tasdemir（16 June 2020）[12]]

四、腹腔镜下输卵管结扎复通术

腹腔镜下输卵管结扎复通术也被称为输卵管再吻合或再通术。输卵管结扎术原本是一种永久的女性绝育手术，但在某些情况下，如子女去世、离婚、配偶去世或再婚、对男孩的渴望等，女性可能会后悔做出的决定，并希望复通。大多数产后立即进行输卵管结扎的女性更容易后悔，因为

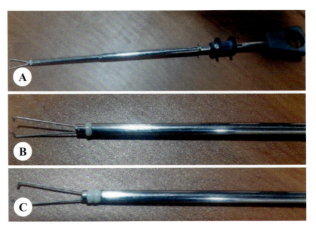

▲ 图 16-7　A. 装载单环扩展尖端的 Falope 环施加器；B. 装载单环；C. 装载双环

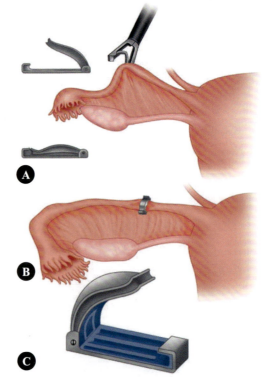

▲ 图 16-8　腹腔镜中 Hulka-Clemens 夹使用步骤示意

该决定可能是仓促的，没有真正考虑到长远影响。据报道，在绝育后后悔的人中，14.3%～30% 的人要求输卵管复通，但最终只有 1.1% 的人接受手术[2, 13-16]。

输卵管结扎复通术的主要风险是发生异位妊娠的概率上升到 6.7%[2, 13-16]。相对于盆腔感染和子宫内膜异位症引起的远端输卵管闭塞性疾病的输卵管手术（输卵管造口术 / 伞端成形术），绝育后输卵管结扎复通后的妊娠率通常更高[2, 13-16]。然而，结扎复通的成功率或随后受孕率将取决于某些因素（表 16-1）。

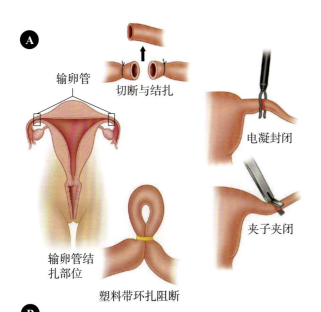

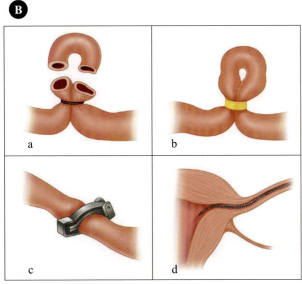

▲ 图 16-9　闭合和破坏性方法概述

大多数输卵管造口术都是在放大镜（手术显微镜）辅助下进行的，从而确保了解剖层的准确对接，传统的外科输卵管修复技术已经逐渐被取代。精细缝合（使用 6-0、4-0 缝线）、温和处理组织和良好的止血在改善术后妊娠率方面效果显著。相对于宏观外科技术，腹腔镜手术的技术改进表现在：由于腹腔镜提供的放大作用，腹腔镜手术中能够使用显微外科手术器械及细密、无线结反应的缝线，使其结果与显微修复术类似[2, 11, 13-16]。

腹腔镜输卵管结扎复通手术通常在全身麻醉下进行。其优点包括手术时间短、住院时间短、恢复快、组织损伤和出血少。但需要接受过特别培训的腹腔镜外科医生进行操作[2, 11, 13-16]。

（一）手术步骤

腹腔镜输卵管吻合术遵循开腹手术中使用的传统显微外科技术原则。在全身麻醉下，行诊断性宫腔镜检查以排除宫内病变，然后放置带有可行染色试验的举宫器。以常规方式建立气腹，并放置主通道。该手术至少需要三个辅助通道，才能温和且有效地进行组织操作。使用探针或吸引器冲洗来定位输卵管并施加牵引力。也可以使用腹腔镜 Babcock 夹钳，但这可能会撕裂输卵管系

表 16-1　输卵管造口术成功的决定因素		
影响因素	预后最佳	预后欠佳
女性年龄	<35 岁	>35 岁
输卵管结扎类型	夹，绑扎	打结，切，灼烧
输卵管结扎术后时间	<10 年	>10 年
输卵管剩余长度	>6cm	<6cm
输卵管伞端	健康	病态
排卵	正常	功能低下
体重	<175 lb	>175 lb
盆腔粘连	无	有

引自 https://www.fertilitymemphis.com/fertilitytreatments/tubal-ligation-reversal/

膜和血管。应该尽量避免牵拉伞端，因为它血管丰富，稍有刺激就可能出血。

如果需要，可以在输卵管系膜内注入 2～5ml 稀释的垂体后叶素（5ml 加入 20ml 生理盐水稀释），以减少出血并产生一个隆起，这有助于轻松定位组织。检查阻塞区域（结扎、烧灼、环扎或夹闭处）并移除阻塞。根据结扎的方法，在腹腔镜下用锐利的剪刀或单极卵巢穿刺针在 10W 的切割模式下距结扎瘢痕 0.5～2cm 处垂直切除输卵管近端和远端，以去除纤维化和受损的输卵管部分，也可用于控制出血。可在宫腔镜引导下逆行插管至近端输卵管残端，并用直径 1mm 的 Teflon 导管（Cook，Charenton，France）插入远端的残端。输卵管系膜用 6-0 或 4-0 可吸收缝线缝合，从而减少修复过程中对输卵管两端的张力。可使用不同的技术，但最受欢迎的是"四针法"。在肌肉层进行缝合，并避开内部黏膜层。输卵管端再吻合从 6 点钟方向开始，使用相同的精细可吸收缝线按照从外到内至从内到外的方向重新吻合输卵管末端，管腔外打结，并使两端与黏膜吻合良好。接着，分别在 3 点钟、9 点钟和 12 点钟方向按同样的步骤进行缝合，共计四针。注射亚甲蓝染料以确认输卵管通畅，并确保吻合处无渗漏，必要时可使用管状夹板或胶水（图 16-10）。

（二）输卵管复通或吻合术的类型

(1) 输卵管 - 输卵管吻合术：输卵管断端按上述方式连接（图 16-10）。

(2) 输卵管子宫植入术：输卵管绝育术后如有生育意愿，或输卵管绝育术后出现子宫腹膜瘘并发症时，即可行输卵管子宫植入手术。此手术必须切除输卵管的宫内部分、子宫的瘢痕部分和阻塞的输卵管末端（图 16-11）。然后，使用上述技术将输卵管的健康部分植入子宫新开的开口中。

(3) 输卵管壶腹造口术（输卵管伞端成形术）：该手术适用于输卵管的伞端部分已在行输卵管绝育手术时被破坏的情况。手术过程包括打开输卵

管末端，向外折叠内层，并用细缝线或电凝将其黏合，这样它就不会再次闭合。

手术步骤

输卵管复通或吻合术使用四通道技术。在全身麻醉下，以常规方法建立气腹，并进行诊断性腹腔镜检查，尤其需要识别输卵管、卵巢和子宫之间的粘连情况。举宫器帮助固定子宫，提供牵引力，使输卵管清晰可见。

松解输卵管、卵巢和圆韧带之间的粘连。手术最好使用低能量的器械，并注意不要使卵巢缺血。通过举宫器注入亚甲蓝溶液进行染色实验，以帮助扩张输卵管阻塞端并清楚地显示输卵管积水。简单的伞端粘连可通过轻轻地挑起输卵管伞端并用尖钳探查使其通畅。当伞端完全闭塞时，在功率 10W 切割模式的低能量设置下，用单极电凝在输卵管的闭塞端做十字切开。切除瘢痕组织，直到观察到染料从输卵管溢出。

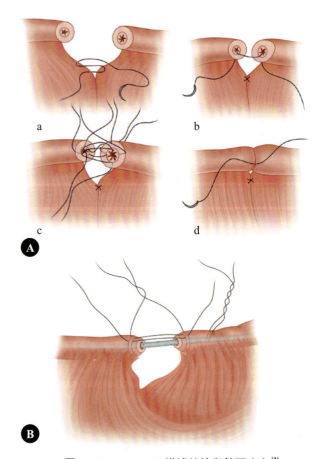

▲ 图 16-10 Sotrel G 描述的输卵管再吻合[2]

使用 6-0 或 4-0 可吸收缝线将输卵管开口端缝合回输卵管浆膜，使伞端游离并保持输卵管通畅。可通过再次向宫腔内注入亚甲蓝染料，来确认输卵管通畅。

五、输卵管阻塞治疗术

输卵管阻塞治疗术是当输卵管阻塞时进行的手术。手术范围取决于阻塞是否影响到输卵管的近段、中段或远段，以及引起输卵管阻塞的输卵管疾病（盆腔炎症性疾病、术后粘连或子宫内膜异位症）的严重程度[2, 11, 13-16]。具体包括：①输卵管伞端成形术；②输卵管整形 / 造口术；③输卵管切除术；④腹腔镜引导下宫腔镜行输卵管再通术。

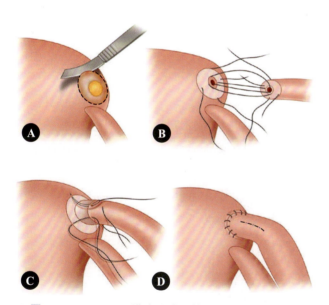

▲ 图 16-11　Sotrel G 描述的输卵管 - 宫角部吻合或输卵管 - 子宫吻合术

（一）输卵管伞端成形术

输卵管伞端成形术的目的是通过修复受损的输卵管伞端来打开输卵管的入口。有的病变只需要对伞端边缘进行简单的粘连松解和凝集去除，对于累及输卵管浆膜层的严重病变则需行输卵管造口术（图 16-12 和图 16-13）。

细致的止血是手术成功的必要条件。将输卵管系膜从卵巢上剥离时，务必小心，以避免损伤输卵管的血供。此外，应使用冲洗、抽吸和电凝控制止血，而不是用止血海绵、钳夹或缝扎出血的血管。

步骤

输卵管伞端成形术后宫内最低妊娠率和最高妊娠率分别为 26.1% 和 51.4%，试管婴儿妊娠率为 37.1%（仅考虑首次妊娠），异位妊娠率为22.9%[2, 17, 18]。20世纪80年代试管婴儿技术出现后，

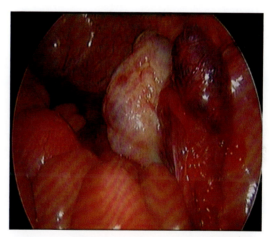

▲ 图 16-12　输卵管伞端凝集导致的右侧输卵管积水（引自 Authors）

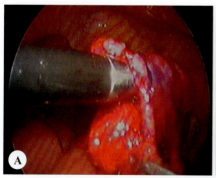
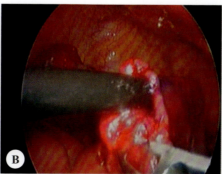
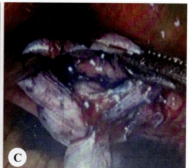

▲ 图 16-13　输卵管伞端成形术显示输卵管开口端和染料溢出确认输卵管通畅（引自 Authors）

严重的输卵管远端闭塞合并积水手术修复后等待自然受孕的方法已经过时，取而代之的是双侧近端闭塞或输卵管切除术后再进行 IVF。对于非阻塞性输卵管远端疾病，腹腔镜下输卵管伞端松解术和成形术是可接受的替代方案。

研究表明，对于输卵管通畅但有轻度至中度输卵管伞端闭塞的患者，采用腹腔镜手术可以获得与显微外科手术相似的结果，并且在某些病例中可以替代 IVF[2, 17, 18]。

（二）输卵管整形 / 造口术

输卵管造口术是在闭塞的输卵管远端（输卵管积水）上创造一个新的开口。输卵管整形术、输卵管造口术和输卵管伞端成形术等术语有时可互换使用（图 16-14）。新的开口可以在输卵管伞端（输卵管伞端成形术），也可以在壶腹或峡部。输卵管伞端成形术的目的是打通阻塞的输卵管，并保留其运输卵细胞的功能。因此，该术式适用于输卵管体部通畅，伞端封闭的患者。然而，壶腹和峡部输卵管整形术几乎没有临床意义，因为输卵管长度有限（小于 6cm），妊娠的可能性极低[2, 11, 13-18]。

自辅助生殖技术出现以来，输卵管外科手术在输卵管积水患者中广泛应用。对 22 项观察性研究的系统回顾和 Meta 分析显示，2810 例接受输卵管造口术治疗输卵管积水并尝试自然受孕的患者的临床妊娠率为 27%，活产率为 25%，异位妊娠率为 10%。在 2000 年之后输卵管疾病的治疗从开放显微外科手术和开腹手术转向了腹腔镜手术，但临床妊娠率在 2000 年之前和之后没有显著差异（表 16-2）。病例选择、外科医生的专业知识和多样化的手术技术可能是影响因素。术后 24 个月和 36 个月的累积妊娠率分别达到 25.5% 和 26.3%（图 16-15）。这些结果提示临床妊娠率在术后 24 个月之后处于平台期。因此，在等待自然妊娠 24 个月后，应转向选择辅助生殖技术[19]。然而，在最近一项旨在确定手术与期待治疗或试管授精在提高输卵管性不孕症患者活产概率方面的有效性和安全性的 Cochrane 系统评价中，作者得出结论，相对于期待治疗和 IVF，输卵管手术在改善输卵管不孕症女性活产率方面的有效性仍不清楚[20]。

1. 步骤

输卵管造口术至少需要三个通道。在全身麻醉下常规方式建立气腹，进行诊断性腹腔镜检查，探查所有盆腔和附件周围粘连。粘连松解术是为了分离卵巢和输卵管之间的粘连，以确保新的开口位于输卵管的最远端。

借助吸引器和抓钳，固定输卵管的远端部分。通过经子宫颈输卵管染色实验，来实现输卵管的

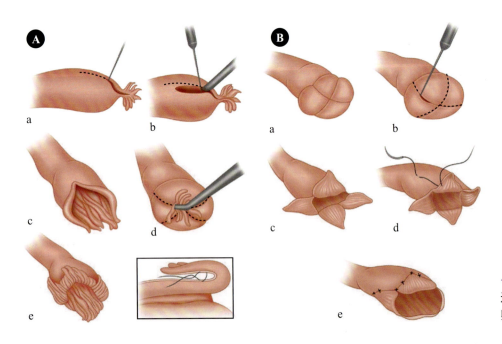

◀ 图 16-14 按 Soltrel G 所述行输卵管伞部整形术和输卵管造口术

表 16-2　输卵管造口术治疗输卵管积水后的自然妊娠率（按发表日期划分）

	临床妊娠（例）	输卵管造口术患者（例）
2000 年前发表的研究报道		
Audebert AJM-1980	29	96
Beyth Y-1982	5	31
Boer-Meisel ME-1986	31	108
Chong AP-1991	9	34
Cohen J-1992	89	467
Dubuisson JB-1995	34	123
Dubuisson JB-1994	26	81
Jansen RPS-1980	24	107
Kosasa TS-1988	37	93
Mage G-1983	18	68
Singhal V-1991	33	97
Smalldridge J-1993	9	30
Teoh TG-1995	20	96
Tulandi T-1984	24	91
Winston RML-1991	106	323
小计（I^2=47.9%，P=0.020）		
2000 年后发表的研究报道		
Audebert AJM-2014	125	434
Bayrak A-2006	2	40
Bontis JN-2000	44	258
Chanelles O-2011	3	10
McComb P-2011	10	23
Milingos SD-2000	14	61
Taylor RC-2001	34	139
小计（I^2=65.5%，P=0.008）		

引自 Chu et al，Salpingostomy in the treatment of hydrosalpinx：a systematic review and meta-analysis [19]

液体扩张，从而分辨无血管区。然后在切割模式下，用剪刀或单极电灼术在 10W 的低功率下进行十字切开。

输卵管整形术是通过打开扩张的输卵管末端，然后用无损伤钳抓住输卵管内膜，将其像袖子一样拉出并翻转于输卵管表面。可以将散焦激光聚焦在边缘来防止边缘损坏。可以通过输卵管镜检查来评估输卵管黏膜的状况。

通过这种方式，新的开口形成了一种新的伞 - 卵巢关系。通过使用微电极仔细电凝来控制出血。新造的伞端皮瓣达到合理大小后，可通过干燥浆膜面或使用 6-0 或 4-0 可吸收缝线将形成的皮瓣缝合到浆膜表面的边缘，使其能自行折叠。可通过注射亚甲蓝染料后的染料溢出来确定输卵管通畅。彻底冲洗腹膜腔以彻底清除异物、血液和碎片可降低形成粘连的风险。

2. 禁忌证

- 高龄产妇。
- 输卵管手术后受孕失败。

存在输卵管整形术禁忌证的情况下，IVF 是更好的治疗选择。

3. 预后

Audebert 等对 434 例接受腹腔镜输卵管造口术的不孕女性进行了回顾性研究 [17]，根据输卵管损伤程度（表 16-3）和衣原体血清学结果，发现该手术不适合某些特定患者。研究人员分析了宫内妊娠率、分娩和异位妊娠率（在没有进行 IVF 的情况下）的结果，报道了与以下因素相关的不良预后模式。

- 严重输卵管粘连 3 级及以上。
- 既往异位妊娠。
- 重复输卵管造口术。
- 衣原体血清学试验阳性。

输卵管疾病的病因决定手术成功与否（表 16-4 和表 16-5）。输卵管损伤的部位、类型和程度影响手术成功率。子宫输卵管造影检查中观察到输卵管皱褶，无或有轻度的输卵管积水（直径＜15mm）、无明显的盆腔粘连和输卵管伞端部位凝

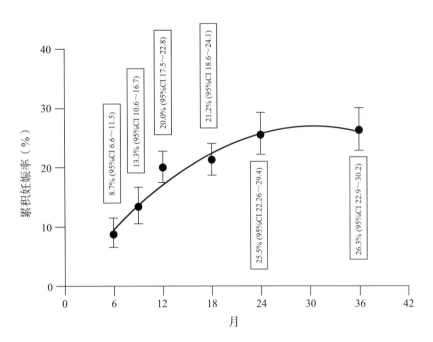

◀ 图 16-15　输卵管积水患者行输卵管造口术后累积自然妊娠率（引自 Chu et al, Salpingostomy in the treatment of hydrosalpinx: a systematic review and meta-analysis [19]）

表 16-3	输卵管损伤严重程度的 H 和 R 分级	
分　级	名　称	描　述
1	较小 / Ⅰ级	• 即使输卵管闭塞（近端），也不存在输卵管纤维化 • 即使输卵管闭塞（远端）也未出现输卵管扩张 • 黏膜外观良好 • 输卵管周围与卵巢的粘连薄弱
2	中等 / Ⅱ级	• 单侧严重输卵管损伤伴或不伴对侧轻微病变 • "局灶"致密的输卵管和（或）卵巢粘连
3	严重 / Ⅲ级	• 双侧输卵管损伤 • 输卵管纤维化 • 广泛输卵管扩张＞1.5cm • 黏膜异常外观 • 两端均堵塞 • "广泛"致密的粘连

作者：Rutherford, Anthony J; Jenkins, Julian M
引自 Human fertility (Cambridge, England); Feb 2002; vol. 5 (no. 1), publication date: Feb 2002 [21]

集均提示输卵管重建术后的良好预后[2, 17-20]。

（三）输卵管切除术

当输卵管被严重破坏并伴有输卵管积水或输

表 16-4	输卵管手术后的妊娠率		
术　式	数量 （台）	宫内妊娠 （%）	异位妊娠 （%）
输卵管宫角吻合术	626	57	5
中段再吻合	3112	79	4.8
远端堵塞			
粘连松解术	752	52	5.7
输卵管伞端成形术	340	47	3.5
输卵管整形术	1728	26	8.3

引自 Sotrel G. Is Surgical Repair of the Fallopian Tubes Ever Appropriate? Rev Obstet & Gynecol. 2009;2(3):176–185 [2]

卵管积液时，尤其是当患者需要进行 IVF 时，需要切除输卵管。

步骤

方法参照输卵管异位妊娠切除输卵管手术。

（四）腹腔镜引导下宫腔镜行输卵管再通术

输卵管疾病可以是内源性的（如衣原体感染或输卵管峡部结节性炎症），也可以是外源性的（既往盆腔手术、子宫内膜异位症）。内源性输卵管病变的治疗通常更具挑战性。然而，宫腔镜置管术为解决某些内源性输卵管病变打开了一扇大

表 16-5　输卵管显微外科手术后月妊娠率和累积妊娠率		
治疗方式	月妊娠率 f（%）	累计妊娠率 F（%）
输卵管子宫角吻合术	7	57
中段再吻合术	12	79
远端堵塞		
粘连松解术	6	52
输卵管伞端成形术	5	47
输卵管整形术	2.5	26
IVF（三个周期，所有阶段）	35	72

术后累积妊娠率假设所有妊娠发生在 1 年内

计算基于公式 $F=1-(1-f)n$，其中 n 是暴露的月数

引自 Sotrel G. Is Surgical Repair of the Fallopian Tubes Ever Appropriate? Rev Obstet & Gynecol. 2009;2(3):176–185 [2]

门。宫腔镜下输卵管再通术适用于输卵管近端梗阻的情况（图 16-16）。在宫腔镜下输卵管置管过程中加入腹腔镜引导，有助于进一步评估染色试验后的输卵管通畅性，同时还可以评估和治疗其他可能影响输卵管通畅性的盆腔、腹膜和输卵管病变[22, 23]。

尽管此项手术在西方国家已经开展多年且效果各异，这种手术在尼日利亚却很少实施。这可能是因为当地很少有腹腔镜妇科医生熟悉输卵管手术，或者对输卵管手术感兴趣。宫腔镜置管术是一种安全的诊断方法，可用于识别真正近端闭塞的患者，也可作为其中一些患者的治疗方法[22, 23]。

该手术通常作为日间手术进行，在此之前需完善子宫输卵管造影检查、腹腔镜检查和染色试验，以确认近端输卵管阻塞情况。

1. 步骤

当患者在全身麻醉下处于截石位时，将生理盐水作为膨宫介质，置入宫腔镜。输卵管插管导

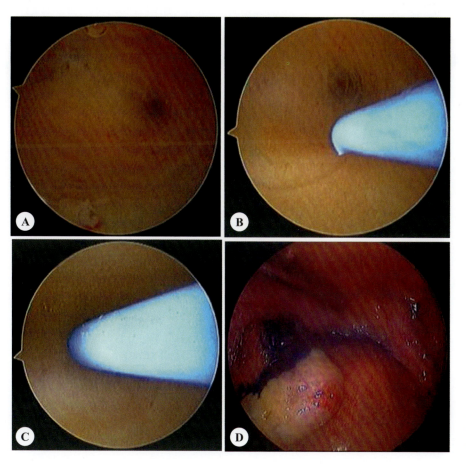

◀ 图 16-16　**A.** 宫腔镜检查显示原位输卵管导管和导丝；**B.** 腹腔镜下确认宫腔镜插管通液术后输卵管通畅情况

管由 50cm 长的 3F Teflon 导管或柔性导尿管和直径 0.018mm 的钢丝或亲水性导丝组成，通过宫腔镜通道进入输卵管开口，插入宫角段约 1cm。一旦导管插入宫角段，取出导丝，并直接通过导管或插管注入稀释的亚甲蓝染料。腹腔镜检查用于监测手术过程，并根据染料溢出进入腹膜腔的情况来评估再通的成功率。

2. 禁忌证

包括输卵管广泛瘢痕、输卵管炎、结节性输卵管炎、肺结核、既往输卵管手术、输卵管远端阻塞或严重阻塞等使导管难以通过的情况。

3. 并发症

子宫穿孔（3%～11%）、出血、感染、周围器官损伤和麻醉并发症。

研究表明，成功的输卵管插管显著提高了妊娠率，这表明近端输卵管阻塞的女性可以考虑进行腹腔镜引导下的宫腔镜下插管，这仍然是 IVF 的可行替代方案。Ikechebelu 等在尼日利亚进行的一项初步研究中，输卵管再通成功率为每管 90.2%，每名患者 88.9%，受孕率为 33.3%[22]。

六、腹腔镜输卵管外科手术的研究进展

机器人输卵管再通术

机器人输卵管再通手术结合了高清 3D 放大、机器人技术和微型仪器，以提高生殖外科医生在重建女性输卵管时的技能手段。

机器人输卵管插管的优点包括：①在精细重建输卵管的同时增强了可视化、精确度和灵活性；②减少外科医生在手术过程中的疲劳；③实现稳定、流畅和轻松的移动；④其他方面，包括减少出血，减少术后疼痛，手术瘢痕小和更快地恢复正常活动。

七、异位妊娠的腹腔镜治疗（保守性与根治性、预后及并发症）

（一）概述

异位妊娠是指受精胚胎植入子宫内膜腔外的早期妊娠并发症[24, 25]。异位妊娠的发病率在全球范围内各不相同，但发病率和死亡率往往很高，尤其是在资源匮乏的地区，大多数患者在异位妊娠破裂后才就诊。在世界范围内，异位妊娠可根据纳入高分辨率超声检查和敏感的生化检测结果的诊断算法实现早期诊断。到 20 世纪初，经腹输卵管切除术成为异位妊娠的主要治疗方法[24, 25]。20 世纪 80 年代和 90 年代开始，治疗技术逐渐发展。自 1973 年 Shapiro 和 Alder 描述腹腔镜治疗异位妊娠以来，治疗方式逐渐转向微创手术，但开腹手术和输卵管切除术仍然是大多数发展中国家的主要治疗选择[24, 25]。

经阴道超声是诊断异位妊娠的首选诊断工具，有多种诊断标准。对于诊断困难的患者，MRI 可能会有所帮助。血清 β-hCG 和黄体酮是辅助诊断指标。腹腔镜术具有诊断和治疗双重功能[24, 25]。

异位妊娠的部位包括壶腹（78%）、峡部（12%）、伞端（5%）、卵巢（4%）、宫角（2%）、剖宫产瘢痕（1%）、宫颈（1%）和腹腔（<1%）[23-33]。腹腔镜输卵管切除术 / 输卵管切开术 / 输卵管造口术的禁忌证，包括腹腔镜相关禁忌证、手术经验不足、腹膜内大出血和严重的盆腔粘连导致难以进入盆腔。

治疗方案取决于异位妊娠的部位、外科医生的经验和可用的设备。除非出现腹膜内大出血导致血流动力学不稳定的情况，一般都可以采用腹腔镜术式[24-34]。

（二）循证治疗方法

1. 输卵管（壶腹 / 漏斗 / 峡部）妊娠

(1) 腹腔镜手术优于开放手术：A 级证据。

(2) 当有健康的对侧输卵管时，腹腔镜输卵管切除术优于输卵管切开术：B 级证据。

(3) 如果有生育功能下降的病史，则应进行腹腔镜输卵管造口术：C 级证据。

- 有持续性异位妊娠的风险。
- 需要进行血清 β-hCG 随访。
- 需进一步接受甲氨蝶呤药物治疗或输卵管切除术的风险很小。

2. 宫角 / 间质部妊娠

(1) 腹腔镜切除宫角：D 级证据。

(2) 带或不带输卵管切除术的腹腔镜宫角部切除术：D 级证据。

(3) 腹腔镜输卵管造口术或宫角部造口术：D 级证据。

(4) 腹腔镜或超声引导下宫腔镜术：D 级证据。

3. 剖宫产瘢痕妊娠

(1) 尽管目前的文献支持开腹外科手术方法，但没有足够的证据推荐任何特定的干预措施：D 级证据。

(2) 腹腔镜或宫腔镜切除术：D 级证据。

4. 卵巢妊娠

(1) 腹腔镜下滋养层组织摘除 / 楔形切除术。

(2) 腹腔镜卵巢切除术。

5. 腹腔妊娠（早期）

腹腔镜切除 / 移除腹腔妊娠：D 级证据。

6. 宫颈妊娠

(1) 内科治疗优于外科治疗，除非有危及生命的出血：D 级证据。

(2) 医疗处理后宫腔镜取出术：D 级证据。

7. 其他治疗辅助设备 / 术后咨询选项

(1) 患者在行保守性手术或宫角部 / 间质部妊娠和剖宫产瘢痕部位异位妊娠时监测血清 β-hCG 以检测持续性异位妊娠。

(2) Rh D 阴性女性应用抗 D 免疫球蛋白：D 级证据。

(3) 长期生育率和输卵管通畅率。

• 不同处理方法之间的生育率、未来输卵管妊娠风险或输卵管通畅率均无差异：D 级证据。

• 对于既往有不孕不育病史的患者，相对于根治性手术，期待治疗或药物治疗更能为其带来更好的生育结果：C 级证据。

• 甲氨蝶呤对女性的卵巢储备没有影响：D 级证据。

• 腹腔镜治疗卵巢妊娠的患者未来生育能力预期良好：D 级证据。

(4) 应该至少避孕 3 个月。

8. 微创手术优于开腹手术的证据（Cochrane 数据库）

(1) 输卵管切除术在宫内妊娠率和输卵管通畅试验阳性方面与开腹手术疗效相当。然而，与开腹手术相比，腹腔镜术还有其他优势，如减少手术时间，减少出血，减少疼痛，缩短住院时间，早日康复并尽早恢复正常活动。

(2) 腹腔镜保守性手术与开腹保守性手术相比：（Cochrane 数据库）。

• 在治疗输卵管妊娠方面，腹腔镜保守性手术的成功率明显低于开腹手术，这是因为腹腔镜手术中持续性异位妊娠的比率更高。

• 两组总体输卵管通畅率无显著差异。

• 术后宫内妊娠率是相似的。

• 使用腹腔镜术的重复异位妊娠的患者较少，但差异不显著。

• 与开腹手术相比，腹腔镜术的优势包括手术时间更短（73min vs. 88min），出血量减少（62～79ml vs. 115～195ml），镇痛药用量减少（26mg vs. 58mg 吗啡），住院时间更短（1 天和 2 天 vs. 3 天和 26 天），康复时间更短（11 天和 17 天 vs. 24 天和 62 天），费用更低（28 058 瑞典克朗 vs. 32 699 瑞典克朗）。

(3) 输卵管造口术是否缝合的结果无显著差异。

(4) 与单纯输卵管造口术相比，腹腔镜输卵管造口术联合术后预防性单剂量肌内注射甲氨蝶呤可降低持续性异位妊娠的发生率。

(5) 使用垂体后叶素的腹腔镜输卵管造口术与单纯的腹腔镜输卵管造口术相比，电凝止血的必要性显著降低。

(6) 在腹腔镜输卵管切开术中，与单纯输卵管系膜内注射 20ml 生理盐水相比，注射 20ml 含有 20U 催产素的生理盐水，能明显减少术中和术后出血，并且更容易摘除输卵管妊娠物，并无不良反应。

（三）异位妊娠的腹腔镜手术治疗

1. 输卵管切除术

输卵管切除术是一种切除输卵管及妊娠囊和

滋养层的手术（图 16-17 和图 16-18）。该手术适用于异位妊娠破裂且对侧输卵管大致正常的情况，也适用于峡部异位妊娠和输卵管造口 / 输卵管切开术中止血困难的情况[19, 24, 25, 28]。

步骤

在全身麻醉下取 Llyod-Davis 体位，通过 10mm 套管针和套管安全进入腹腔，检查腹腔，并在视野下插入辅助通道。检查骨盆和腹腔，并吸净血液。在切除输卵管前，用钳子夹住输卵管。使用双极电凝钳和剪刀的组合或超声刀从输卵管近端到远端逐步地电凝和切断输卵管系膜，反之亦可，这取决于手术的难易程度（图 16-18）。注意避免对子宫或卵巢血管弓形分支造成热损伤。在某些情况下，体外打结可能是必要的。输卵管和异位妊娠组织可以通过取物袋（图 16-17B）或通过 10mm 套管针套筒取出。广泛冲洗腹膜，以清除血液和任何其他碎片和妊娠产物。

2. 输卵管切开术 / 输卵管造口术

输卵管切开术是治疗异位妊娠最常见的保守外科技术（图 16-19）。它需要在输卵管前系膜边界切口，然后去除异位妊娠组织[24, 25]。

步骤

进入腹腔的位置和路径与上述输卵管切除术相似。首先在含有异位妊娠组织的输卵管前系膜边界注射垂体后叶素稀释溶液，以形成一个无血流区域，在该区域进行切开，通过吸引器吸引、水分离或钳夹去除异位妊娠组织。使用双极电凝止血，并用大量生理盐水冲洗。在输卵管造口术中，输卵管切口自行闭合，而在输卵管切开术中，则需使用缝线缝合切口边缘。

3. 从伞端挤出 / 排空输卵管妊娠

从伞端挤出 / 排空输卵管妊娠是一种保守的输

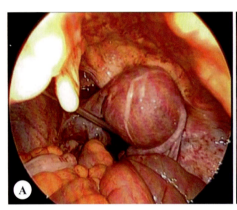
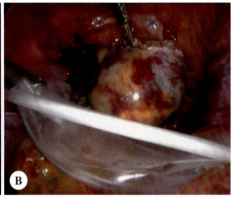

◀ 图 16-17　输卵管异位妊娠破裂及使用取物袋取出标本的腹腔镜视图（引自 Authors）

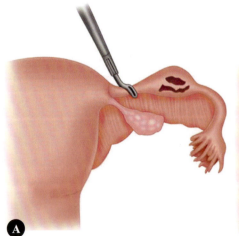
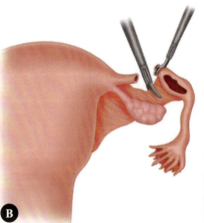
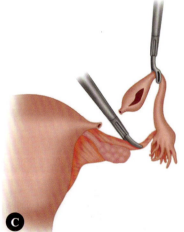

▲ 图 16-18　输卵管切除术的步骤图解

卵管妊娠手术治疗方法。它将异位妊娠肿块自近端向输卵管伞端的开口逐步挤压，直到大部分组织被排出。虽然有多篇文献报道过此种术式，但并没有得到普遍的推荐。这可能是因为手术后持续性异位妊娠的发生率较高[28]。

步骤

在全身麻醉下，通过合适的定位安全进入腹腔，确定妊娠物位置。用两把钳子轻轻抓住输卵管。靠近输卵管近端的钳子用于稳定输卵管，远端的钳子用于轻轻地将妊娠物从管口推出。止血，并用取物袋取出标本。

4. 宫角切除术 / 宫角造口术

由于位于输卵管近端，宫角 / 间质部异位妊娠的治疗具有挑战性（图 16-20）。楔形角部切除术和开腹子宫切除术是传统的治疗方法。腹腔镜术前可预防性给予单剂甲氨蝶呤注射，以降低持续性异位妊娠的发生率。医生经常担心切除宫角异位妊娠后，未来妊娠发生子宫破裂的可能性。缝合切口和选择性剖宫产可以预防异位妊娠切除后的子宫破裂。然而，仍有产前子宫破裂的病例报道[27, 30, 32]。

步骤

使用直径 10mm 的套管针安全进入腹膜腔，利用 CO_2 充盈气腹并将腹内压维持在最大 15mmHg。检查盆腔和腹腔。用注射器直接在宫角妊娠上方注射稀释的垂体后叶素。沿着宫角妊娠的长轴，在子宫肌层表面用单极电极切开一条线状切口。用钝性、锐性和（或）水分离的方法取出妊娠囊。双极电凝止血。切口采用 1-0Vicryl 缝线缝合或保持开放，缝合主要部分（宫角造口术）。用大量生理盐水冲洗腹腔，标本放入取物袋取出进行组织学检查[32]。

5. 腹腔镜或超声引导下宫腔镜异位妊娠取出术

腹腔镜或超声引导下宫腔镜异位妊娠取出术主要在甲氨蝶呤单次或多次治疗后进行。在麻醉下，患者取截石位，消毒，铺巾，留置导尿管。插入 Sims 窥器，用 Vulsellum 固定宫颈，将电切镜放入宫腔，使用环形电极逐步从宫角端切除妊娠组织[33]。

6. 卵巢妊娠去除术 / 卵巢楔形切除术或卵巢切除术

卵巢妊娠的治疗方法是在腹腔镜下将妊娠物去除或卵巢切除。这是一种罕见的异位妊娠，Spiegelberg 等提出了其诊断标准（图 16-21）：同侧输卵管完整，与卵巢明显分离，妊娠囊位于卵巢组织内，妊娠囊通过卵巢固有韧带与子宫相连，组织学证实囊胚壁上有卵巢组织[26, 34, 35]。

步骤

使用直径 10mm 套管针安全进入腹腔，建立

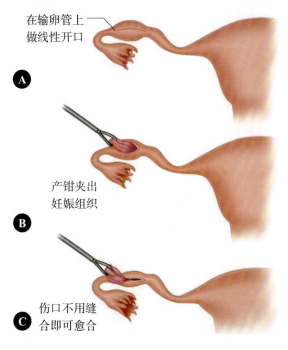

A 在输卵管上做线性开口

B 产钳夹出妊娠组织

C 伤口不用缝合即可愈合

▲ 图 16-19　输卵管造口术的步骤图解

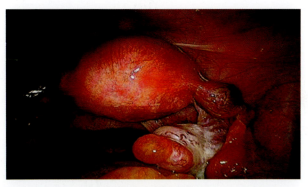

▲ 图 16-20　右侧宫角妊娠的腹腔镜图示（经许可转载，引自 16 June 2022 by Dr.Nutan Jain of Vardhman Infertility and Endoscopic Clinic，Muzaffarnagar，India）

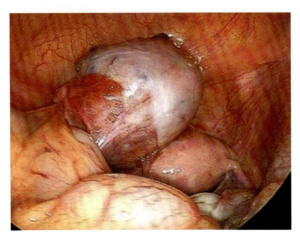

▲ 图 16-21　左侧卵巢妊娠的腹腔镜图示（经许可转载，引自 16 June 2022 by Dr. Nutan Jain of Vardhman Infertility and Endoscopic Clinic, Muzaffarnagar, India）

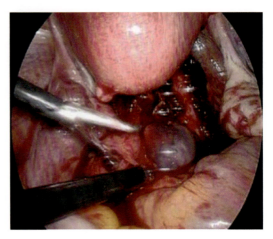

▲ 图 16-22　直肠子宫陷凹附近妊娠囊的腹腔镜图示（经许可转载，引自 13 June 2020 by Atsushi Yanaihara and Springer Nature Group [36]）

CO_2 气腹，腹内压维持在 15mmHg。在异位妊娠组织附近用 Manhes 钳夹住卵巢表面，再用另一对抓钳固定。用单极电刀切除妊娠组织。必要时使用双极电凝卵巢区域来止血。扩大其中一个辅助通道到 10mm 或 12mm 后，取出切除的组织，并用生理盐水进行腹腔冲洗。

7. 腹腔异位妊娠去除术

早期腹腔异位妊娠可以通过腹腔镜手术切除（图 16-22）。可以将其中一个 5mm 的辅助通道扩大到 10mm，通过取物袋取出标本。必要时使用双极电凝止血，并用大量生理盐水冲洗腹腔[36]。

（四）异位妊娠的治疗进展

1. 单切口腹腔镜手术

这是一个快速发展的领域，具有降低并发症发生率和切口美观的优点（图 16-23）。可用于各种腹腔镜输卵管手术和异位妊娠的治疗。1969 年，Wheeless 采用单一切口进行了腹腔镜输卵管绝育术。20 世纪 70 年代，Yoon 通过单个脐部切口进行了腹腔镜输卵管结扎术。1991 年，Pelosi 等使用单孔进行了全子宫切除和双侧输卵管卵巢切除术。由于仪器、镜头 / 照明和接入端口方面的技术不断进步，SILS 最近发展势头强劲。

与传统腹腔镜术相比，SILS 的优点，包括更美观、术后痛苦更少、恢复更快、置入套管针导

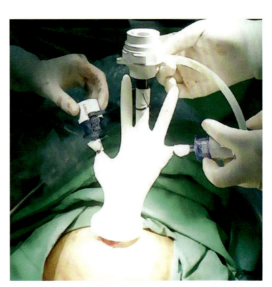

▲ 图 16-23　单切口腹腔镜手术图示（经许可转载，引自 Springer Nature[37]）

致的内脏和血管损伤率减少、术后伤口感染和腹股沟疝形成的风险降低、无须进行多个套管针的切口闭合[37]。

2. 达·芬奇机器人平台 / 系统

达·芬奇机器人平台 / 系统具有三维视野（图 16-24）、机械臂类似手腕的运动及舒适的工效学姿势，使外科医生可以方便地进行各种妇科手术。它还突破了诸多传统腹腔镜检查的操作局限[38]。

结论

在尼日利亚，输卵管因素导致的不孕非常普

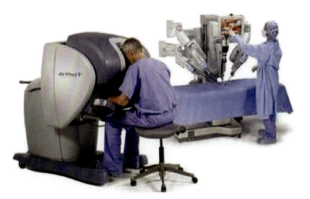

▲ 图 16–24　机器人辅助手术的手术室设置（引自 Cleveland Clinic website）

遍，困扰着许多无法负担辅助生殖技术费用的患者。越来越多熟练的微创妇科医生为具有可通过手术治疗的输卵管问题的患者带来了康复的希望。腹腔镜输卵管切除术是一项基本技能，应该在所有二级医疗机构得到普及。然而，输卵管重建手术是一种更复杂的手术，高难度的缝合操作需要医生具有高度的灵活性和技巧。具有处理复杂病例经验和能力的专业单位不仅可以支持其他中心的技能培训，还可以为此类病例的治疗提供支持和参考。

学习要点

- 输卵管因素占尼日利亚女性不孕症因素的 42%～63.6%。
- 组织学上，输卵管由外肌壁和覆盖有柱状上皮的内层黏膜组成，柱状上皮具有特殊的细胞，用于运输受精卵并给其提供营养。
- 腹腔镜下输卵管结扎术可采用 Falope 环、Filshie 夹、Hulka 夹和电灼术。
- 腹腔镜输卵管结扎复通术在使用夹子或环闭合正常的输卵管且无盆腔粘连的较年轻患者中成功率较高。
- 腹腔镜输卵管复通术后的异位妊娠率高至 6.7%。
- 在严重输卵管疾病（第 3 期）、既往输卵管切除术、重复输卵管切除术和衣原体血清学阳性的情况下，腹腔镜输卵管造口术的效果很差。
- 在子宫输卵管造影无皱褶、输卵管积水＞15mm、术中发现存在明显盆腔粘连和无输卵管伞端的情况下输卵管切除术效果较好。
- 符合筛选条件的近端输卵管阻塞患者中，接受腹腔镜引导下的宫腔插管术的患者预后良好。
- 腹腔镜术仍是异位妊娠外科治疗的金标准。
- 对于对侧输卵管正常的患者，腹腔镜输卵管切除术是首选的治疗方法。
- 腹腔镜输卵管造口术存在妊娠物残留和未来持续异位妊娠的风险。术后必须进行 β-hCG 监测。

参考文献

[1] Serafini P, Batzofin J. Diagnosis of female infertility. J Reprod Med. 1989;34:29–40.

[2] Sotrel G. Is surgical repair of the fallopian tubes ever appropriate? Rev Obstet Gynecol. 2009;2(3):176–85. https://doi.org/10.3909/riog0078.

[3] Bello TO. Pattern of tubal pathology in infertile women on hysterosalpingography in Ilorin, Nigeria. Ann Afr Med. 2004;3(2):77–9.

[4] Odunvbun WO, Oziga DV, Oyeye LO, Ojeogwu CL. Pattern of infertility among infertile couple in a secondary health facility in Delta State, South Nigeria. Trop J Obstet Gynecol. 2018;35:244–8.

[5] Panti AA, Sununu YT. The profile of infertility in a teaching hospital in North West Nigeria. Sahel J. 2014;17:7–11.

[6] Yeola (Pate) ME, Gode D, Bora AK. Evolution of laparoscopy through the ages. Int J Recent Surg Med Sci. 2017;3(1):40–7.

[7] Mishra RK. Textbook of practical laparoscopic surgery. 3rd ed. New Delhi: Jaypee Brothers Medical; 2013.

[8] Schnatz RH. Uterine tube (fallopian tube) anatomy. Medscape. 10 Dec 2014. Available at http://www.emedicine.medscape.com/article/1949193–overview#showall.

[9] Donnez J, editor. Atlas of operative laparoscopy and hysteroscopy. 3rd ed. London: Parthenon; 2007.

[10] Mencaglia LL, editor. Manual of gynaecological laparoscopic surgery. 2nd ed. Tuttlingen: Endopress; 2015.

[11] Practice Committee of the American Society for Reproductive Medicine. Role of tubal surgery in the era of assisted reproductive technology: a committee opinion. Fertil Steril. 2015;103:e37–43.

[12] Tasdemir N, Abali R, Celik C, Aksu E, Akkus D. Single-incisiontwo ports laparoscopic tubal ligation: a cost comparing and technique description. J Turk Germ Gynaecol Assoc. 2015;16(1):30–1. https://doi.org/10.5152/jtgga.2015.15132.

[13] Yoon TK, Sung HR, Kang HG, Cha SH, Lee CN, Cha KY. Laparoscopic tubal anastomosis: fertility outcome in 202 cases. Fertil Steril. 1999;72(6):1121–6.

[14] Jayakrishnan K, Baheti SN. Laparoscopic tubal sterilization reversal and fertility outcomes. J Hum Reprod Sci. 2011;4:125–9.

[15] Yashoda RA. A study on tubal recanalization. J Obstet Gynecol India. 2012;62(2):179–83. https://doi.org/10.1007/s13224–012– 0165– 5.

[16] Godin PA, Syrios K, Rege G, Demir S, Charitidou E, Wery O. Laparoscopic reversal of tubal sterilization; retrospective study over 135 cases. Front Surg. 2019;5:79. https://doi.org/10.3389/fsurg.2018.00079.

[17] Audebert AJ, Pouly JL, Von Theobald P. Laparoscopic fimbrioplasty: an evaluation of 35 cases. Hum Reprod. 1998;13(6):1496–9. https://doi.org/10.1093/humrep/13.6.1496.

[18] Jean MK, Jean DKN, Yolande SM, Michel T, Anny N, Claude CN, et al. Laparoscopic fimbrioplasty and neosalpingostomy in female infertility: a review of 402 cases at the gynecological endoscopic surgery and human reproductive teaching hospital in Yaoundé-Cameroon. J Reprod Infertil. 2016;17(2):104–9.

[19] Chu J, Harb HM, Gallos ID, Dhillon R, Al-Rshoud FM, Robinson L, Coomarasamy A. Salpingostomy in the treatment of hydrosalpinx: a systematic review and meta-analysis. Hum Reprod. 2015;30(8):1882–95. https://doi.org/10.1093/humrep/dev135.

[20] Chua SJ, Akande VA, Mol BWJ. Surgery for tubal infertility. Cochrane Database Syst Rev. 2017;(1):CD006415. https://doi.org/10.1002/14651858.CD006415.pub3.

[21] Rutherford AJ, Jenkins JM. Hull and Rutherford classification for infertility. Hum Fertil. 2002;5:S15–20.

[22] Ikechebelu JI, Eleje GU, Bhamare P, Joe-Ikechebelu NN, Okafor CD, Akintobi AO. Fertility outcomes following laparoscopy-assisted hysteroscopic fallopian tube cannulation: a preliminary study. Obstet Gynaecol Int. 2018:7060459, 6 p. https://doi.org/10.1155/2018/7060459.

[23] Allahbadia GN, Mangeshikar P, PaiDhungat PB, Desai SK, Gudi AA, Arya A. Hysteroscopic fallopian tube recanalisation using a flexible guide cannula and hydrophilic guide wire. Gynaecol Endosc. 2000;9(1):31–5. https://doi.org/10.1046/j.1365–2508.2000.00295.

[24] Snyman LC, Makulana T, Makin JD. A randomised trial comparing laparoscopy with laparotomy in the management of women with ruptured ectopic pregnancy. SAMJ. 2017;107(3):258–63.

[25] Hajenius PJ, Mol BWJ, Bossuyt PMM, Ankum WM, Van der Veen F. Interventions for tubal ectopic pregnancy. Cochrane Database Syst Rev. 2000;(1):CD000324. https://doi.org/10.1002/14651858.CD000324.

[26] Spiegelberg O. Zur Casuistic der Ovarialschwangerschaft. Arch Gynaekol. 1878;13:73.

[27] Moawad NS, Dayaratna S, Mahajan ST. Mini-cornual excision: a simple stepwise laparoscopic technique for the treatment of cornual pregnancy. JSLS. 2009;13(1):87–91.

[28] Song T, Lee DH, Kim HC, Seong SJ. Laparoscopic tube-preserving surgical procedures for ectopic tubal pregnancy. Obstet Gynaecol Sci. 2016;59(6):512–8. https://doi.org/10.5468/ogs.2059.6.512.

[29] Kofinas JD, Purisch SE, Brandt JS, Montes M. Hysteroscopic removal of cervical ectopic pregnancy following failed intramuscular/intra-sac methotrexate: a case report. J Gynaecol Surg. 2012;28(5):369–71. https://doi.org/10.1089/gyn.2012.0006.

[30] Grindler NM, Ng J, Tocce K, Alvero R. Considerations for management of interstitial ectopic pregnancies: two case reports. J Med Case Rep. 2016;10:106. https://doi.org/10.1186/s13256–016– 0892– 9.

[31] Pan Y, Liu M-B. The value of hysteroscopic man-agement of caesarean scar pregnancy: a report of 44 cases. Taiwanese J Obstet Gynaecol. 2017;56:139–42.

[32] Buxant F, Ansion MH, Noel JC, Anaf V, Simon P. Laparoscopic management of a cornual ectopic pregnancy. Gynaecol Surg. 2005;2:197–200. https://doi.org/10.1007/s10397–005– 0098– 4.

[33] Sanz LE, Verosko J. Hysteroscopic management of cornual ectopic pregnancy. Obstet Gynaecol. 2002;99(5 Pt 2):941–4.

[34] Tinelli A, Hudelist G, Malvasi A, Tinelli R. Laparoscopic management of ovarian pregnancy. JSLS. 2008;12:169–72.

[35] Kraemer B, Kraemer E, Guengoer E, Juhasz-Boess I, Solomayer E-F, Wallwiener D, Rajab TK. Ovarian ectopic pregnancy: diagnosis, treatment, correlation to Carnegie 16 and review based on a clinical case. Fert Ster. 2009;92(1):392.e13–5.

[36] Yanaihara A, Ohgi S, Motomura K, Hagiwara Y, Mogami T, Saito K, et al. An abdominal ectopic pregnancy following a frozen-thawed ART cycle: a case report and review of the literature. BMC Preg Childbirth. 2017;17:108. https://doi.org/10.1186/s12884–017– 1294– 8.

[37] Huang KJ, Lin KT, Wu CJ, Li YX, Chang WC, Sheu BC. Single-incision laparoscopic surgery using conventional laparoscopic instruments versus two-port laparoscopic surgery for adnexal lesions. Sci Rep. 2021;11:4118. https://doi.org/10.1038/s41598–021– 82204– 5.

[38] Weinberg L, Rao S, Escobar PF. Robotic surgery in gynaecology: an updated systematic review. Obstet Gynae Int. 2011;2011:852061, 29 p. https://doi.org/10.1155/2011/852061.

第 17 章　腹腔镜引导的宫腔镜下输卵管近端插管术（内镜下输卵管插管）

Laparoscopy-Guided Hysteroscopic Proximal Tubal Cannulation (Endoscopic Tubal Cannulation)

Joseph Ifeanyichukwu Ikechebelu　George Uchenna Eleje　著

不孕症对个人、家庭和社会都造成了相当大的心理、医疗和经济影响。性传播、流产后和产褥期感染导致的生殖道感染患病率很高，输卵管因素是尼日利亚女性不孕的最常见原因。

输卵管病变涉及输卵管的近段、中段或远段部分。在尼日利亚，子宫输卵管造影是常用的诊断输卵管阻塞的初步评估手段。然而，HSG 中近端输卵管梗阻（proximal tubal occlusion，PTO）或角部闭塞的原因可能是输卵管痉挛、黏液栓、碎片或真正的梗阻[1, 2]，这在很大程度上导致 HSG 产生了部分输卵管梗阻的假阳性报告。诊断性腹腔镜检查的引入进一步提高了输卵管梗阻和其他输卵管病变（如输卵管周围粘连、输卵管积水、输卵管充血）等诊断的准确性[1, 3, 4]。

治疗 PTO 的方式包括输卵管手术、切除和吻合或再植入、输卵管通液术或输卵管亚甲蓝通液术、体外受精和胚胎移植（embryo transfer，ET）。治疗方案的选择通常取决于现有的专业知识和技术，更重要的是取决于费用。在像尼日利亚这样的发展中国家，高昂的手术费、缺乏医疗保险覆盖（患者自费）及输卵管手术的低成功率都是重要考虑因素。

基于以上原因，临床引入了腹腔镜引导下的输卵管插管术（endoscopic tubal cannulation，ETC）作为 IVF 和输卵管手术的替代方案，其通常被称为腹腔镜引导的宫腔镜下输卵管近端插管[1, 5]。ETC 是一种可在不影响输卵管解剖的情况下恢复输卵管通畅的一次性 PTO 治疗方法。研究表明，与开腹输卵管手术相比，ETC 在 PTO 的治疗结局良好，手术风险及成本较低，并且有更低的并发症发生率[1, 5, 6]。ETC 治疗方案在低收入国家被逐渐接受[5]。

本章主要讨论 ETC 的以下内容：①术前注意事项和要求；②手术步骤；③手术疗效；④并发症和禁忌证；⑤结论。

一、术前注意事项和要求

• 该手术需要两套设备，一套用于腹腔镜检查，另一套用于宫腔镜检查。

• 首选 7FG 鞘套，但根据套管的大小，也可以使用 5FG 鞘套。

• 根据宫腔镜鞘套选择输卵管插管的导管。

人员：①两名熟练的妇科内镜手术医生同时操作，一人行宫腔镜检查，另一人行腹腔镜检查；②两名接受过内镜手术培训的手术室护士或助理；③经过培训的麻醉医生。

• 明确手术指征：输卵管外观正常（无输卵管积水），仅近端部分堵塞。

二、宫腔镜输卵管插管的手术步骤

第 1 步：患者取仰卧位，实施全身麻醉，并在全身麻醉下重新调整为半截石位。该手术也可以在区域麻醉下（硬膜外阻滞麻醉）进行。

第 2 步：腹部、会阴和阴道准备，以便同时进行宫腔镜和腹腔镜检查（两套设备）。

第 3 步：进行诊断性宫腔镜检查，评估宫腔情况。还可以在左下腹外侧或耻骨上端穿刺孔处使用探针或无损伤钳进行诊断性腹腔镜检查，以协助插管。

第 4 步：将患者调整为头低足高位（Trendelenburg 位，头部下倾 15°）。将宫腔镜对准一个输卵管开口（图 17-1），经操作通道将长 50cm 的 Teflon 导管（或硅橡胶管）插入输卵管开口（图 17-2）。

第 5 步：将钢导丝软端（0.018mm）经由 Teflon 导管（或硅橡胶管）插入输卵管 1～2cm，以克服 1～2cm 的任何阻力（某些情况下导丝可能插入整个输卵管的长度）。

第 6 步：另一位医生通过腹腔镜观察并控制导丝的移动，直到克服阻力（图 17-3）。

第 7 步：将导丝完全从 Teflon 导管（或硅橡胶管）中抽出。

第 8 步：通过向仍在原位的 Teflon 导管（或硅橡胶管）注入液体，如稀释的亚甲蓝染料、灭菌用水或生理盐水，以检查输卵管是否通畅（图 17-4A）。立即通过腹腔镜确认染料或液体是否溢入腹腔（图 17-4B）。

第 9 步：确认输卵管通畅后，将 Teflon 导管（或硅橡胶管）撤回宫腔镜的操作通道（图 17-5）。

第 10 步：旋转宫腔镜对准另一侧输卵管开口，如需双侧插管，另一侧输卵管重复上述 4～9 步骤（图 17-6）。

第 11 步：完成插管后，结束手术并将宫腔镜自子宫取出。取下宫颈钳，清洁阴道。患者恢复仰卧位。

第 12 步：在监视下取出腹腔镜的探针和套管，停止进气。

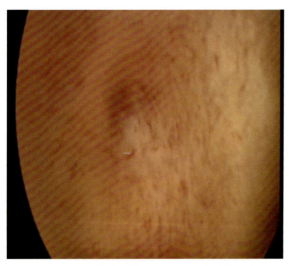

▲ 图 17-1　聚焦到输卵管开口的宫腔镜图像

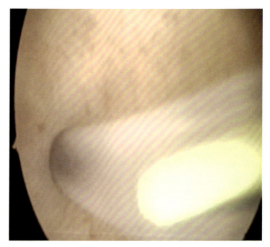

▲ 图 17-2　Teflon 导管（透明管）进入输卵管口。导丝（黄色）通过导管

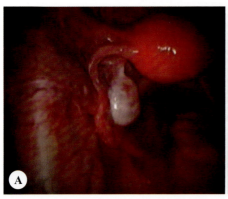
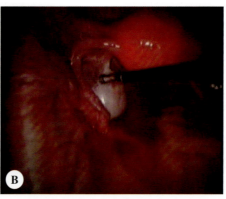

◀ 图 17-3　腹腔镜检查
A. 导丝进入左侧输卵管近端；
B. 远端用无损伤钳引导

第 13 步：取出腹腔镜，使腹腔内的气体排出。然后取出主套管。

第 14 步：用皮钉或可吸收缝线（优选皮下缝合）闭合腹壁切口，并覆盖无菌敷料。

第 15 步：麻醉复苏（如使用全身麻醉），将患者转至恢复室。

第 16 步：撰写详细的手术记录，包括记录术中所有的情况。开具抗生素和镇痛药，向患者夫妇说明手术结果，根据情况安排患者出院。

第 17 步：安排患者在手术后 4 周通过门诊预约或电话咨询进行复诊。

三、疗效

输卵管插管术的效果可以从不同层面考虑。

• 打开输卵管（单侧或双侧）的成功率。Ikechebelu 等在尼日利亚进行的一项研究初步显示，每个输卵管插管的成功率为 90.2%，每位患者的成功率为 88.9%[5]。其他研究显示成功率为 75%～85%[2, 7, 8]。

• 输卵管插管成功后的妊娠率。Ikechebelu 等报道的受孕率为 33.3%[5]。其他作者报道宫内妊娠率为 20%～55%[2, 7-10]。

四、并发症

• 标准宫腔镜检查手术的所有并发症都可能发生。

• 腹腔镜手术与入路技术，以及气腹相关的所有并发症都可能发生。

• 插管相关并发症包括：①输卵管穿孔及导丝方向错误可能导致的子宫穿孔；②管腔内损伤或撕裂，导丝在输卵管壁形成假道；③感染；④出血；⑤插管失败，这可能是由于组织纤维化、长段梗阻、操作不当、不合适的仪器及存在子宫肌瘤或不能确定的子宫腺肌病使导丝难以通过。

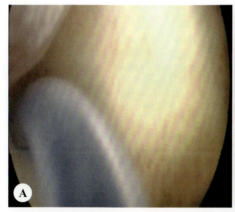
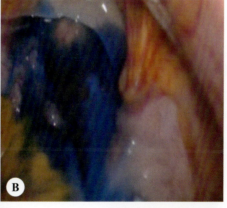

◀ 图 17-4　A. 腹腔镜检查术中通过 Teflon 导管注射染料；B. 腹腔镜下可见染料溢出至腹膜

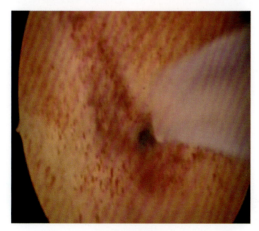

▲ 图 17-5　染色试验后取出 Teflon 导管

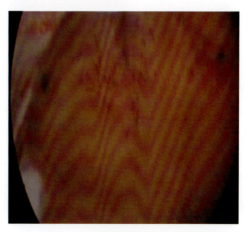

▲ 图 17-6　双侧插管后宫腔全景视图

五、禁忌证

以下情况可视为该手术的禁忌证。

- 输卵管长节段性纤维化。
- 慢性输卵管炎伴输卵管扭曲。
- 既往输卵管手术史。
- 盆腔结核累及输卵管。

结论

在世界范围内，腹腔镜引导的宫腔镜下输卵管近端插管术在输卵管性不孕症的治疗中发挥着越来越重要的作用，并且其并发症极少。有必要培养妇科医生的技能，提高进行该手术时的能力，以改善疗效。该手术应作为特定女性在转诊 IVF 和 ET 之前的一线治疗方式。

学习要点

- 腹腔镜引导的宫腔镜下输卵管近端插管术必须有明确的手术指征。
- 根据手术指征治疗可以提高疗效和减少并发症。
- 细致的术前注意事项对手术的成功非常重要。
- 确保仪器工作正常，并在手术后维护。
- 注意基本的插管安全原则。在腹腔镜观察下将导丝插入输卵管，以避免穿孔或腔内损伤。
- 做好详细的手术记录。

参考文献

[1] Hou HY, Chen YQ, Li TC, Hu CX, Chen X, Yang ZH. Outcome of laparoscopy-guided hysteroscopic tubal catheterization for infertility due to proximal tubal obstruction. J Minim Invasive Gynecol. 2014;21(2):272–8. https://doi.org/10.1016/j.jmig.2013.09.003. Epub 2013 Sept 28.

[2] Deaton JL, Gibson M, Riddick DH Jr. Diagnosis and treatment of cornual obstruction using a flexible tip guidewire. Fertil Steril. 1990;53:232–6.

[3] Ikechebelu JI, Mbamara SU. Should Laparoscopy and dye test be a first line evaluation in infertile women in Southeast Nigeria? Niger J Med. 2011;20(4):462–5.

[4] Ikechebelu JI, Eke NO, Eleje GU, Umeobika JC. Comparison of the diagnostic accuracy of laparoscopy with dye test and hysterosalpingography in the evaluation of infertile women in Nnewi, Nigeria. Trop J Laparo Endosc. 2010;1(1):39–44.

[5] Ikechebelu JI, Eleje GU, Bhamare P, Joe-Ikechebelu NN, Okafor CD, Akintobi AO. Fertility outcomes following laparoscopy-assisted hysteroscopic fallopian tube cannulation: a preliminary study. Obstet Gynecol Int. 2018;2018:7060459. https://doi.org/10.1155/2018/7060459.

[6] Golan A, Tur-Kaspa I. The management of the infertile patient with proximal tube occlusion. Hum Reprod. 1996;11(9):1833–4.

[7] Burke RK. Transcervical tubal catheterization utilizing flexible hysteroscopy is an effective method of treating cornual obstruction: a review of 120 cases. J Am Assoc Gynecol Laparosc. 1994;1(4, Pt 2):S5.

[8] Mekaru K, Yagi C, Asato K, Masamoto H, Sakumoto K, Aoki Y. Hysteroscopic tubal catheterization under laparoscopy for proximal tubal obstruction. Arch Gynecol Obstet. 2011;284(6):1573–6.

[9] Chung JP, Haines CJ, Kong GW. Long-term repro-ductive outcome after hysteroscopic proximal tubal cannulation—an outcome analysis. Aust N Z J Obstet Gynaecol. 2012;52(5):470–5.

[10] Purnachandra M, Sasmitta S, Tapasi P. Hysteroscopic tubal cannulation: our experience. J Obstet Gynecol Ind. 2004;54(5):498–9.

第 18 章　妊娠期腹腔镜检查
Laparoscopy in Pregnancy

Michael E. Aziken　Michael C. Ezeanochie　Kenneth C. Onumbu　著

近年来，腹腔镜手术越来越受欢迎，并且适应证日益增多，因其创伤小、患者术后疼痛轻和并发症率低、胃肠道功能和活动能力恢复快而被广泛应用[1-3]。

传统上，妊娠被认为是腹腔镜手术的禁忌证。主要是因为妊娠期的生理改变降低了母体的心肺储备[4]。因此，当使用 CO_2 诱导气腹时，CO_2 可能通过腹膜迅速扩散到血液并达到平衡，导致酸碱失衡并伴有高碳酸血症和呼吸性酸中毒。此外，在妊娠的中晚期，气腹和增大的子宫会给下腔静脉带来相当大的压力，这会减少静脉回流，从而降低心输出量并增加静脉血栓栓塞的风险。增大的子宫在腹腔镜手术中也可能被进入的气腹针或套管针损伤[5, 6]。

妊娠期腹腔镜检查可能导致胎儿的不良结局[7]。妊娠期间一些腹腔镜检查相关的并发症，包括妊娠早期进行腹腔镜检查时药物的致畸作用、母体酸中毒引起的胎儿酸中毒、手术中能量器械的热效应、气腹针穿刺时 CO_2 进入子宫肌层和早产[8-10]。

一、腹腔镜检查在妊娠中的应用现状

近年来，越来越多的证据表明在妊娠期间可以安全地进行诊断性和手术性腹腔镜检查。最近一项对已发表文献的系统综述揭示了腹腔镜检查在妊娠早、中、晚期的安全性[11]。在妊娠期已进行过的腹腔镜手术，包括附件扭转、异位妊娠、卵巢囊肿急症、阑尾切除和胆囊切除。这些情况通常在妊娠期间急性发作，表现为腹痛。

值得注意的是，大多数已发表的关于妊娠期腹腔镜检查的文章都是回顾性的病例分析，证据等级较低。但是这些研究结果表明，尽管存在风险，腹腔镜手术也可以在妊娠期成功实施，并且对母体和胎儿的风险与开腹手术相当。因为导致不良结果的手术不太可能被报道，回顾性研究和病例分析存在一定的选择偏倚。因此，需要对妊娠期常规腹腔镜手术的安全性和可行性进行精心设计的随机临床试验。

为确保良好的预后，手术团队的经验、患者的临床状态和可用的设备仍然是对孕妇进行腹腔镜手术时要考虑的重要因素。重要的是，对于撒哈拉以南的非洲等资源有限的地区，在选择开腹手术或腹腔镜手术时，还需要考虑患者的经济情况。

二、妊娠期间腹腔镜检查的适应证

- 脓毒症（急性阑尾炎、卵巢脓肿）。
- 胆道疾病，如有症状的胆结石。
- 良性附件肿块急症，如扭转、巨大输卵管积水、卵巢囊肿破裂或出血。
- 有症状的肌瘤（带蒂、阔韧带）。
- 异位妊娠（输卵管、残角子宫、卵巢）。
- 妊娠期发现的可疑卵巢恶性肿瘤。
- 多次经阴道环扎术失败的患者行腹腔镜下宫颈环扎术。

三、妊娠期腹腔镜手术的禁忌证

- 未经患者同意。
- 医方缺乏必要的技能和设备。
- 患者心肺储备差。
- 患者有广泛的盆腹腔粘连。

- 患者发生休克。
- 患者肥胖。

四、相关检查（妊娠期腹痛）

在进行腹腔镜手术所需的全身麻醉之前，术前需要进行血液检查，包括全血细胞计数、电解质和尿素、血清肌酐。此外，可能还需要进行胸片和心电图检查。

超声成像是最常用的影像学检查手段，它有助于鉴别诊断，同时还能评估胎儿活力、健康状况和孕周。MRI 如果可用也是一种有效的检查方法。因辐射暴露和使用对比剂可能造成的不良影响，CT 在妊娠期应限制使用。

- 血液学检查。
- 胸部 X 线检查。
- 心电图。
- 超声。
- MRI。
- CT（极少应用）。

五、妊娠期腹腔镜检查需要获得有效的知情同意

若知情同意书未提及母亲和胎儿可能面临的后果，则被视为不完全知情，是无效的知情同意。妊娠 20 周后，最好请一位经验丰富的新生儿医生与患者沟通，告知严重早产和胎儿死亡的相关风险。

六、妊娠期腹腔镜手术

为了在妊娠期安全地进行腹腔镜检查，本文介绍了一些预防措施及对非妊娠女性常规腹腔镜检查技术的改进。

胎儿肺成熟度：如果时间允许，应考虑通过间隔 12～24h 注射 2 次倍他米松或地塞米松来提高胎儿肺成熟度。为防止手术可能引发早产的风险，需确保新生儿可进入加强监护病房（intensive therapy/treatment unit，ITU）。

麻醉：妊娠期腹腔镜手术的首选麻醉技术是气管插管全身麻醉。在妊娠前 3 个月，需要谨慎选择药物以避免使用已知的致畸剂。在妊娠晚期，由妊娠子宫的压力和气腹引起的下腔静脉受压会导致静脉回流受阻，可以采用侧卧位，并尽量减少头高足低体位来尽可能减轻这种反应。

通过 CO_2 检测法测量气管导管中的呼气末 CO_2 浓度，以确保其保持在 25～30mmol/L 的生理范围之间，有助于预防高碳酸血症和呼吸性酸中毒。如果检测到呼气末 CO_2 升高，可通过控制通气促进肺泡 CO_2 的消除。

外科解剖：就进腹技术而言，在妊娠中晚期，开放性进腹的 Hasson 技术比使用气腹针穿刺更安全。也有成功使用剑突下点和右侧或左侧锁骨中线，位于肋缘以下 1～2cm 处进行充气的方法[1, 12]。

主通道套管针放置的总体原则是：应至少高于宫底触诊高度 6cm。其他辅助通道的位置取决于计划的手术过程和妊娠阶段（图 18-1）。

充气后，腹内压力应保持尽可能低，通常低于 15mmHg，同时保证手术视野显露良好。这有助于减少气腹对下腔静脉和妊娠子宫的压力。

胎儿：建议在妊娠期间进行腹腔镜检查时对胎儿持续监测，以便及时发现手术中可能出现的胎儿异常情况，并进行适当的干预。建议在手术过程中预防性使用宫缩抑制药以避免早产和分娩。妊娠期腹腔镜手术中，母体呼吸性酸中毒引起的胎儿酸中毒的远期影响尚不明确。有证据表明，术前和术后的胎儿监测已足够，并不需要常规的术中保胎[13, 14]。

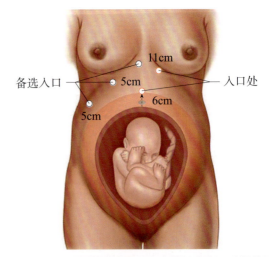

▲ 图 18-1　妊娠期腹腔镜手术套管针穿刺可选择位置

🤔

七、术后注意事项

建议在腹腔镜手术后进行血栓预防，特别是在手术时间延长的情况下[15]。可以通过对接受腹腔镜手术的孕妇下肢使用充气加压装置或使用普通肝素或低分子量肝素预防血栓。其他已报道的并发症包括伤口感染、腹部或盆腔脓肿形成、肠梗阻和出血[16]。

也有文献报道了早产、胎儿死亡和妊娠子宫损伤等风险[9, 17]。对胎心和宫缩的监测应至少持续至术后 24h。当早产风险高或有早产迹象时，应给予宫缩抑制药[1, 13, 14]。

结论

在当代外科实践中，腹腔镜技术在诊断和治疗中的应用越来越多。腹腔镜本身的优势和对患者的益处使其在妊娠期外科手术中更受欢迎。妊娠期所伴随的生理和解剖变化为妊娠期腹腔镜手术带来了特殊的风险，因此了解这些变化对于采取适当措施以预防手术的不良后果和并发症至关重要。

学习要点

- 腹腔镜手术越来越普遍。
- 妊娠继发的解剖和生理变化过去被认为是腹腔镜手术的禁忌证。
- 近年来对妊娠期生理变化的理解、腹腔镜手术设备的提升及手术技术的进步使得妊娠期腹腔镜手术更加安全。
- 腹腔镜手术（如附件扭转手术、异位妊娠、卵巢囊肿急症、阑尾切除术和胆囊切除术）已在妊娠早、中、晚期安全开展。
- 妊娠期腹腔镜检查的母体并发症，包括血栓栓塞、切口感染、肠梗阻和出血。
- 胎儿并发症，包括早产、胎心异常和胎儿死亡。
- 仍需要高质量的研究来对比妊娠期腹腔镜手术与开腹手术在作用、安全性和有效性方面的差异。

参考文献

[1] Pearl J, Price R, Richardson W, Fanelli R, Society of American Gastrointestinal Endoscopic Surgeons. Guidelines for diagnosis, treatment, and use of laparoscopy for surgical problems during pregnancy. Surg Endosc. 2011;25(11):3479–92.

[2] Shay DC, Bhavani-Shankar K, Datta S. Laparoscopic surgery during pregnancy. Anesthesiol Clin North Am. 2001;19:57–67.

[3] Oelsner G, Stockheim D, Soriano D, Goldenberg M, Seidman DS, Cohen SB, et al. Pregnancy outcome after laparoscopy or laparotomy in pregnancy. J Am Assoc Gynecol Laparosc. 2003;10:200–4.

[4] Vårtun Å, Flo K, Wilsgaard T, Acharya G. Maternal functional hemodynamics in the second half of pregnancy: a longitudinal study. PLoS One. 2015;10(8):e0135300.

[5] Joumblat N, Grubbs B, Chmait RH. Incidental fetoscopy during laparoscopy in pregnancy: management of perforation of the gravid uterus. Surg Laparosc Endosc Percutan Tech. 2012;22(2):e76–8.

[6] Friedman JD, Ramsey PS, Ramin KD, Berry C. Pneumoamnion and pregnancy loss after second-trimester laparoscopic surgery. Obstet Gynecol. 2002;99(3):512–3.

[7] Wilasrusmee C, Sukrat B, McEvoy M, Attia J, Thakkinstian A. Systematic review and meta-analysis of safety of laparoscopic versus open appendicectomy for suspected appendicitis in pregnancy. Br J Surg. 2012;99(11):1470–8.

[8] Corneille MG, Gallup TM, Bening T, Wolf SE, Brougher C, Myers JG, et al. The use of laparoscopic surgery in pregnancy: evaluation of safety and efficacy. Am J Surg. 2010;200:363–7.

[9] Sadot E, Telem DA, Arora M, Butala P, Nguyen SQ, Divino CM. Laparoscopy: a safe approach to appendicitis during pregnancy. Surg Endosc. 2010;24:383–9.

[10] Kirshtein B, Perry ZH, Avinoach E, Mizrahi S, Lantsberg L. Safety of laparoscopic appendectomy during pregnancy. World J Surg. 2009;33:475–80.

[11] Walsh CA, Tang T, Walsh SR. Laparoscopic versus open appendicectomy in pregnancy: a systematic review. Int J Surg. 2008;6(4):339–44.

[12] Chohan L, Kilpatrick CC. Laparoscopy in pregnancy: a literature review. Clin Obstet Gynecol. 2009;52(4):557–69.

[13] Jackson H, Granger S, Price R, Rollins M, Earle D, Richardson W, et al. Diagnosis and laparoscopic treatment of surgical diseases during pregnancy: an evidence-based review. Surg Endosc. 2008;22(9):1917–27.

[14] Geisler JP, Rose SL, Mernitz CS, Warner JL, Hiett AK. Non-gynecologic laparoscopy in second and third trimester pregnancy: obstetric implications. JSLS. 1998;2(3):235–8.

[15] Walker HG, Al Samaraee A, Mills SJ, Kalbassi MR. Laparoscopic appendicectomy in pregnancy: a systematic review of the published evidence. Int J Surg. 2014;12(11):1235–41.

[16] Winter NN, Guest GD, Bozin M, Thomson BN, Mann GB, Tan SB, et al. Laparoscopic or open appendicectomy for suspected appendicitis in pregnancy and evaluation of foetal outcome in Australia. ANZ J Surg. 2017;87(5):334–8.

[17] Eom JM, Hong JH, Jeon SW, Choi JS, Lee JH, Kim HO, et al. Safety and clinical efficacy of laparoscopic appendectomy for pregnant women with acute appendicitis. Ann Acad Med Singap. 2012;41:82–6.

第 19 章　腹腔镜宫颈环扎术
Laparoscopic Abdominal Cerclage

Christian Olajuwon Alabi　Anil Magdum　Moses Fache　著

宫颈机能不全是妊娠中期反复流产和早产的一个重要原因，据估计，高达 1% 的妊娠合并宫颈机能不全[1]。因宫颈机能不全导致的反复流产是女性在妊娠过程中经历的最痛苦的事情之一。

宫颈环扎术或荷包缝合术可用于治疗宫颈机能不全，预防孕中期流产和早产。传统上，环扎术是经阴道进行的。然而在更严重的情况下，如果阴道环扎失败或子宫颈由于不同原因极度缩短，可以选择经腹部环扎术。经腹部环扎术将缝线缝合在宫颈内口处，为宫颈提供更好的结构支持[2]。

一、历史发展

Benson 和 Durfee 于 1965 年首次报道了经腹宫颈环扎术可作为宫颈极度缩短患者经阴道环扎术的替代方法[3]。后来适应证逐渐扩大，包括阴道环扎术后仍发生中期妊娠流产或早产的情况（通常称为"失败"的阴道环扎术）[4]。经腹宫颈环扎术在宫颈较高的位置进行，可以使功能不全患者的宫颈更加完整。腹腔镜方法最早由 Lesser 等于 1998 年实施[5]，之后越来越多地被用作经腹宫颈环扎术的首选方法，其效果与开腹手术相当，而风险更小，恢复更快。

二、腹腔镜术式

腹腔镜宫颈环扎术的优势与其微创的特点有关。与开腹手术相比，腹腔镜手术因失血少、切口并发症少、住院时间短、更快恢复正常活动而受到青睐[6]。

腹腔镜检查有助于观察盆腔解剖情况，以避免子宫血管损伤。许多宫颈机能不全的患者还可能接受过一次或多次剖宫产手术，导致子宫粘连，在腹腔镜下可以更仔细地分解粘连。

三、腹腔镜宫颈环扎术适应证

1. 既往阴道环扎术失败（McDonald 法或者 Shirodkar 法）。

2. 因宫颈改变（既往宫颈切除术、产伤、宫颈锥切或环切）不能行阴道环扎术。

3. 腹腔镜宫颈环扎术作为宫颈机能不全的一线治疗：腹腔镜宫颈环扎术作为宫颈机能不全的一线治疗是有争议的。许多临床医生认为经腹宫颈环扎术的成功率比经阴道环扎术高，因此他们更倾向于经腹而不是经阴道环扎作为治疗宫颈机能不全的一线治疗方法，但没有足够的证据来支持这一观点。

四、手术时机：孕前或产前
（一）非妊娠子宫的腹腔镜宫颈环扎术

无论何时，宫颈环扎术在非妊娠子宫上都更容易进行。非妊娠子宫及其他盆腔血管与妊娠时的充血状态不同，操作更加简便，出血风险更小，还减少了放置 Mersilene 带或缝合时的出血风险。与妊娠子宫相比，在非妊娠子宫中将 Mersilene 带放置在子宫血管内侧更容易，并且不存在手术相关流产的风险。非妊娠腹腔镜宫颈环扎术的主要缺点是无法像妊娠期宫颈环扎一样可在术前对胎儿进行畸形筛查。

（二）妊娠期腹腔镜宫颈环扎术

在妊娠期间进行手术的最大优势是可以确定妊娠的状态。产前环扎术的最理想时机是在常见染色体筛查后立即进行，大多数临床医师选择在妊娠 12～14 周时进行手术。腹腔镜宫颈环扎术应在检查结果出来后立即进行。

总的来说，随着孕周的增加，手术的难度随之增加。医生不能使用任何宫内器械来操纵子宫，必须完全依靠子宫外操作。由于盆腔充血，术中出血的风险增加。随着孕周的增加，盆腔内尤其是子宫血管内侧的空间逐渐减少。手术还有导致流产和早产的风险。

五、患者术前咨询

理想的情况下，应在流产后开始咨询。咨询时应讨论以下几点。

- 可选择间隔期环扎（非妊娠子宫）或孕期环扎（妊娠期间环扎术）。
- 手术是在全身麻醉和插管下进行的。
- 手术过程包括分离膀胱和在宫颈周围放置 Mersilene 带或其他缝线。
- 在操作过程中有损伤膀胱、子宫和其他盆腔血管等周围结构和子宫穿孔的风险。
- 手术 8 周后（伤口愈合后）可以计划妊娠（适用于未妊娠的女性）。
- 剖宫产是腹腔镜下宫颈环扎术后唯一的分娩方式。
- 妊娠早期流产可以在不去除结扎缝线的情况下处理。
- 对于胎死宫内或孕中期流产的患者，可以通过开腹、腹腔镜或后穹隆切开术去除 Mersilene 带。如果需要保持 Mersilene 带的完整性，可选择剖宫取胎术。
- 剖宫产后，宫颈环扎带留在原位以备下一次妊娠，即使无妊娠计划，也可以留在体内，环扎带极少会因造成不良影响而需要被移除。

六、所需器械和缝合线

- Mersilene 带或其他不可吸收缝合线。
- 2-0 或 3-0 Polyglactin（910）缝线。
- 10mm 套管针 ×1。
- 5mm 套管针 ×3 或 ×4（如果在妊娠子宫上进行环扎术，可能额外需要 10mm 和 5mm 套管针）。大小和数量由外科医生决定。
- 单极或刮刀或超声刀。
- 持针器。
- 举宫器。
- 剪刀。
- 5mm 抓钳：马里兰，Babcock。
- 3～5 叶带钩的肝脏牵开器（用于妊娠子宫环扎）（图 19-1）。

（一）非妊娠子宫手术步骤

- 放置举宫器。
- 放入套管。
- 打开子宫膀胱反折腹膜，下推膀胱。
- 显露双侧子宫血管。
- 将带缝合线材料（Mersilene 带或其他缝线）的针放入盆腔。一些外科医生认为将针头拉直可以更容易操作。
- 子宫保持后倾位置。

在子宫血管内侧的宫颈峡部进入缝针，可根据术者的喜好从右侧或左侧开始。

- 用持针器持针，针的凹面朝向骨盆外侧壁。
- 针由前向后穿过左侧子宫血管内侧。
- 从前向后穿刺时，子宫逐渐前倾。
- 针在后方的出针点应在子宫骶韧带附着点

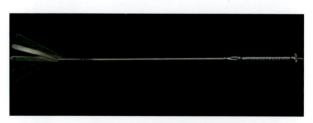

▲ 图 19-1　腹腔镜用肝脏牵开器

上方 1～2cm 处。

- 将环扎带拉出足够的长度。
- 子宫保持前倾，以便更好地观察直肠子宫陷凹。
- 将针拉向直肠子宫陷凹的右侧（图 19-2）

右侧

- 持针器夹针，凹面朝向右侧骨盆壁。
  - 针在子宫血管内侧由后向前穿过，进针点在右侧骶韧带附着点上方 1～2cm 处。
  - 子宫缓慢后屈。
  - 自子宫前方拔出缝针。
  - 剪断缝针后拉紧 Mersilene 带的两端并打结，单结的收紧效果更好。在拉紧 Mersilene 带时，举宫器保持在子宫内。应将结打在子宫前方。用 2-0 或 3-0 可吸收 Polyglactin 缝线缝合子宫膀胱反折腹膜。
  - 取出举宫器（图 19-3 和图 19-4）。

（二）可对上述步骤进行以下修改

- 很少有外科医生使用 Mersilene 带的其他针

头。在这个过程中，针从前面穿到后面，就像左边一样，在后面打结。

- 使用缝合针或切口闭合针来拾取 Mersilene 带。在子宫前倾时，针由前向后穿过。用针夹住 Mersilene 带的游离端，并在子宫后屈时向上拉起。在另一侧也可以进行类似的操作（图 19-5）。

七、妊娠期腹腔镜宫颈环扎术

所有步骤与非妊娠子宫的手术步骤相似。需要做以下修改。

- 根据孕周（子宫大小）决定光学套管针放置的位置。
- 放置套管时保持较高的 CO_2 气腹压力，避免意外损伤子宫。
- 借助圆韧带操纵子宫。
- 在两侧的阔韧带处开窗，这有助于操控环扎带的针头以穿过子宫血管内侧。
- 肝脏牵开器可用于牵拉妊娠子宫。
- 可通过无损伤钳牵拉圆韧带来操纵子宫

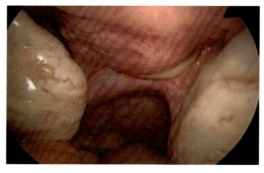

▲ 图 19-3 环扎带在宫骶韧带附着点上方

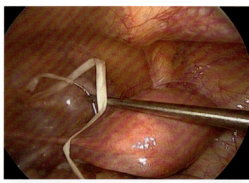

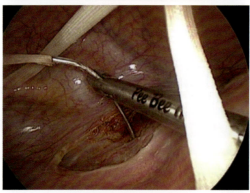

▲ 图 19-2 将环扎针放置于左侧，部分拉直的针凹面朝向骨盆外侧壁

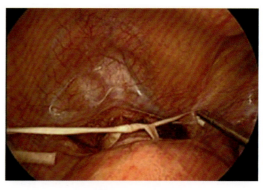

▲ 图 19-4 打前结

（图 19-6 和图 19-7）。

八、孕晚期的特殊预防措施

· 围术期使用黄体酮和（或）硝苯地平保胎。

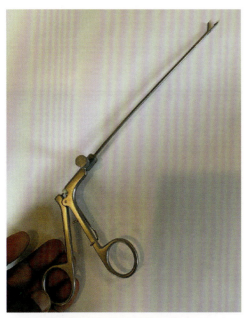

▲ 图 19-5　缝合穿刺针或缝合针

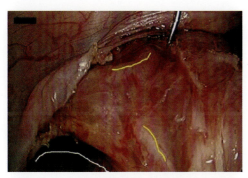

▲ 图 19-6　左侧阔韧带（白圈）开窗，便于 Mersilene 带针顺利通过子宫血管内侧（黄线）

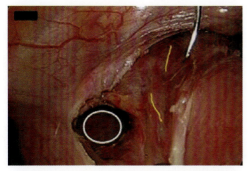

▲ 图 19-7　在子宫血管外侧阔韧带开窗有助于显露针尖

· 主套管置入时使用 Palmer 点和 Hasson 开放入路可能更安全。

· 套管针应放置在足够高的位置，以便操作增大的子宫。

· 肝脏牵开器需要额外的辅助套管针来牵引妊娠子宫。

· 所有器械的操作都应在视线范围内（包括钳子和其他器械的进出），以减少损伤妊娠子宫的风险。

· 将膀胱反折腹膜自一侧圆韧带完全打开至另一侧圆韧带有助于更安全地放置环扎带。

· 可以通过两把钳子的互相牵引将膀胱轻轻向下推，以避免损伤充血的血管。

· 超声刀或双极切割能量可以用于安全地打开腹膜反折。

九、子宫血管外侧缝线的放置

在少数妊娠期环扎的病例中，难以将环扎带放置在子宫血管内侧，在这种情况下，可以将环扎带放置在子宫血管的外侧。Mersilene 带可放置于覆盖子宫两侧血管外侧的阔韧带上。一旦打结，这将阻塞双侧子宫血管，但侧支循环会负责子宫的血液供应，胎儿的预后不受影响。这种情况下也不会增加流产或胎儿宫内生长受限的发生率。因此，在子宫两侧血管外侧放置 Mersilene 带是一种可接受的选择。

十、腹腔镜宫颈环扎术的术后护理

（一）非妊娠子宫环扎术

术后常规护理即可。可根据机构政策规定孕前预防性补充叶酸，并可在环扎术后 8～12 周计划妊娠。

（二）妊娠期环扎术

可根据各机构政策考虑保胎。提醒患者注意未足月胎膜破裂和早产的体征和症状，并建议患者在手术后如出现宫缩或破水应及时联系医院。

十一、手术并发症

（一）非妊娠环扎术

- 子宫血管、髂血管或膀胱损伤。
- 针和环扎带穿过阴道 / 穹隆。

（二）妊娠期环扎

- 充血的盆腔血管、直肠和膀胱损伤。
- 损伤妊娠子宫。
- 流产。
- 早产（如果在超过妊娠 20 周后进行环扎手术）。

十二、具有挑战性的腹腔镜宫颈环扎术

（一）子宫下段剖宫产术史

可能由于反复流产，少数患者在前次妊娠经历过早产子宫下段剖宫产术（lower segment caesarean section，LSCS）。在这种情况下，推离膀胱是具有挑战性的。需要仔细解剖，并用钳子和超声刀轻柔地分离。

（二）腹腔镜宫颈环扎术治疗双角子宫

腹腔镜下宫颈环扎术可实施于双角子宫，与正常子宫的手术步骤是相似的。这些女性早产的风险非常高。

（三）拆除环扎针

一般情况下，剖宫产时环扎带会留在原位。如果患者计划再次妊娠，则不需要取出。在一份病例报道中，患者出现慢性盆腔疼痛，并且没有其他可识别的病因，决定移除缝线，取出缝线后，盆腔疼痛得到缓解[7]。

如果在腹腔镜下进行宫颈环扎术后发生中期流产，可以拆除缝线以允许患者通过阴道分娩。可根据手术医生专业技术水平，通过开腹、腹腔镜或后穹隆切开方式来拆除缝线。James 等描述了一例在腹腔镜下剪开缝线治疗中期妊娠流产的病例[8]。

Cho 等报道了 5 例剖宫产术中成功切除 Mersilene 带且无并发症的病例[9]。

在妊娠中期流产时，应与患者讨论实施保留宫颈环扎带的剖宫取胎术。

十三、腹腔镜宫颈环扎术后剖宫产

患者应在妊娠满 37 周后进行有计划的剖宫产术。提前分娩的女性应进行紧急剖宫产手术。

根据笔者的观察和 Cho 等的报道，环扎带不会干扰 LSCS 的常规步骤[9]。

学习要点

- 腹腔镜宫颈环扎术是一种安全的手术，是开腹宫颈环扎术的良好替代选择。
- 腹腔镜宫颈环扎术是经阴道宫颈环扎失败术后治疗宫颈机能不全的有效方法。
- 腹腔镜宫颈环扎术适用于孕晚期患者。
- 孕晚期患者行腹腔镜下宫颈环扎术具有一定的技术难度。
- 经阴道环扎术 1 次或多次失败的宫颈机能不全的患者，应行腹腔镜下宫颈环扎术。

参考文献

[1] Ludmir J. Sonographic detection of cervical incompetence. Clin Obstet Gynecol. 1988;31:101–9.

[2] Debbs RH, De La Vega GA, Pearson S, Sehdev H, Marchiano D, Ludmir J. Transabdominal cerclage after comprehensive evaluation of women with previous unsuccessful transvaginal cerclage. Am J Obstet Gynecol. 2007;197:317.e1–4.

[3] Benson RC, Durfee RB. Transabdominal cervicouterine cerclage during pregnancy for the treatment of cervical incompetency. Obstet Gynecol. 1965;25:145–55.

[4] Novy MJ. Transabdominal cervicoisthmic cerclage: a reappraisal 25 years after its introduction. Am J Obstet Gynecol. 1991;164:1635–41.

[5] Lesser KB, Childers JM, Surwit EA. Transabdominal cerclage: a laparoscopic approach. Obstet Gynecol. 1998;91:855–6.

[6] Mingione MJ, Scibetta JJ, Sanko SR, Phipps WR. Clinical outcomes following interval laparoscopic transabdominal cervico-isthmic cerclage placement. Hum Reprod. 2003;18(8):1716–9.

[7] McComiskey M, Dornan JC, Hunter D. Laparoscopic removal of abdominal cervical suture. Ulster Med J. 2006;75(3):228.

[8] Carter JF, Soper DE. Laparoscopic removal of abdominal cerclage. JSLS. 2007;11(3):375–7.

[9] Cho C-H, Kim T-H, Kwon S-H. Laparoscopic transabdominal cervicoisthmic cerclage during pregnancy. J Am Assoc Gynecol Laparosc. 2003;10(3):363–6.

第 20 章　泌尿妇科微创手术
Minimal Access Urogynaecology

Olusegun Badejoko　Bhamare Prashant　Olabisi Loto　著

泌尿妇科学及盆底亚专科是受微创手术技术革新影响最大的妇科领域之一。该领域中最常见的问题包括尿失禁和盆腔器官脱垂。针对这两种情况，传统的开腹手术正逐渐被微创手术所取代，主要是因为后者具有出血少、术后疼痛较轻、对镇痛药的需求降低、恢复更快、住院时间更短、感染和切口并发症较少等众多优势[1]。

泌尿妇科和盆底亚专科拥有许多内镜手术方式，包括一些目前最先进的妇科微创手术，如用于治疗压力性尿失禁的腹腔镜下 Burch 阴道悬吊术、治疗阴道顶部脱垂的腹腔镜下骶骨阴道固定术。这些手术涉及大量的腹膜后解剖，同时还需要熟练的腹腔镜腔内腔外缝合技术，因此需要术者对腹膜后解剖有深入的了解。此外，采用尿道黏膜下填充剂注射治疗压力性尿失禁需要掌握尿道镜技术，而注射肉毒杆菌毒素治疗逼尿肌过度活动则需要膀胱镜技术[2-7]。

尽管微创泌尿妇科手术不断发展，泌尿妇科和盆底外科医生的复杂盆底重建和阴道手术技能仍然是必不可少的。这不仅是因为某些盆底手术无法通过腹腔镜进行，还因为在某些腹腔镜泌尿妇科手术中存在必须经阴道进行的步骤（如用于治疗盆腔器官脱垂的阴道辅助腹腔镜子宫骶骨悬吊术）。此外，紧急转为经阴道手术仍然是微创手术中遇到问题时的宝贵选择。

盆腔器官脱垂和压力性尿失禁有共同的病因，即盆底支持的减弱[8]。盆底支持主要由盆底肌肉（如肛提肌）和周围的筋膜（盆底筋膜）构成[9]。盆底筋膜在特定区域会凝聚形成包括子宫骶韧带、主韧带和耻骨宫颈韧带在内的盆底韧带。这些韧带及盆底肌肉共同形成了子宫真正的支撑结构[9]。然而，这种支撑作用会因结缔组织完整性的丧失、盆底肌肉无力或者两个因素的结合而丧失[9]。结缔组织完整性的丧失通常是绝经后低雌激素引起的，而盆底肌肉无力通常是妊娠和分娩的长期影响导致的。

对盆腔器官脱垂患者需要进行非常详细和准确的评估以确定脱垂的类型和严重程度。同样重要的是，评估和记录需要使用一种被广泛接受的标准格式，以便进行手术前后的对比，客观地衡量解剖疗效，利于与全球其他地区的患者比较。盆腔器官脱垂定量分期（Pelvic Organ Prolapse Quantification，POP-Q）系统就满足了所有这些要求[10]。因此，应该在所有盆腔器官脱垂的评估和报告中使用该系统。关于 POP-Q 系统不在本章详述。

压力性尿失禁的管理同样需要仔细和详细的治疗前评估。其中，尿动力学是必须要评估的指标之一[11-15]。在一些发达国家，是否为压力性尿失禁患者进行手术及选择何种手术方案，必须由泌尿妇科和盆底多学科团队（multidisciplinary team，MDT）共同决定[15]。症状的改善和生活质量的提高也是衡量压力性尿失禁和盆腔器官脱垂患者治疗效果的另一种方式。同样，这些必须使用经过验证的国际共识标准来衡量，目前使用的有：用于尿失禁的国际尿失禁咨询问卷 – 尿失禁（International Consultation on Incontinence Questionnaire—Urinary Incontinence，ICIQ-UI）、用于脱垂的国际尿失禁咨询问卷 – 阴道症状（International Consultation on Incontinence Questionnaire—Vaginal Symptoms，ICIQ-VS）和用于肛门失禁的国际尿失禁咨询问卷 - 肛门失禁（International Consultation on Incontinence Questionnaire—Anal Incontinence，ICIQ-AI）[16-18]。这些工具不在本章详述。长期的疗效评估对脱垂和失禁患者非常重要，因为即使在手术治疗后，也可能出现复发[19]。

当涉及盆底疾病的治疗时，可优先考虑已被证明具有良好效果的非手术选项，特别是轻度到中度的病例。这些选项包括在监督下进行的有生物反馈的盆底肌肉训练及使用子宫托。盆底肌肉训练对于压力性尿失禁的早期治疗最为有效，对于急迫性尿失禁和混合性尿失禁的效果欠佳，而子宫托在各阶段的脱垂的治疗中都具有重要价值[20-23]。值得注意的是，在有手术禁忌情况下，如妊娠期间或手术风险高的女性，子宫托尤其有用。事实上，对于许多最初使用子宫托作为暂时措施等待脱垂手术的女性来说，子宫托已被证明可以帮助避免手术[24]。

总的来说，盆底手术旨在通过使用自体组织、自体移植物或合成网片等来恢复和加固受损的盆底支持。最初，使用自体组织是唯一的选择。后来发展出使用自体筋膜移植，如移植来自腹直肌鞘或大腿阔筋膜张肌的筋膜用于骶骨阴道固定术。然而，到了 20 世纪 90 年代末，合成网片因在普外科腹疝修补中获得了巨大成功而被引入泌尿妇科，并在治疗压力性尿失禁和盆腔器官脱垂方面迅速得到普及[25-27]。

尿失禁影响全球 15%～17% 的女性，而盆腔器官脱垂影响 3%～6% 的女性，全球范围内同时具有这两种情况的女性中有超过 20% 的患者需要接受手术治疗[28, 29]。截至 2014 年，这一数字达到了 2800 万[30]。因此，大型制药公司很快就发现了专有合成网片产品的巨大市场潜力，并引发了一股热潮，诞生了价值数十亿美元的全球泌尿妇科合成网片产业[31]。根据一项名为 510（k）的条款，一些美国的制药公司在不必经过严格临床试验的情况下获得美国食品药品管理局（Food and Drug Administration，FDA）批准，推出合成网片产品[32, 33]。

在发达国家，经阴道或经腹植入合成网片很快成为治疗盆腔器官脱垂和压力性尿失禁的常规手术方法[34]。例如，在压力性尿失禁治疗中，采用了各种网片手术，包括耻骨后悬吊术、尿道中段悬吊术或通过由外向内的经闭孔悬吊（trans-obturator tape，TOT）或由内向外的经阴道尿道悬吊（trans-vaginal tape inside-out，TVT-O）途径的无张力阴道悬吊手术[35]。对于盆腔器官脱垂的治疗，许多女性接受了网片修复前壁或后壁脱垂，而合成网片骶骨阴道固定术成为治疗阴道穹隆脱垂治疗的金标准，网片骶骨子宫固定术也作为可保留子宫的选择逐渐发展起来[36-38]。随着微创妇科的进步，这些经腹网片植入手术也开始通过腹腔镜进行[1]。

经过近十年的盆底网片植入手术，美国食品药品管理局在 2008 年和 2011 年发布了关于阴道网片植入安全性的公开警告[39, 40]。研究显示盆底网片引发严重问题，甚至长期并发症的比率高达 3%[42]。这些并发症，包括网片显露和出血、网片感染、网片侵蚀、神经压迫和神经刺激、慢性盆腔疼痛。许多女性出现严重的性交疼痛，甚至无法同房[39-43]。这些并发症引发了针对一些主要的泌尿妇科网片制造商［如强生公司（Ethicon）和 Mentor Corp］的集体诉讼，最后以巨额赔偿款项和停产而告终[44, 45]。

目前相关疾病的管理指南建议，患有盆腔网片并发症的患者应在专门的专科单位接受管理，这些专科单位应具备足够的病例数，以确保专科医生能够获得足够的经验和技能，为患者提供高质量的治疗服务[11, 13-15]。手术通常需要进行部分或全部网片切除，尽管偶尔也需要进行网片再上皮化等小手术[46]。重大手术常常涉及较大的解剖，以将网片从可能侵蚀到的重要结构中取出，如主要血管、神经、膀胱和肠道。这些手术通常涉及多学科，包括泌尿科、结直肠科和血管外科。手术最好选择经腹腔镜进行，但也可以通过经腹或经阴道进行，偶尔可能需要经直肠进行[46]。

合成网片在泌尿妇科学中的地位至今仍有争议[47, 48]。例如，几乎普遍认为不应该再使用合成网片治疗盆腔器官脱垂，但在治疗压力性尿失禁方面，是否应该使用合成网片缺乏共识[48]。许多国家对是否继续使用尿道中段悬吊作为压力性尿失禁一线治疗的指南和建议存在争议[13-15, 48]。美国泌尿学会（American Urology Association，AUA）认为，任何限制使用合成网片的措施都对选择手术治疗压力性尿失禁的患者不利，但是加拿大泌尿学会（Canadian Urology Association，CUA）和国家卫生与护理卓越研究所（National Institute for Health and Care Excellence，NICE）认为，尚无足够的证据支持无限制地使用网片的安全性[48]。因此，迫切需要进行临床试验来决定这些产品的未来。同时，尿道黏膜下填充剂注射和腹腔镜或腹部 Burch 悬吊术是管理压力性尿失禁的可用替代方案[2, 4-6]。

然而，使用合成网片进行腹腔内骶骨阴道固定术或骶骨子宫固定术具有显著更高的成功率和相对较低的网片相关并发症发生率，表明在这些手术中使用合成网片是合理的[31]。此外，替代方案（如自体组织修复）都伴随相对较高的复发率，自体移植物在供体部位增加了额外的并发症，并且其复发率比使用合成网片高[25]。其他技术包括使用部分可降解的网片及不使用网片的缝合修复技术。但这些方法都没有被证明优于不可降解的网片[25]。

微创泌尿妇科手术通常可以分为两类。

1. 脱垂手术

(1) 腹腔镜下骶骨子宫固定术。

(2) 腹腔镜下骶骨阴道固定术。

(3) 腹腔镜子宫骶韧带缝合骶骨子宫固定术。

(4) 骶棘韧带固定术。

2. 尿失禁手术

(1) 腹腔镜下 Burch 阴道悬吊术。

(2) 尿道镜下 Bulkamid 注射。

(3) 膀胱镜下肉毒杆菌毒素 A（onabotulinum toxin A，BOTOX）注射。

(4) 腹腔镜下膀胱阴道瘘修补术。

一、术前准备

上述列出的手术都是腹腔镜手术，只有 Bulkamid® 注射是尿道镜手术，BOTOX 注射是膀胱镜手术，而骶棘韧带悬吊术通常是阴道手术。尿道镜手术和膀胱镜手术可以在局部麻醉下进行，有时也使用手术镇痛或全身麻醉。术前应向患者解释有 5% 的尿潴留风险，并教会他们洁净的间歇性自我导尿术[4-6]。骶棘韧带悬吊术可以在脊麻或全身麻醉下进行。术前宜进行肠道准备。

对于腹腔镜手术，术前准备和手术室设置与常规腹腔镜手术相似。

（一）肠道准备

- 手术前 24h 只进食流质。
- 手术前一晚口服聚乙二醇排空肠道。

（二）手术室设置

- 患者接受全身麻醉，伴或不伴局部麻醉。
- 围术期使用抗生素。
- 患者取改良截石位，使用 Allen 腿架，两腿分开，双髋和膝关节微屈。
- 穿弹力袜以预防深静脉血栓。
- 两臂置于身体两侧。
- 使用肩部支撑以防止患者向上滑动。
- 放置胃管和导尿管。
- 可以使用加温装置。
- 手术医生站在患者的左侧（图 20-1）。
- 第一助手站在患者的右侧（图 20-1）。
- 第二助手坐在患者的腿间（图 20-1）。
- 腹腔镜手术台位于患者的足端（图 20-1）。

（三）套管针放置（使用同侧放置法）

- 在肚脐处放置 10mm 的镜头套管（图 20-2）。
- 辅助套管在可视下放置。
- 每个髂窝处放置一个直径为 5mm 的穿刺孔，位于髂前上棘的上方内侧两指宽处（图 20-2）。

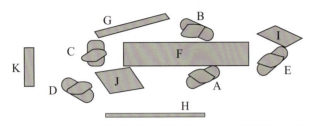

▲ 图20-1　腹腔镜手术的手术室布置。A. 手术医生；B. 第一助手；C. 第二助手；D. 器械护士；E. 麻醉师；F. 患者；G. 主刀显示屏和设备堆；H. 助手的显示器；I. 麻醉机；J. Mayo手术推车；K. 附屏

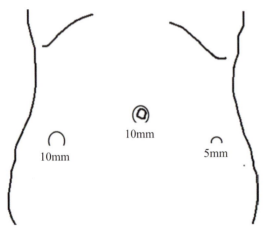

▲ 图20-2　脱垂和尿失禁腹腔镜手术建议的套管放置位置及对应尺寸

－ 根据手术需要，在脐和耻骨联合连线之间的中线位置放置一个 5mm 的穿刺孔（图 20-2）。

• 随后将患者置于头低足高位。

（四）子宫操纵

宫腔内置入举宫器用于操纵子宫。

（五）能量器械

超声刀系统由于其在组织切割方面的出色表现深受青睐[49]。然而，在没有能量器械的情况下，可以使用单极电钩切开腹膜。

二、手术过程

（一）腹腔镜下利用 Y 形网片行骶骨子宫固定术

该手术首先从横向打开子宫膀胱腹膜反折开始，分离子宫膀胱间隙并下推膀胱。将此切口向两侧延伸，打开两侧阔韧带的两层形成无血管窗口（图 20-3A）。然后，由第二助手控制子宫使其持续保持在前倾位，过程中必须要小心操作，以防子宫穿孔。识别右侧输尿管自骶骨外侧进入盆腔内的走向，在其内侧腹膜上做一纵向切口，一直向下延伸至直肠子宫陷凹。然后，通过钝性分离来游离腹膜切口和直肠阴道间隙。

将一个 Y 形大孔聚丙烯网片放置到直肠子宫陷凹，并沿着子宫的后表面纵向对齐。Y 形的两个臂向前穿过（每边一个）之前在阔韧带上打开的窗口，在宫颈和子宫峡部的中线处汇合（图 20-3B）。使用不可吸收缝线，如 1-0 Ethibond 线或 Prolene 线，间断将网片缝合固定在宫颈上（图 20-3C）。使用类似的缝线将网片固定在子宫后位于子宫骶韧带下方的位置（图 20-3D）。随后，将网片缝合固定到每根子宫骶韧带的子宫附着处。Y 形网片的主干进一步被固定在宫颈后方的中线上。之后使用不可吸收缝线将其游离端固定在第一块骶骨的前纵韧带上，同时从下方抬高后阴道穹隆以达到近似于阴道全长的矫正深度（图 20-3E）。此时，可以使用网片作为缝线的替代品。剪去多余的网片。最后，使用 2-0 Vicryl 线连续缝合关闭膀胱子宫和直肠阴道腹膜切口，以完全覆盖网片（图 20-3F）。总的来说，腹腔镜下子宫骶骨悬吊术的治愈率为 95%[50]。

（二）腹腔镜下骶骨阴道固定术

这个术式与骶骨子宫固定术非常相似，唯一的区别是这个手术中没有子宫相关的操作。在这种情况下，第二助手在阴道中插入棉签以帮助确定阴道顶。在覆盖阴道顶的腹膜中做一个横向切口，通过这个切口，进行钝性分离以分离膀胱并将其推向尾部（图 20-4B）。如骶骨子宫固定术所述，沿右侧输尿管在腹膜上做一个纵向的切口，一个 Y 形大孔聚丙烯网片覆盖在阴道顶部，使其两臂分别于前后阴道壁上，尾部延伸至骶骨隆起。

网片的前臂固定到阴道前壁，网片逐步固定在阴道穹隆和后壁。然后使用缝线或固定钉将网片的近端固定到第一块骶骨的前纵韧带。最后，

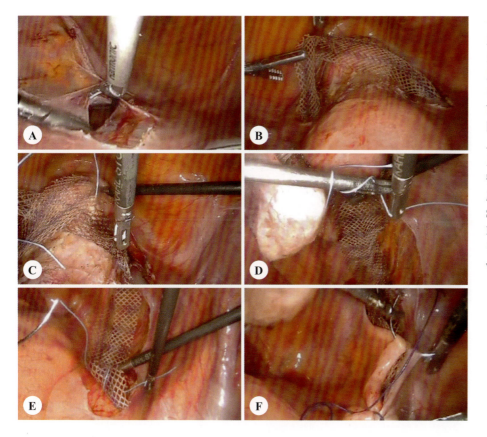

◀ 图 20-3 A. 在切开子宫前膀胱系膜后在右阔韧带上开出无血管的窗口；B. 将 Y 形网片的两端从阔韧带窗口向前拉出；C. 将 Y 形网片的两翼向前缝合到宫颈上；D. 将 Y 形网片的中线后方缝合到子宫颈上；E. 在腹腔镜下将 Y 形网片的尾部缝合锚定至骶骨前纵韧带上；F. 通过连续缝合关闭腹膜以完全覆盖网片（改编自 Salunke V，Pande S. Laparoscopic Hysteropexy for Prolapse Uterus；引自 https://www.youtube.com/watch?v=9nGbHbvuGqE）

使用骶骨子宫固定术中相同的方法关闭腹膜以完全埋藏网片（图 20-4）。这个术式的成功率与骶骨子宫固定术相似[49]。

（三）腹腔镜子宫骶韧带缝合固定术

该手术也被称为无网骶骨子宫固定术[51]。其本质是使用不可吸收缝线，如 1-0 Ethibond 线或 Prolene 线，对子宫骶韧带进行腹腔镜下的重叠缝合。该手术有良好的成功率，但复发率可能较高[52]。

（四）骶棘韧带固定术

骶棘韧带固定术是一种阴道手术，为骶骨子宫固定术或骶骨阴道固定术提供了另一种选择。该手术先在阴道后壁注水，用于对直肠阴道间隙进行水分离。在阴道后壁做一纵切口，用手指从后外侧分离到骶棘韧带。骶棘韧带连接外侧的坐骨棘和后内侧的骶骨。

通过小心地放置三个 Langdon 牵引器来牵引阴道壁，充分显露骶棘韧带。在坐骨棘内侧至少 2cm 的骶棘韧带的位置上穿刺 Capio 针[53]，放置

1-0 Ethibond 或 Prolene 缝合线，以避免损伤韧带后方的阴部血管和坐骨神经[54]。在至少相距 5mm 的地方放置 2~3 个这样的缝合线。在另一侧重复相同的步骤。作为 Capio 针的替代方案，可以使用长针架将缝合针穿过韧带，然后使用腹腔镜持针器取回针[55]。已经放置的骶棘韧带缝合线可固定到宫颈（如果子宫存在）或阴道穹隆上（如果子宫已经被切除）。

使用 2-0 Vicryl 线从顶部开始修复阴道切口，然后牢固地扎紧骶棘韧带缝合线，将阴道顶部拉到骶棘韧带的水平。再剪断 Prolene 缝合线，完成阴道后壁的缝合。骶棘韧带固定术的成功率为 85%，但它与术后臀部疼痛的高发有关[56]。

（五）腹腔镜耻骨后膀胱尿道悬吊术（Burch 术）

腹腔镜 Burch 术是压力性尿失禁的治疗手段的参考标准。手术开始时先将膀胱注满液体以便清楚显示其位置。然后，在膀胱膨胀水平上方的腹壁前腹膜上切一个横切口（图 20-5A），进行钝性分离术，向下钝性分离进入耻骨后间隙（图

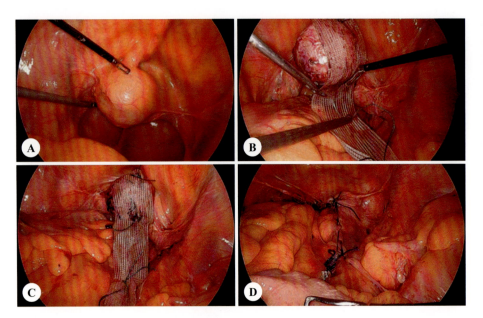

◀ 图 20-4　A. 在阴道穹隆的腹膜反折处做横切口；B. 借助腹腔镜将网片缝合固定在阴道穹隆；C. 借助腹腔镜缝合将网片完全固定在阴道穹隆和骶骨上；D. 完成骶韧带悬吊术后网片的再腹膜化（经许可转载，引自 Dr. Nutan Jain）

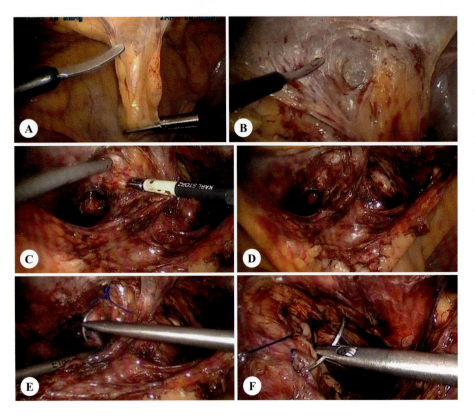

◀ 图 20-5　A. 在充盈的膀胱上方的腹部前腹膜做横向切口，以进入耻骨后间隙；B. 在气腹帮助下钝性剥离耻骨后间隙；C. 左侧耻骨后间隙的解剖；D. 完成双侧耻骨后间隙的解剖；E. 缝合左侧阴道旁筋膜；F. 连接 Cooper 韧带以完成阴道悬吊缝合（改编自 Salunke V，Pande S. Burch Colposuspension；引自 https://www.youtube.com/watch?v=Vl_ji1Gh2vM）

20-5B 和 C）。耻骨后间隙前方以横膈筋膜为界，内侧是耻骨联合，外侧是耻骨上支和 Cooper 韧带，下侧是闭孔筋膜[57]。将该间隙分离直到侧向完全显露 Cooper 韧带，随后可见尿道膀胱交界和近端尿道均位于阴道壁上（图 20-5D）。

助手在阴道中插入棉签，以帮助定位阴道壁，从而确定阴道旁筋膜的位置。使用类似 1-0 Ethibond 线或 Prolene 不可吸收缝线，在尿道中段旁的阴道筋膜上进针，然后将其缝合到 Cooper 韧带（图 20-5E 和 F）。在尿道膀胱交界处再次进针，也将其缝合到 Cooper 韧带。对侧同样位置缝合 2 针，缚紧所有缝线，从而提升膀胱颈和近端尿道。随后，用 2-0 Vicryl 线简单连续缝合腹膜切口。之后，进行膀胱镜检查以排除任何尿道或膀胱损伤。

（六）经尿道镜 Bulkamid® 注射术

经尿道镜注射尿道黏膜下填充剂，如聚丙烯酰胺水凝胶（Bulkamid®）经尿道镜注射是目前压力性尿失禁的一线治疗选择[4-6]。先将提供的针头安装到预装凝胶的注射器上，排出空气。尿道镜与其鞘和已排气的针头、注射器一同插入鞘的工作通道中。将针头留在鞘内，然后进行尿道镜检查。当整段尿道直到内侧尿道内口都可见后，将整个装备轻轻抽出至尿道中段位置，使其接触6 点钟位置并与 6 点钟位置保持平行。将针头推进尿道黏膜下到第一个刻度线（1cm），并注入凝胶直到由此产生的垫片将内尿道内口封闭一半。在 3 点钟和 9 点钟位置重复同样的步骤，以实现尿道的最佳贴合。不必插入留置导尿管，因为凝胶可能会围绕它成型，从而导致预期贴合失效。Bulkamid 有效期通常超过 5 年，效果消退时可重复注射。Bulkamid 的成功率可达 95%[4-6]。

（七）膀胱镜下 BOTOX 注射

当药物治疗失败时，直接注射 BOTOX 到膀胱逼尿肌对于因逼尿肌过度活动所引起的尿急失禁有重要的治疗价值[7]。

首先使用诊断性膀胱镜检查以观察膀胱三角间脊和膀胱三角。显露输尿管口，并观察尿液的自然喷射。接着检查膀胱上三角区的壁。随后，通过膀胱镜的工作通道插入装有预定剂量 BOTOX（100～200U）和注射针的注射器。注射针以一定角度推进并插入膀胱壁 2～3mm，然后避开三角区，在整个膀胱壁>1cm 间距的不同点注射0.5～1ml BOTOX。这个手术的成功率是 73%，有效期为 6～9 个月[7]，可以每 6～9 个月重复一次。

（八）腹腔镜下膀胱阴道瘘修复

在腹腔镜下膀胱阴道瘘修复中，通常应用两种不同的技术。第一种方法是经膀胱途径，类似开放式腹腔 O'Conor 技术，它包括进行腹腔镜下膀胱造口，通过切开的膀胱进入瘘管[58-62]，然后解剖瘘管以充分分离膀胱和阴道壁，以达到满意的组织松解和无张力修复。接着使用单层间断体内或体外缝合手术法分别缝合阴道和膀胱缺损，并确保防水密封。膀胱造口也采用类似方法缝合，最后可能会在阴道和膀胱之间放置带蒂大网膜瓣。

第二种方法是经膀胱外入路，顾名思义，避免了膀胱造口[63, 64]。在这种技术中，首先进行膀胱镜检查，其中两个输尿管口都由双 J 导管插管。将不同颜色的输尿管导管的一端插入尿道，并在膀胱镜引导下通过膀胱阴道瘘进入阴道，然后从阴道口拉出，从而跨越瘘口。这根导管将作为腹腔镜下剥离和移动瘘周围的膀胱和阴道壁时一个重要的标志。

通过腹腔镜切开子宫膀胱腹膜，并向尾侧进行剥离以显露跨越瘘管的输尿管导管，接着将其切断并通过阴道和尿道拉出其尾端，之后完成瘘管周围组织的剥离和游离，随后利用无张力法分别修复膀胱和阴道缺损。最后，也可以在膀胱和阴道缝线之间放置带蒂大网膜瓣。

结论

微创妇科手术已经改变了泌尿妇科和盆底亚专科的实践。这种结合可以被称为微创泌尿妇科，它是一个动态发展的领域，需要持续关注以跟上最新的进展。近期合成网片手术的争议就是一个例子，说明每一位盆底外科医生都需要密切关注领域的进展，以便更好地指导亚专科未来的实践。

学习要点

- 泌尿妇科疾病，如尿失禁和盆腔器官脱垂，在全球范围内都非常常见，往往通过手术治疗。
- 随着微创妇科手术的出现，一些传统的治疗尿失禁和盆腔器官脱垂的手术方式已经开始被腹腔镜、尿道镜和膀胱镜手术等微创手术所取代。

- 腹腔镜下骶骨阴道固定术或骶骨子宫固定术、腹腔镜下 Burch 悬吊术、腹腔镜下膀胱阴道瘘修复术、经膀胱镜注射 BOTOX 治疗逼尿肌过度活动和经尿道镜注射填充剂治疗压力性尿失禁等微创手术，现在已经成为标准操作。
- 关于在盆腔使用合成网片的争议仍在继续，每一位盆底外科医生都必须紧跟当前的循证指南的步伐，以指导临床实践。

参考文献

[1] Favero TP, Baessler K. Minimally invasive approach in urogynecology: an evidence-based approach. In: Gomes-da-Silveira G, da Silveira G, Pessini S, editors. Minimally invasive gynecology. Cham: Springer; 2018. p. 195–215. https://doi.org/10.1007/978–3– 319– 72592–5_17. Last accessed on 23 Apr 2020.

[2] Conrad DH, Pacquee S, Saar TD, Walsh C, Chou D, Rosen D, Cario GM. Long-term patient-reported outcomes after laparoscopic Burch colposuspension. Aust N Z J Obstet Gynaecol. 2019;59(6) https://doi.org/10.1111/ajo.13048. Last accessed on 23 Apr 2020.

[3] Coolen AWM, van Oudheusden AMJ, Mol BWJ, van Eijndhoven HWF, Roovers JWR, Bongers MY. Laparoscopic sacrocolpopexy compared with open abdominal sacrocolpopexy for vault prolapse repair: a randomized controlled trial. Int Urogynecol J. 2017;28:1469–79.

[4] Kotb AF, Campeau L, Corcos J. Urethral bulking agents: techniques and outcomes. Curr Urol Rep. 2009;10(5):396–400.

[5] Kasi AD, Pergialiotis V, Perrea DN, et al. Polyacrylamide hydrogel (Bulkamid®) for stress urinary incontinence in women: a systematic review of the literature. Int Urogynecol J. 2016;27:367–75.

[6] Mohr S, Marthaler C, Imboden S, et al. Bulkamid (PAHG) in mixed urinary incontinence: What is the outcome? Int Urogynecol J. 2017;28:1657–61.

[7] Chen J, Kuo H. Clinical application of intravesical botulinum toxin type A for overactive bladder and interstitial cystitis. Investig Clin Urol. 2020;61(Suppl 1):S33–42.

[8] Peng Y, Miller BD, Boone TB, Zhang Y. Modern theories of pelvic floor support. Curr Urol Rep. 2018;19(9) https://doi.org/10.1007/s11934–018– 0752– 9. Last accessed on 23 Apr 2020.

[9] DeLancey JO. Pelvic floor anatomy and pathology. In: Hoyte L, Damaser MS, editors. Biomechanics of the female pelvic floor. 1st ed. New York: Elsevier; 2016. p. 13–51.

[10] Bump RC, Mattiasson A, Bø K, Brubaker LP, DeLancey JO, Klarskov P, et al. The standardization of terminology of female pelvic organ prolapse and pelvic floor dysfunction. Am J Obstet Gynecol. 1996;175(1):10–7.

[11] Burkhard FC, Bosch JLHR, Cruz F, Lemack GE, Nambiar AK, Thiruchelvam N, et al. EAU guidelines on urinary incontinence. EAU guidelines edition. Presented at the EAU annual congress Amsterdam, 2020. ISBN: 978–94–92671–07–3. Available at: http://uroweb.org/guidelines/compilations-of- all- guidelines/. Last accessed on 23 Apr 2020.

[12] Kobashi KC, Albo ME, Dmochowski RR, Ginsberg DA, Goldman HB, Gomelsky A. Surgical treatment of female stress urinary incontinence: AUA/SUFU Guideline. J Urol. 2017;198(4):875–83.

[13] Abrams P, Andersson KE, Birder L, Bliss D, Brubaker L, Cardozo L, et al. Fourth International Consultation Incontinence Recommendations of the International Scientific Committee: evaluation and treatment of urinary incontinence, pelvic organ prolapse, and fecal incontinence.

[14] Sinha S, Agarwal MM, Vasudeva P, Khattar N, Madduri VKS, Yande S, Sarkar K, Patel A, Vaze A, Raina S, Jain A, Gupta M, Mishra N. The Urological Society of India guidelines for the evaluation and management of nonneurogenic urinary incontinence in adults (executive summary). Indian J Urol. 2019;35(3):185–8.

[15] Syan R, Brucker BM. Guideline of guidelines: urinary incontinence. Br J Urol Int BJU. 2016;117:20–33.

[16] Avery K, Donovan J, Peters TJ, Shaw C, Gotoh M, Abrams P. ICIQ: A brief and robust measure for evaluating the symptoms and impact of urinary incontinence. Neurol Urodynamics. 2004;23(4):322–30.

[17] Price N, Jackson SR, Avery K, Brookes ST, Abrams P. Development and psychometric evaluation of the ICIQ Vaginal Symptoms Questionnaire: the ICIQ-VS. Br J Obstet Gynaecol. 2006;113(6):700–12.

[18] Cotterill N, Norton C, Avery K, Abrams P, Donovan J. Development and psychometric evaluation of the ICIQ anal incontinence module: the ICIQ-B. Poster presented at International Continence Society annual meeting 2008. Available at: https://www.ics.org/2008/abstract/75. Last accessed on 23 Apr 2020.

[19] Maggiore ULR, Finazzi EA, Soligo M, Marzi VL, Digesu A, Serati M. Long-term outcomes of TOT and TVT procedures for the treatment of female stress urinary incontinence: a systematic review and meta-analysis. Int Urogynecol J. 2017;28:1119–30.

[20] Dumoulin C, Cacciari LP, Hay-Smith EJC. Pelvic floor muscle training versus no treatment, or inactive control treatments, for urinary incontinence in women. Cochrane Database Syst Rev. 2018;(10):CD005654. https://doi.org/10.1002/14651858.CD005654.pub4.

[21] Sigurdardottir T, Steingrimsdottir T, Geirsson RT, Halldorsson TI, Aspelund T, Bø K. Can postpartum pelvic floor muscle training reduce urinary and anal incontinence? An assessor-blinded randomized controlled trial. Am J Obstet Gynecol. 2020;222(3):247.e1–8.

[22] Sung VW, Wohlr KJ, Madsen A, Raker C. Patientreported goal attainment and comprehensive functioning outcomes after surgery compared with pessary for pelvic organ prolapse. Presented at the 42nd annual scientific meeting of the Society of Gynecologic Surgeons, Palm Springs, CA, April 10–13, 2016. Am J Obstet Gynecol. 2016;215(5):659.e1–7.

[23] Cheung RYK, Lee JHS, Lee LL, Chung TKH, Chan SSC. Vaginal pessary in women with symptomatic pelvic organ prolapse. Obstet Gynecol. 2016;128(1):73–80.

[24] Coolen AWM, Troost S, Mol BWJ, Roovers JWR, Bongers MY. Primary treatment of pelvic organ prolapse: pessary use versus prolapse surgery. Int Urogynecol J. 2018;29:99–107.

[25] Stanford EJ, Cassidenti A, Moen MD. Traditional native tissue versus mesh-augmented pelvic organ prolapse repairs: providing an accurate interpretation of current literature. Int Urogynecol J. 2012;23:19–28.

[26] Sung VW, Rogers RG, Schaffer JI, Balk EM, Uhlig K, Lau J, et al.

Neurourol Urodyn. 2010;29:213–40.

Graft use in transvaginal pelvic organ prolapse repair: a systematic review. Obstet Gynecol. 2008;112(5):1131–42.

[27] Dietz HP. What's wrong with the debate on mesh surgery? Aust N Z J Obstet Gynecol. 2012;52(4):313–5.

[28] Milsom I, Altman D, Cartwright R, Lapitan MC, Nelson R, Sjöström S, et al. Epidemiology of urinary incontinence (UI) and other lower urinary tract symptoms (LUTS), pelvic organ prolapse (POP) and anal incontinence (AI). In: Abrams P, Cardozo L, Wagg A, Wein A, editors. Incontinence. 6th ed. Bristol: International Consultation on Urological Diseases; 2017. p. 1–142.

[29] Wilkins MF, Wu JM. Lifetime risk of surgery for stress urinary incontinence or pelvic organ prolapse. Minerva Ginecol. 2017;69(2):171–7.

[30] Ciangola CI, Capuano I, Perrone F, Franceschilli L. Epidemiology and prevalence of pelvic floor disorders. In: Gaspari AL, Sileri P, editors. Pelvic floor disorders: surgical approach. Updates in surgery. Milano: Springer; 2014. https://doi.org/10.1007/978–88–470–5441–7_2. Last accessed on 23 Apr 2020.

[31] Korda AAM, Dietz HP. Update on mesh used for pelvic organ prolapse. Biomed J Sci Tech Res. 2017;1(1):126–7.

[32] Jacoby VL, Subak L, WaetjenLE. The FDA and the vaginal mesh controversy—further impetus to change the 510(k) pathway for medical device approval. JAMA Intern Med. 2016;176(2):277–8.

[33] Heneghan CJ, Goldacre B, Onakpoya I, Aronson JK, Jefferson T, Pluddemann A, et al. Trials of transvaginal mesh devices for pelvic organ prolapse: a systematic database review of the US FDA approval process. BMJ Open. 2017;7:e017125. https://doi.org/10.1136/bmjopen-2017–017125.

[34] Dietz HP. To mesh or not to mesh. Aust NZ J Obstet Gynaecol. 2009;49:331–43.

[35] Geynisman-Tan J, Kenton K. Surgical updates in the treatment of pelvic organ prolapse. Rambam Maimonides Med J. 2017;8(2):e0017. https://doi.org/10.5041/RMMJ.10294. Last accessed on 23 Apr 2020.

[36] Moon JW, Chae HD. Vaginal approaches using synthetic mesh to treat pelvic organ prolapse. Ann Coloproctol. 2016;32(1):7–11.

[37] Petros P, Papadimitriou J. Evolution of midurethral and other mesh slings—a critical analysis. Neurourol Urodyn. 2013;32:399–406.

[38] Valpas A, Kivelä A, Penttinen J, Kauko M, Kujansuu E, Tomas E. Tension-free vaginal tape and laparoscopic mesh colposuspension in the treatment of stress urinary incontinence: immediate outcome and complications—a randomized clinical trial. Acta Obstet Gynecol Scand. 2003;82(7):665–71.

[39] Leiter V, White SK, Walters A. Adverse event reports associated with vaginal mesh: an interrupted time series analysis. Womens Health Issues. 2017;27(3):279–85.

[40] Souders CP, Eilber KS, McClelland L, Wood LN, Souders AR, Steiner V, et al. The truth behind transvaginal mesh litigation. Female Pelvic Med Reconstr Surg. 2018;24(1):21–5.

[41] Maher C, Haya N. The transvaginal mesh decade. Expert Rev Obstet Gynecol. 2013;8(5):485–92.

[42] Clarke RN. Medical device marketing and the ethics of vaginal mesh kit marketing. In: Shobeiri S, editor. The innovation and evolution of medical devices. Cham: Springer; 2019. https://doi.org/10.1007/978–3–319–97073–8_5. ISBN: 978–3–319–97072–1. Last accessed on 23 Apr 2020.

[43] Chapple CR, Raz S, Brubaker L, Zimmern PE. Mesh sling in an era of uncertainty: lessons learned and the way forward. Eur Urol. 2013;64:525–9.

[44] Llamas M. Johnson & Johnson settles more than 100 vaginal mesh cases. Drugwatch 2015. Available at: https://www.drugwatch.com/news/2015/02/13/jj-mentor-settles-111-vaginal-mesh-cases/. Last accessed on 23 Apr 2020.

[45] James B. Settlement halts trial in Mentor ObTape MDL. Law360 web site [registration required]. Available at: http://www.law360.com/arti-cles/173508/settlement-halts-trial-in-mentor-obtape-mdl. Last accessed on 23 Apr 2020.

[46] Duckett J, Bodner-Adler B, Rachaneni S, Latthe P. Management of complications arising from the use of mesh for stress urinary incontinence—International Urogynecology Association Research and Development Committee opinion. Int Urogynecol J. 2019;30:1413–7.

[47] Kuhlmann-Capek MJ, Kilic GS, Shah AB, Diken ZM, Snyder RR, Phelps JY. Enmeshed in controversy. Female Pelvic Med Reconstr Surg. 2015;21(5):241–3.

[48] Ugianskiene A, Davila W, Su T. FIGO review of statements on use of synthetic mesh for pelvic organ prolapse and stress urinary incontinence. Int J Gynecol Obstet. 2019;147:147–55.

[49] Frick AC, Paraiso MFR. Laparoscopic management of incontinence and pelvic organ prolapse. Clin Obstet Gynecol. 2009;52(3):390–400.

[50] Daniels S, Robson D, Palacz M, Howell S, Nguyen T, Behnia-Willison F. Success rates and outcomes of laparoscopic mesh sacrohysteropexy. Aust N Z J Obstet Gynaecol. 2019;60(2):244–9.

[51] Jan H, Ghai V. Laparoscopic uterosacral suture sacrohysteropexy: LUSSH procedure. J Minim Invasive Gynaecol. 2019;26(2):356–7.

[52] Schachar JS, Matthews CA. Updates in minimally invasive approaches to apical pelvic organ prolapse repair. Curr Obstet Gynecol Rep. 2019;8:26–34.

[53] Mowat A, Wong V, Goh J, Krause H, Pelecanos A, Higgs P. A descriptive study on the efficacy and complications of the Capio (Boston Scientific) suturing device for sacrospinous ligament fixation. Aust N Z J Obstet Gynaecol. 2018;58(1):119–24.

[54] Milani R, Frigerio M, Manodoro S. Transvaginal sacrospinous ligament fixation for posthysterectomy vaginal vault prolapse repair. Int Urogynecol J. 2017;28:1103–5.

[55] Pal M, Bandyopadhyay S, Chowdhury RR. Modified sacrospinous colpopexy with standard needle and needle-holder: video presentation. J Clin Diagn Res. 2019;13(11):1–3.

[56] Ferrando CA, Walters MD. A randomized doubleblind placebo-controlled trial on the effect of local analgesia on postoperative gluteal pain in patients undergoing sacrospinous ligament colpopexy. Presented as an oral presentation at the American Urogynecologic Society Annual Scientific Meeting, Denver, CO, September 30, 2016. Am J Obstet Gynecol. 2016;218(6):599.e1–8.

[57] Kinman CL, Agrawal A, Deveneau NE, Meriwether KV, Herring NR, Francis SL. Anatomical relationships of Burch colposuspension sutures. Female Pelvic Med Reconstr Surg. 2017;23(2):72–4.

[58] Nezhat CH, Nezhat F, Nezhat C, Rottenberg H. Laparoscopic repair of a vesicovaginal fistula: a case report. Obstet Gynecol. 1994;83(5 Pt 2):899–901.

[59] Sotelo R, Mariano MB, García-Segui A, et al. Laparoscopic repair of vesicovaginal fistula. J Urol. 2005;173(5):1615–8.

[60] Chibber PJ, Shah HN, Jain P. Laparoscopic O'Conor's repair for vesico-vaginal and vesico-uterine fistulae. BJU Int. 2005;96(1):183–6.

[61] von Theobald P, Hamel P, Febraro W. Laparoscopic repair of a vesicovaginal fistula using an omental J flap. BJOG. 1998;105:1216–8.

[62] Giannakopoulos S, Arifa H, Nastosa Z, Liapisa A, Kalaitzisa C, Touloupidis S. Laparoscopic transvesical vesicovaginal fistula repair with the least invasive way: only three trocars and a limited posterior cystotomy. Asian J Urol. 2019; https://doi.org/10.1016/j.ajur.2019.04.004. Last accessed 23 Apr 2020.

[63] Miklos JR, Sobolewski C, Lucente V. Laparoscopic management of recurrent vesicovaginal fistula. Int Urogynecol J Pelvic Floor Dysfunct. 1999;10(2):116–7.

[64] Ou CS, Huang UC, Tsuang M, Rowbotham R. Laparoscopic repair of vesicovaginal fistula. J Laparoendosc Adv Surg Tech A. 2004;14(1):17–21.

第 21 章　腹腔镜下子宫肌瘤切除术
Laparoscopic Myomectomy

Jude Ehiabhi Okohue　Chibuzor Obianika　Abiodun Oyewole　著

子宫肌瘤是来源于子宫平滑肌细胞的单克隆良性肿瘤，可以在任何含米勒管来源的平滑肌细胞的区域发生。因此，可能出现在子宫体、宫颈和输卵管中。在子宫内，肌瘤可以分为浆膜下、肌壁间、黏膜下肌瘤。

相比于欧裔美国人，非裔美国女性患子宫肌瘤更常见，50 岁时子宫肌瘤的发病率分别为 70% 和 80%[1]。尽管大多数患有子宫肌瘤的女性没有症状，但有些患者可能经历异常子宫出血、尿频、盆腔压迫和疼痛不孕，甚至便秘等症状，需要治疗。治疗可以采取切除肌瘤的方法，尤其是对仍有生育意愿的女性。一些绝经后的女性也可能由于心理社会因素和文化因素选择切除肌瘤而不是子宫切除术。

目前尚不明确子宫肌瘤对生育能力的影响。研究表明，子宫黏膜下肌瘤会降低生育力，而子宫浆膜下肌瘤似乎对生育力没有影响[2, 3]。对于肌壁间肌瘤，只要没有破坏子宫内膜，对生育能力的影响非常小[4]，只有在无法找到其他原因导致不孕症的情况下，才需要谨慎考虑肌壁间肌瘤切除手术[5]。

肌瘤可以通过开腹手术（开腹子宫肌瘤切除术）、腹腔镜手术和宫腔镜手术来切除。

1979 年首次描述了腹腔镜下子宫肌瘤切除手术，但仅适用于浆膜下子宫肌瘤[6]。大约 10 年后，腹腔镜子宫肌瘤切除手术开始应用于肌壁间肌瘤[7]。目前，腹腔镜子宫肌瘤切除手术技术已经突飞猛进。

一、腹腔镜肌瘤切除术相比开腹肌瘤切除术的优点

- 瘢痕更少。
- 组织处理更少。
- 失血量更少。
- 粘连形成的风险更小。
- 术后疼痛更少。
- 恢复快，出院早。

腹腔镜肌瘤切除术的缺点是费用高和手术时间长。

二、选择适合腹腔镜肌瘤切除术的患者

并非所有的子宫肌瘤患者都适合接受腹腔镜下肌瘤切除术。明确适应证是确保手术有效、安全的关键。腹腔镜肌瘤切除术主要用于切除子宫肌壁间和浆膜下肌瘤，肌瘤的大小和数量也极为重要。关于腹腔镜肌瘤切除术的最大规模的前瞻性多中心研究是对 2050 例接受腹腔镜下子宫肌瘤切除术的女性进行了观察，发现某些肌瘤特征与输血需求、脏器损伤和手术失败等主要并发症的发生显著相关。这些特征包括肌瘤直径大于 5cm、肌瘤数量超过 3 个和肌瘤位于阔韧带内[8]。虽然通过腹腔镜已经能够成功切除较大的肌瘤，但通常推荐通过腹腔镜手术处理的肌瘤大小不超过 8～10cm，数量不超过 4 个[9]。此外，大多数外科医生已经制订了自己的个体化治疗标准，然而基于肌瘤的大小和数量的手术选择往往还取决于病理学结果和外科医生的手术技能[10]。

虽然推荐对子宫黏膜下肌瘤进行宫腔镜下肌

瘤切除术，但在处理直径超过 4cm 的 2 型黏膜下肌瘤（肌瘤的 50% 以上位于子宫肌层内）方面，腹腔镜手术具有更多优势[11]。

三、术前评估

明确肌瘤切除指征后，还需要通过对患者进行术前评估来确定是否适合进行腹腔镜手术。术前评估内容包括：采集详细的病史（重点关注症状、月经和生育史），评估患者的治疗目标并进行适当的体格检查。

常规检查包括：全血细胞计数，尤其是测定红细胞压积，以排除贫血；感染筛查，包括人类免疫缺陷病毒、乙肝和丙肝病毒，血糖分析，电解质、尿素和肌酐测定，肝功能测试和尿液分析。此外，手术前还要进行血型分析和交叉配血。

影像技术是确定患者是否适合腹腔镜下肌瘤切除术方面最重要的技术。盆腔超声扫描可以提供有关肌瘤类型、大小和位置的重要信息。在最近的一项前瞻性队列研究中，术前盆腔超声扫描能够正确识别 72.3% 的患者的肌瘤数量。超声扫描识别出的 208 个肌瘤中，有 94.7% 被切除，但其中的 11 个（5.3%，均为肌壁间肌瘤）在腹腔镜肌瘤切除术中未被观察到，因此无法切除[12]。

宫腔推注生理盐水超声造影和宫腔镜检查有助于排除肌瘤对子宫内膜的影响，因此可用于确定是否适合腹腔镜下肌瘤切除术。

MRI 在确定肌瘤的数量、位置和性质方面优于盆腔超声扫描。它还可以有效识别子宫腺肌症和可能压迫输尿管的大的阔韧带肌瘤（也可以通过静脉尿路造影诊断）。

术前还应进行子宫内膜活检和宫颈细胞学检查，以排除潜在的恶性肿瘤。如果确诊或者怀疑有恶性肿瘤，则禁止使用电动分碎术。

最重要的是，应充分告知腹腔镜下肌瘤切除术的风险，以及转为开腹手术甚至切除子宫的可能性，还有后续分娩方式及子宫破裂的风险，并做好记录。

术前使用 GnRHα 会使肌瘤和假包膜之间的分界不清，解剖更加困难，从而延长手术时间，增加中转开腹手术风险[13, 14]。

四、所需器械

除了进行腹腔镜手术所需的一般器械外，还应准备以下这些器械：① 套管针（5mm×3，10mm×2）；② 单极 / 双极电极；③ 螺旋肌瘤钻；④ 腹腔镜抓钳；⑤ 垂体后叶素；⑥ 新型封闭设备，如超声刀（如果有的话）；⑦ 举宫器；⑧ 分碎器。

五、技术

（一）患者的体位

通常会将患者（在麻醉下）置于半截石位，双臂如军姿一般收在身侧，并用泡沫垫进行充分垫衬。可以使用像 Allen Stirrups 等撑腿器来支撑以防止腿部承受过大的压力。

（二）手术准备

对腹壁、会阴、阴道进行消毒并铺单，留置 Foley 导尿管，静脉给予预防性抗生素。

（三）通道位置

腹腔镜子宫肌瘤切除术可选择多种通道位置，通道位置通常根据肌瘤的位置、大小及外科医生的操作舒适度确定。前面已经描述了单孔、双通道、三通道和四通道的腹腔镜下子宫肌瘤切除方法，我们使用的是四通道技术。腹腔镜的主通道理想情况下应该置于子宫底部以上，或对于肌瘤来说，置于脐部以上（图 21-1）或 Palmer 点。有些外科医生喜欢通过两侧通道进行缝合，而我们使用的是同侧通道。两个辅助通道距离前上髂棘内侧和上方大约 3cm 的位置。对于同侧缝合，第四个通道位于稍微低于脐部的侧面。三个辅助通道都可以是 5mm 通道，后续可将同侧通道转换为 10～12mm 或更大（取决于分碎器的大小）以进行分碎术。有些外科医生偶尔还会引入一个耻骨上通道来辅助子宫操作和（或）缝合。同时，术中还需要对盆腔进行适当的检查（图 21-2）。

（四）注射垂体后叶素

由于肌瘤周围动脉和静脉增多，术中可能会出血。垂体后叶素是一种血管收缩药，在肌瘤切除术中可减少出血，还利于水分的排出（图21-3）。垂体后叶素通常在使用前用生理盐水稀释。由于注射垂体后叶素可能引起心动过缓、心血管衰竭甚至死亡等并发症，因此使用时需谨慎[15]。虽然没有统一的推荐剂量，大部分报道的并发症发生在使用较大剂量时。Friedman等建议的安全上限是4～6U[16]。使用长的腰穿针或腹腔镜穿刺针插入皮肤或距离肌瘤最近的通道，注射0.05～0.3U/L的垂体后叶加压素到肌瘤的假包膜中，直到肌瘤变白[17]。例如，20U垂体后叶素加入到100ml生理盐水中，获得浓度为0.2U/L的溶液。如果使用25ml的溶液，则相当于使用5U的剂量。垂体后叶素的半衰期为45～60min，之后可重复使用安全剂量。在注射前，需确认并告知麻醉师针没有插入血管。垂体后叶素的替代药物包括以相同方式注射的0.25%布比卡因和肾上腺素。还有人提出使用腹腔镜进行子宫动脉阻断来减少出血的方法[18]。

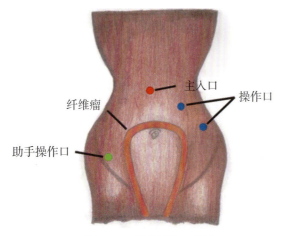

▲ 图 21-1　腹腔镜入口位置

纤维瘤　主入口　操作口　助手操作口

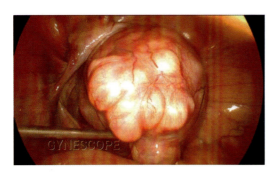

▲ 图 21-2　盆腔探查

（五）子宫切开

注射垂体后叶素（或其他替代药物）后，需要使用单极钩或超声刀等更先进的设备在肌瘤表面的浆膜上做一个切口（图21-4）。切口的类型（纵向还是横向）取决于外科医生的选择及通道的放置。有些外科医生更喜欢纵向切口，而另一些则更喜欢横向切口。通过同侧通道修复纵向切口会非常困难，就像通过对侧通道修复横向切口一样困难。沿着切口往下切开，直到到达肌瘤包膜，这时通常可以看到发亮的白色包膜，肌瘤从中凸出。

（六）肌瘤的剥离

用腹腔镜抓钳或螺旋肌瘤钻抓住肌瘤，并施加牵引力，同时用Alice钳之类的损伤性抓钳抓住子宫肌层的边缘（图21-5）。然后，可使用吸引冲洗管、马里兰抓钳或超声刀来剥离肌瘤。最后，冲洗子宫缺损，并用双极钳电凝任何可见的出血点。

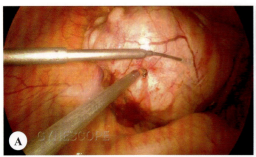
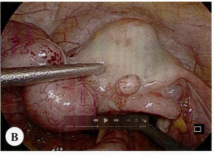

◀ 图 21-3　注射垂体后叶素（B图由 Dr. Joseph Njagi 提供）

（七）缝合缺损

这是腹腔镜肌瘤切除术的关键环节。关于腹腔镜缝合子宫肌层与开腹手术时多层缝合子宫肌层是否可以达到相同的强度仍然是有争议的[13, 19]。对于预防子宫破裂需要缝合的层数尚无共识，但关闭无效腔以防止血肿形成是必要的，因为血肿可能引起伤口开裂或未来发生子宫破裂。首先，用 3-0 Vicryl 或 3-0 Monocryl 单丝缝线连续或间断单层缝合子宫内膜缺损。接下来，在确保子宫肌层两侧对称的情况下缝合子宫肌层。我们通常使用 0 号 Vicryl 或 2-0 缝线进行连续缝合，针距约 1cm。根据子宫伤口的深度，可进行一层或两层缝合。最后，通常使用 3-0 缝线以连续缝合的方式缝合浆膜（图 21-6）。缝合通常使用体内缝合技术进行，也有一些外科医生更喜欢体外缝合。

因为无须打结，带倒钩的缝线如 V-loc 缝线和 Quill 缝线的引入使得缝合变得更加容易。Quill（Stratafix）缝线是双向的，缝合从伤口的中间开始，每一半线分别向相反的方向进行，直到它们到达缺损的边缘。

（八）移除肌瘤

一般通过在左下象限穿刺孔或阴道后穹隆切口使用分碎器实现（图 21-7）。在使用分碎器时，应考虑隐匿性的恶性肿瘤和播散的风险，并采取预防措施。在回收袋内进行分碎有助于减少肌瘤组织在腹腔内的扩散，随后必须进行适当的冲洗。

六、特殊情况

手辅助腹腔镜子宫肌瘤切除术

手辅助腹腔镜子宫肌瘤切除术（hand-assisted laparoscopic myomectomy，HALM）有助于克服腹腔镜手术的一些局限性，如多发性或巨大的肌瘤，以及各种盆腔粘连。它充分利用了腹腔镜手术的

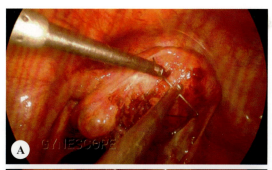

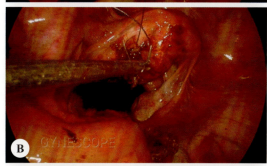

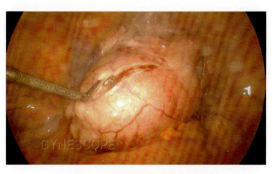

▲ 图 21-4　用超声刀切开肌瘤

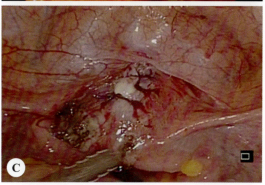

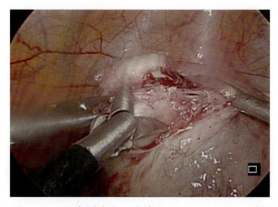

▲ 图 21-5　肌瘤剥除术（图片由 Dr. Joseph Njagi 提供）

▲ 图 21-6　A 和 B. 缝合；C. 肌瘤腔缝合

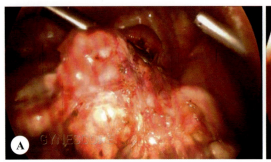 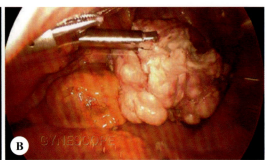

▲ 图 21-7 子宫肌瘤分碎

优点和触觉感知的优势。在 2000 年，Pelosi 报道了使用 HALS 切除一个达到肝脏水平且重达 3120g 的肌瘤团块[20]。

通常，会在患者的腹部做一个切口，切口的大小根据外科医生的手和肿瘤的大小而定。一种特殊的设备通过切口引入腹部，以防止气体泄漏。医生通过这个设备将双手放入腹腔，利用自身触感反馈，使 HALS 更安全、更准确[11, 21]。

七、术后考虑因素

我们通常会在手术当天给患者开非甾体抗炎药物，第 2 天出院，术后 2 周复诊，并建议患者至少 3 个月内不要妊娠。

后续妊娠期间发生子宫破裂是腹腔镜下子宫肌瘤切除术的可怕并发症之一。据报道，子宫破裂的风险为 0.6%～1%[22]。Parker 等回顾了腹腔镜子宫肌瘤切除术后 19 例子宫破裂的病例，发现

过度使用电灼术和单层缝合是子宫破裂的风险因素[23]。也有人认为个体创伤愈合特性可能与子宫破裂风险相关。

学习要点

- 子宫黏膜下肌瘤可能影响生育能力，肌壁间肌瘤对生育能力的影响仍有争议。
- 患者的选择是腹腔镜子宫肌瘤切除术的关键。
- 将确保主通道在子宫底部之上作为一个原则。
- 谨慎使用垂体后叶素来控制出血。
- 用合适的方法缝合伤口，确保充分缝合。
- 在疑似恶性肿瘤的情况下，不要使用分碎器。

参考文献

[1] Baird DD, Dunson DB, Hill MC, Cousins D, Schectman JM. High cumulative incidence of uterine leiomyoma in black and white women: ultrasound evidence. Am J Obstet Gynecol. 2003;188(1): 100–7.

[2] Metwally M, Cheong YC, Horne AW. Surgical treatment of fibroids for subfertility. Cochrane Database Syst Rev 2012(11):CD003857. https://doi.org/10.1002/14651858.CD003857.pub3.

[3] Jayakrishnan K, Menon V, Nambiar D. Submuous fibroids and infertility: Effect of hysteroscopic myomectomy and factors influencing outcome. J Hum Reprod Sci. 2013;6(1):35–9.

[4] Carranza-Mamane B, Havelock J, Hemmings R. The management of uterine fibroids in women with otherwise unexplained infertility. J Obstet Gynaecol Can. 2015;37(3):277–5.

[5] Purohit P, Vigneswaran K. Fibroids and infertility. Curr Obstet Gynecol Rep. 2016;5:81–6.

[6] Semm K, Mettler L. Technical progress in pelvic surgery via operative laparoscopy. Am J Obstet Gynecol. 1980;138(2):121–7.

[7] Nezhat C, Nezhat F, Silfen SL, Schaffer N, Evans D. Laparoscopic myomectomy. Int J Fertil. 1991;36(5):275–80.

[8] Sizzi O, Rosetti A, Malzoni M, Minelli L, La Grotta F, Soranna L, et al. Italian multicenter study on complications of laparoscopic myomectomy. J Minim Invasive Gynecol. 2007;14:453–62.

[9] Holub Z. Surgical results of myomectomy using laparoscopic and minilaparotomic access. Womens Health. 2007;3(5):537–9.

[10] Cittadini E. Laparoscopic myomectomy: the Italian experience. J Am Assoc Gynecol Laparosc. 1998;5(1):7–9.

[11] Wang H, Zhao J, Li X, Li P, Lu C, Tian S, et al. The indication and curative effect of hysteroscopic and laparoscopic myomectomy for type II submuous myomas. BMC Surg. 2016;16:9.

[12] Frascà C, Tuzzato G, Arena A, Degli Esposti E, Zanello M, Raimondo D, Seracchioli R. The role of pelvic ultrasound in preoperative

evaluation for laparoscopic myomectomy. J Minim Invasive Gynecol. 2018;25(4):679–3.

[13] Dubuisson JB, Chapron C, Fauconnier A, Babaki-Fard K. Laparoscopic myomectomy fertility result. Ann N Y Acad Sci. 2001;943:269–75.

[14] Campo S, Garcea N. Laparoscopic myomectomy in premenopausal women with and without preoperative treatment using gonadotrophin-releasing hormone analogues. Hum Reprod. 1999;14(1):44–8.

[15] Hobo R, Netsu S, Koyasu Y, Tsutsumi O. Bradycardia and cardiac arrest caused by intramyometrial injection of vasopressin during a laparoscopically assisted myomectomy. Obstet Gynecol. 2009;113(2):484–6.

[16] Frishman G. Vasopressin: if some is good, is more better? Obstet Gynecol. 2009;113(2):476–7.

[17] Butala BP, Shah VR, Parikh BK, Jayaprakash J, Kalo J. Bradycardia and severe vasospasm caused by intramyometrial injection of vasopressin during myomectomy. Saudi J Anaesth. 2014;8:396–8.

[18] Liu L, Li Y, Xu H, Chen Y, Zhang G, Liang Z. Laparoscopic transient uterine artery occlusion and myomectomy for symptomatic uterine myoma. Fertil Steril. 2011;95(1):254–8.

[19] Wallach EE, Vlahos NF. Uterine myomas: an overview of development, clinical features, and management. Obstet Gynecol. 2004;104(2):393–406.

[20] Pelosi MA, Pelosi MA 3rd, Elim J. Handassisted laparoscopy for megamyomectomy: a case report. J Reprod Med Obstet/Gynaecol. 2000;45(6):519–25.

[21] Wu Y, Wang X. Hand-assisted laparoscopic surgery and its applications in gynaecology. Gynecol Minim Invasive Ther. 2016;5(1):12–5.

[22] Koo YT, Lee JK, Lee YK, Kwak DW, Lee IH, Lim KT, et al. Pregnancy outcomes and risk factors for uterine rupture after laparoscopic myomectomy: a single centre experience and literature review. J Minm Invasive Gynaecol. 2015;22:1022–8.

[23] Parker HP, Eionarsson J, Istre O, Dubuisson JB. Risk factors for uterine rupture after laparoscopic myomectomy. JMIG. 2010;17(5):551–4.

第 22 章　子宫内膜异位症的腹腔镜治疗
Laparoscopic Management of Endometriosis

Uche A. Menakaya　　Vaduneme Kingsley Oriji　著

一、定义

子宫内膜异位症是一种以子宫内膜腺体和间质存在于宫腔外为特征的临床疾病[1, 2]。该疾病主要累及女性盆腔内的组织结构，但也可累及盆腔以外的组织，引起胃肠道、胸腔和皮肤子宫内膜异位症。子宫内膜异位症虽然是一种良性疾病，但却会导致严重的盆腔疼痛，使患者苦不堪言，生活质量下降。

二、患病率

据报道，育龄期女性子宫内膜异位症的总体患病率为 10%～15%[3]。全球范围内，有近 1.76 亿女性患有子宫内膜异位症[4]。高达 50% 的不孕女性和 5% 的育龄女性深受其害[3, 5, 6]。研究表明，子宫内膜异位症的患病率存在种族差异，该疾病在东方女性中更普遍，而在非裔美国女性中最少[7, 8]。

关于非洲本土女性子宫内膜异位症患病率的流行病学数据很少[9]。少数已发表的研究表明，子宫内膜异位症是腹腔镜检查的第三大常见结果，15.7% 的不孕症腹腔镜检查评估报告提示有子宫内膜异位症[10]。Wiswedel 等（1989）报道，在南非前往不孕症诊所就诊的非洲本土女性的患病率为 2%，而南非混血和欧裔美国人的患病率为 4%～6%[11]。而在尼日利亚进行辅助生殖方案的女性中，患病率为 4%～8%[10, 12, 13]。

据报道，非洲本土女性中子宫内膜异位症的低患病率归因于她们的文化和生活方式[14]。初孕年龄早、生育多导致妊娠间隔短、对月经和疼痛的忌讳，导致盆腔炎和输卵管阻塞的风险增加[14-16]。这些因素导致症状的延迟出现，同时减少了月经周期中经血逆行的次数[14-16]。另一些学者将非洲本土女性子宫内膜异位症发病率较低归因于非洲撒哈拉以南地区对该疾病的认知较低、诊疗设施短缺，以及该地区缺乏对子宫内膜异位症治疗的培训[12, 17, 18]。

三、发病机制

目前已有许多关于子宫内膜异位症发病机制的理论[19-22]。关于异位子宫内膜发生机制，一个常见的理论是经血逆行理论，即月经血经输卵管流入盆腔，逆流中存活的子宫内膜组织植入盆腔腹膜，在女性生殖系统周期性激素的作用下，像在位子宫内膜一样，在月经期出血[23]（图 22-1）。这种出血可导致盆腔内的炎症、粘连、囊肿和其他子宫内膜异位症的症状和体征[19]。

其他理论包括体腔上皮化生、子宫内膜细胞通过淋巴管和血液种植到异位部位[24]。此外，多基因遗传易感性、激素和免疫学理论都被用于解释子宫内膜异位症的发病机制[20, 25, 26]。剖宫产、会阴切开瘢痕和子宫肌瘤切除术中也有可能出现医源性子宫内膜组织种植[27]。

子宫内膜异位症与不孕相关的生物学机制包括：腹膜、激素和细胞介导的功能改变，内分泌和排卵异常，盆腔解剖结构异常，着床障碍，卵母细胞和胚胎质量差，以及输卵管运输功能异常[28]。

四、临床特征

盆腔子宫内膜异位症是已知的慢性盆腔疼痛和不孕原因之一。该病可无症状或表现为周期性

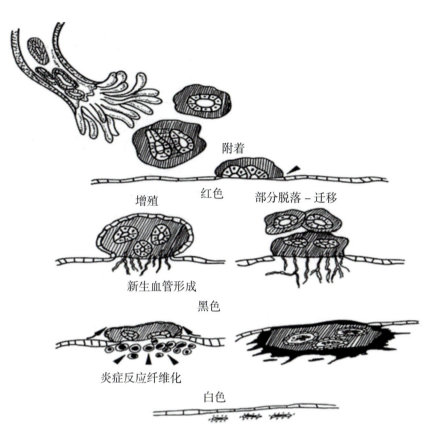

▲ 图 22-1　子宫内膜组织通过逆流月经沉积并形成不同类型的腹膜子宫内膜异位组织（引自 Atlas of operative hysteroscopy and laparoscopy，3rd edition by Jacques Donnez）

附着

增殖　　红色　　部分脱落 - 迁移

新生血管形成

黑色

炎症反应纤维化

白色

痉挛性痛经、性交困难、呼吸困难、排便排尿困难和（或）不孕。其他症状，包括非周期性下腹痛、慢性盆腔痛、腰痛、月经过多和月经不调。子宫内膜异位症患者出现周期性非特异性症状，包括失眠、疲劳、不适、恶心和呕吐等[29, 30]。

此外，脐部周期性疼痛或轻微肿胀及血性分泌物、剖腹手术或会阴切开术的瘢痕都与皮肤子宫内膜异位症有关。子宫内膜异位症引起的长期、剧烈的疼痛导致子宫内膜异位症患者的生活质量下降，影响了她们的性生活、工作效率和工作产出[7, 8, 31]。

子宫内膜异位症的危险因素，包括月经初潮早、周期短、妊娠间隔长、未产、子宫内膜异位症家族史和出生前子宫己烯雌酚暴露史[32]。相反，口服避孕药和分娩降低了子宫内膜异位症的风险[33, 34]。

体格检查可能对诊断没有帮助，因为绝大多数子宫内膜异位症患者没有明显的阳性体征。然而，盆腔检查可能会发现附件或直肠子宫陷凹中存在散在的压痛结节，也可能出现宫颈举痛，并且子宫可能因粘连而固定，表明直肠子宫陷凹中存在深部浸润性子宫内膜异位症。盆腔检查是排除其他可能出现类似症状原因（包括盆腔炎性疾病）的必要手段。

欧洲人类生殖和胚胎学会（European Society of Human Reproduction and Embryology，ESHRE）推荐育龄期女性出现痛经、非周期性盆腔疼痛、深度性交困难、不孕等妇科症状，以及排便困难、排尿困难、血尿、直肠出血、肩尖疼痛和疲劳等非妇科性质的周期性症状，可诊断为子宫内膜异位症[35]。

五、子宫内膜异位症的组织学表型

子宫内膜异位症是一种异质性、多样性的疾病。公认的子宫内膜异位症的三种主要组织学表型，包括浅表（腹膜）子宫内膜异位症、深部浸润性子宫内膜异位症（deep infiltrating endometriosis，DIE）和卵巢子宫内膜异位症[36, 37]。这些亚型可以单独出现或混合出现，呈现出其他的子宫内膜异位症表型，包括卵巢粘连和（或）直肠子宫陷凹封闭。症状的严重程度、最佳治疗方案和复发率在不同表型之间存在显著差异[29, 30]。

六、诊断

诊断延迟是世界范围内子宫内膜异位症治疗的一个重大问题。据报道，许多欧洲国家诊断延迟长达 10 年之久[38, 39]。尼日利亚诊断延迟 5～7 年[38]。

诊断延迟主要发生在初级诊疗阶段，据报道，子宫内膜异位症患者在转诊专科前平均已就诊 7 次[38]。对月经不调羞于启齿，以及存在污名化的风险也可能导致女性推迟就诊[40, 41]。这些延误导致患者遭受不必要的痛苦、生活质量下降及与子宫内膜异位症相关的巨大的个人和社会成本[38]。

腹腔镜检查是目前诊断子宫内膜异位症的金标准，在资源有限的国家，昂贵而短缺的腹腔镜服务是这些国家子宫内膜异位症诊断延迟的另一个原因。

（一）术前诊断

许多术前策略现在已用于临床实践中，以减少子宫内膜异位症诊断的延迟。例如，一些基于症状的模型在预测中、重度子宫内膜异位症方面显示出良好的准确性[42]。基于这些症状模型的预测工具，在临床实践中可以帮助筛选需要优先进行手术检查和治疗的女性[42]。

盆腔超声是提高子宫内膜异位症术前诊断率的另一种方式。与金标准腹腔镜相比，有证据表明应用阴道盆腔超声及局部侵袭性标志检查可以帮助诊断卵巢和卵巢外子宫内膜异位症[43]。盆腔超声的一个主要优势在于使用方便、有效且普及，尤其是在资源有限的国家[44]。

（二）术中诊断

子宫内膜异位症的术中诊断可通过经腹或腹腔镜手术进行。因为术中视野放大效果更好、疼痛更少、术后粘连更少、住院时间更短、恢复更快和伤口更美观，腹腔镜是诊断子宫内膜异位症的首选方法。无论手术方式如何，术中识别子宫内膜异位症病变的三种主要表型及其局部侵袭性标志对子宫内膜异位症的诊断至关重要。

卵巢子宫内膜异位症是最为人熟知的子宫内膜异位症（图 22-2G 和 H）。通常被称为巧克力囊肿，在子宫内膜异位症患者中发生率为 17%～44%[45]。DE 是指腹膜表面以下深度超过 5mm 的异位症组织，抑或是侵犯或造成肠管、膀胱、输尿管和阴道扭曲的异位症组织[46]（图 22-2I、M 至 P），其在子宫内膜异位症女性中发生率为 1%～5%，并且好发于子宫骶韧带[47]。该病也可发生于其他盆腔器官如肠、阑尾、膀胱和盆腔侧壁，但横膈和上腹部较少见（图 22-2Q 和 R）。

腹膜子宫内膜异位症是指病变仅累及腹膜而不侵犯下层组织，是最常见的子宫内膜异位症类型，在接受腹腔镜手术治疗的子宫内膜异位症女性中发病率高达 66%[48]。腹膜子宫内膜异位症表现多样，可以表现为黑色、红色、白色、黄褐色腹膜病变或圆形腹膜缺损[49]（表 22-1 和图 22-2A 至 D）。红色病变具有高度血管化的特点，于月经期间出血并进入腹腔，并且与早期新生血管形成、粘连形成及炎症相关（图 22-2C 和 E）。深色或白色病变与高度纤维化、血管分布减少和出血减少相关[50]（图 22-2A、B、D 和 F）。腹膜内异症组织可以通过药物治疗改变外观，甚至达到消退的效果，但通常在治疗停止和月经周期恢复后再次出现[50]。

表 22-1 腹膜子宫内膜异位症的类型[49]

颜色	表现
黑色	典型褶皱状黑色病变
红色	红色火焰样病变
	腺体样赘生物
	腹膜瘀点
	过度血管化区域
白色	白色浑浊不透明
	卵巢下粘连
	腹膜黄褐色斑块
	圆形腹膜缺损

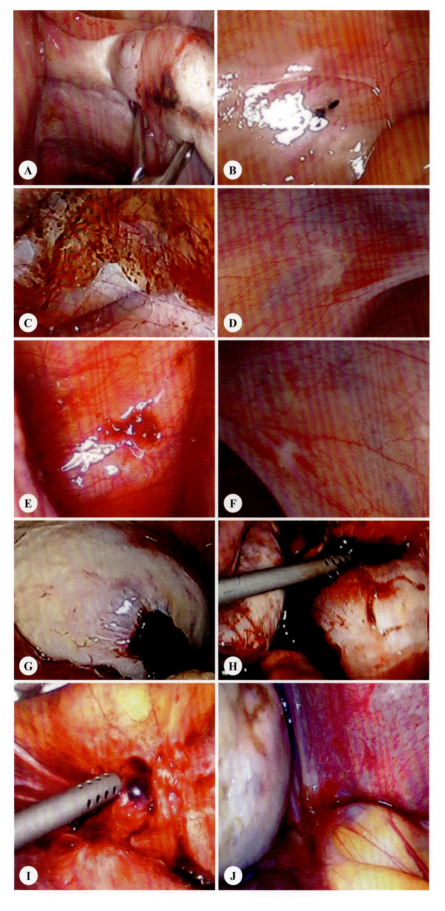

A.卵巢浅表子宫内膜异位病灶（黑色）；B.左侧盆腔边缘腹膜子宫内膜异位病灶（黑色）；C.子宫膀胱间隙广泛性腹膜子宫内膜异位病灶（红色）；D.另一种类型的腹膜子宫内膜异位病灶（黄褐色）；E.另一种类型的腹膜子宫内膜异位病灶（红色）；F.另一种类型的腹膜子宫内膜异位病灶（白色）；G.左侧子宫内膜异位囊肿；H.右侧子宫内膜异位囊肿，囊液溢出；I.膀胱子宫间子宫内膜异位囊肿；J.粘连到左侧骶子宫韧带深层子宫内膜异位症的直肠子宫内膜异位病灶

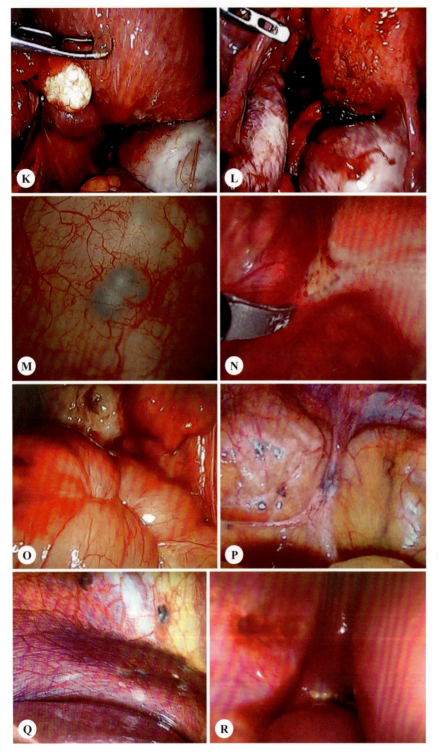

◀ **图 22-2（续）** 不同类型子宫内膜异位症的腹腔镜图像

K. 子宫内膜异位症伴直肠子宫陷凹封闭；L. 直肠子宫陷凹封闭，累及肠道；M. 膀胱子宫内膜异位病灶；N. 左侧骶韧带孤立性深部内异病灶；O. 乙状结肠巨大结节性子宫内膜异位病灶；P. 直肠子宫陷凹内直肠子宫内膜异位病灶；Q. 膈肌深部子宫内膜异位病灶；R. 膈上腹膜子宫内膜异位病灶（图片由 Junic Laparoscopy Australia 提供）

（三）子宫内膜异位症的形态或组织学诊断

腹腔镜检查已被广泛用于子宫内膜异位症的诊断和排除。在没有组织学确诊的情况下，外科医生的经验、技能和知识对于腹腔镜下子宫内膜异位症的诊断至关重要[35]。

因为组织学阳性可证实子宫内膜异位症的诊断，并排除罕见的恶性肿瘤，所以建议临床医生通过组织学确认腹腔镜检查的阳性结果[35]。腹腔镜检查与子宫内膜腺体和（或）间质的组织学验证相结合是确诊该疾病的金标准[35]。

七、子宫内膜异位症的分级

因为子宫内膜异位症有多种临床和解剖学表现，其分级是管理子宫内膜异位症的另一个挑战[36]。至今，仍难以建立可提高子宫内膜异位症患者的相关症状管理、预后、复发预测、与其他疾病的关联、生活质量和其他关键因素（外科医生的专业知识）的分级系统[36]。

一个好的分级系统必须有利于子宫内膜异位症患者，简单易懂，并且对疾病有简单的描述。此外，还需要建立在经验和科学的基础上并获得共识，与子宫内膜异位症的主要症状密切相关，可提供预后信息、预测治疗反应和症状复发的情况[51]。目前许多术前和术中分级系统正在临床中使用并用于解决子宫内膜异位症患者的一些关键问题。

（一）术前分级

子宫内膜异位症的术前分级非常重要，它可以提高对疾病严重程度的认识，从而提供合理的术前建议并进行个性化的治疗[43]。还可以帮助制订整套治疗方案，减少需多次腹腔镜手术的风险[52, 53]。

基于超声的子宫内膜异位症分期系统

基于超声的子宫内膜异位症分期系统（Ultrasound-Based Endometriosis Staging System，UBESS）可在术前预测子宫内膜异位症腹腔镜手术的复杂程度[54]。UBESS 是一种三阶段的术前分期系统，可根据子宫内膜异位症的组织学表型、深部浸润性子宫内膜异位症的解剖位置及其局部浸润的超声影像标志来预测盆腔子宫内膜异位症严重程度。UBESS 的三个阶段（Ⅰ～Ⅲ）与皇家妇产科学院描述的子宫内膜异位症腹腔镜手术的三个复杂程度（1～3 级）密切相关（表 22-2）。

（二）术中分级

目前临床上有多种子宫内膜异位症的术中分级系统。最常用的是美国生育协会修订的腹腔镜诊断内异症的分级系统（revised American Fertility Society Classification，rAFS）[55]（表 22-3）。在 rAFS 评分系统中，轻微至轻度子宫内膜异位症描述的是浅表腹膜子宫内膜异位症，可能存在小的深层病变和轻度膜性粘连，无子宫内膜异位囊肿。中度至重度疾病表现为浅表腹膜子宫内膜异位症、深部浸润性子宫内膜异位症（子宫与内脏之间有中度至广泛的粘连）和（或）子宫内膜异位囊肿（累及卵巢和输卵管）。记录腹腔镜检查结果的模板如图 22-3 所示。但 rAFS 评分对术后持续盆腔疼痛和妊娠的预测能力有限。

表 22-2　基于超声的子宫内膜异位症分期系统预测腹腔镜手术的复杂性[54]

UBESS 分期	经阴道超声评估的特征	说　明	手术复杂程度
Ⅰ 期	• 后盆腔特殊部位压痛阳性 • 卵巢活动性佳，无巧克力囊肿 • 直肠子宫陷凹：滑动征阳性 • 深部内异症结节：无	没有子宫内膜异位症的典型标志	• 1 级 • 腹腔镜检查阴性或轻度病变
Ⅱ 期	• 后盆腔特殊部位压痛阳性 • +巧克力囊肿 ± 卵巢活动受限 • 直肠子宫陷凹： ± 滑动征阳性 • ± 非肠管深部内异症结节 • 肠管深部内异症结节：无	• 巧克力囊肿 • ± 非肠管深部内异症结节 • 直肠子宫陷凹正常	• 2 级 • 中度病变
Ⅲ 期	• 后盆腔特殊部位压痛阳性 • ± 巧克力囊肿 ± 卵巢活动性差 • 直肠子宫陷凹：滑动征阳性或阴性 • ± 非肠管深部内异症结节 • +肠管深部内异症结节	• +肠管深部内异症 • ± 直肠子宫陷凹受累	• 3 级 • 重度病变

表 22-3	子宫内膜异位症的 rAFS 术中评分	
rAFS 评分	得 分	描 述
1期（轻微）	1～5	少量浅表植入病灶
2期（轻度）	6～15	更多更深的植入病灶
3期（中度）	16～40	• 多处深部植入病灶 • 一侧或双侧卵巢有小囊肿 • 存在膜状粘连
4期（重度）	>40	• 多处深部植入病灶 • 一侧或两侧卵巢有大囊肿 • 多处致密粘连

目前使用的另一种术中分级系统是子宫内膜异位症生育指数（endometriosis fertility index，EFI）[56]。EFI 是一种结合 rAFS 来预测子宫内膜异位症手术治疗后妊娠率的简单临床工具[56]。与 rAFS 分级系统不同，EFI 是一种有效的预后工具，可用于制订子宫内膜异位症不孕患者的治疗方案（图 22-4）[56]。

八、手术治疗

子宫内膜异位症的治疗旨在实现三个主要目标，减轻盆腔疼痛症状，提高妊娠率和延缓疾病复发。治疗成功的先决条件应包括遵循指南的方法、多学科团队护理方法和手术技术经验[57]。

腹腔镜手术治疗子宫内膜异位症所需的知识和技能正逐渐成为一个亚专科领域[58]。腹腔镜技术、手术计划、对患者提供的信息量及跨学科协调使子宫内膜异位症的手术治疗极具挑战性。

术前应对患者症状进行详细的评估，并利用适当和充分的诊断工具。这些诊断工具对术前计划、手术时间安排、给患者提供关于手术预期结果和与手术相关潜在风险的适当咨询都至关重要。

在腹腔镜手术中，子宫内膜异位症的腹部入路技术与其他妇科手术相似。包括一个标准的主视孔（主通道），通常为脐或 Palmer 点，以及位于耻骨上和（或）髂窝的另外 2～3 个操作孔（辅助通道）。手术过程中，完全切除所有可见病灶能最有效地控制症状，因此，在切除子宫内膜异位灶之前，外科医生必须通过系统的盆腔和腹部评估来确定所有的异位病灶。

（一）腹腔镜下盆腔子宫内膜异位症的系统评价

建议使用标准化方案进行腹腔镜下子宫内膜异位症的盆腔评估，包括系统性评估子宫及其附件，如阔韧带前后叶和卵巢、卵巢窝的腹膜、子宫膀胱返折、直肠子宫陷凹和直肠旁间隙和子宫骶韧带下方。同时，还需要评估直肠和乙状结肠、阑尾和盲肠，包括膈肌和肝脏在内的上腹部是否有孤立性深部子宫内膜异位结节。建议在全身麻醉下进行盆腔检查，通过腹腔镜评估直肠阴道隔、阴道或宫颈是否存在深部子宫内膜异位症结节[53]。

需要患者处于头低足高位，并且具有至少一个辅助通道用于操作腹腔镜操作钳，从而协助清理盆腔肠管、吸液和拨动卵巢以检查卵巢窝（图 22-5）。

（二）子宫内膜异位症的保守、半保守、根治性手术治疗

子宫内膜异位症的保守性手术是指切除可见的子宫内膜异位症病灶，同时保留女性的生育能力。半保守性手术包括子宫切除术，即切除可见子宫内膜异位症病变，但保留卵巢。半保守性手术适用于已完成生育但年龄还不适合进行手术绝经的女性。子宫内膜异位症的根治性手术治疗是指双侧卵巢、子宫及可见的子宫内膜异位症病灶的组合切除。子宫切除并保留卵巢的患者比接受卵巢切除术的患者的复发率要高 6 倍[59]。

（三）消融与切除

病灶切除是首选，因为可以获得用于进行组织学诊断的标本。消融技术使用 CO_2 激光或能量器械（单极或双极）来摧毁可见的腹膜子宫内膜异位症病变，但不适合治疗深部浸润性子宫内膜异位症病灶[35]。

（a）　　1985 年美国生殖医学会修订的子宫内膜异位症分期标准

患者姓名 ＿＿＿＿＿＿＿＿　　　　　　日期：＿＿＿＿＿＿＿＿

Ⅰ期（微小）　　1～5　　　腹腔镜手术 ＿＿＿＿＿　　开腹手术 ＿＿＿＿＿　　影像学 ＿＿＿＿＿

Ⅱ期（轻度）　　6～15　　推荐治疗 ＿＿＿＿＿＿＿＿＿＿＿＿＿＿＿＿＿＿＿＿＿＿

Ⅲ期（中度）　　16～40　　＿＿＿＿＿＿＿＿＿＿＿＿＿＿＿＿＿＿＿＿＿＿＿＿＿＿

Ⅳ期（严重）　　＞40

总分 ＿＿＿＿＿＿＿　　　预后 ＿＿＿＿＿＿＿

	子宫内膜异位症病灶	<1cm	1～3cm	>3cm
腹膜	浅表	1	2	4
	深部	2	4	6
卵巢	右侧　浅表	1	2	4
	深部	4	16	20
	左侧　浅表	1	2	4
	深部	4	16	20

	后穹隆闭锁	部分	完全
		4	40

	粘连范围	<1/3 封闭	1/3～2/3 封闭	>2/3 封闭
卵巢	右侧　薄	1	2	4
	致密	4	8	16
	左侧　薄	1	2	4
	致密	4	8	16
Tube	右侧　薄	1	2	4
	致密	4	8	16
	左侧　薄	1	2	4
	致密	4*	8*	16

如果输卵管伞端完全闭锁，评分修正为 16 分

其他子宫内膜异位症病变：＿＿＿＿＿＿＿＿＿＿　　　　相关病理诊断：＿＿＿＿＿＿＿＿＿＿

＿＿＿＿＿＿＿＿＿＿＿＿＿＿＿＿＿＿＿＿＿　　　　＿＿＿＿＿＿＿＿＿＿＿＿＿＿＿＿＿＿＿＿＿

＿＿＿＿＿＿＿＿＿＿＿＿＿＿＿＿＿＿＿＿＿　　　　＿＿＿＿＿＿＿＿＿＿＿＿＿＿＿＿＿＿＿＿＿

用于正常输卵管和卵巢　　　　　　　　　　　　　　用于异常输卵管和（或）卵巢

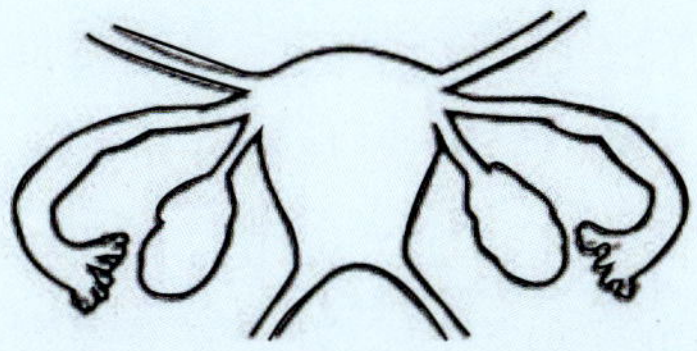

左侧　　　　　　　　　　　右侧　　　　　左侧　　　　　　　　　　　　右侧

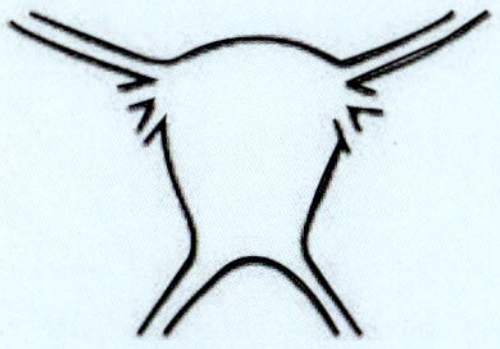

▲ 图 22-3　腹腔镜检查中用于记录和评分的 rAFS 模板（适用于所有患子宫内膜异位症的女性）（经 Elsevier 许可转载，引自 Fertil Steril 1997;67:817-821）

手术结束后最低功能（LF）评分

得分	描述		左侧	右侧
4 =	正常	输卵管		
3 =	轻度功能异常			
2 =	中度功能异常	输卵管伞		
1 =	重度功能异常			
0 =	缺失或无功能	卵巢		

LF 评分计算，将左侧最低评分加上右侧最低评分。如果一侧卵巢缺失，LF 评分为有卵巢侧的最低评分的 2 倍

最低评分 □ 左侧 + □ 右侧 = □ LF 评分

子宫内膜异位症生育指数（EFI）

病史因素			手术因素		
因素	描述	得分	因素	描述	得分
年龄	年龄≤35 岁	2	LF 评分	LF 评分 =7～8 分（高）	3
	年龄 36—39 岁	1		LF 评分 =4～6 分（中）	2
	年龄≥40 岁	0		LF 评分 =1～3 分（低）	0
不孕年限	不孕≤3 年	2	AFS 内异症评分	AFS 内异症评分＜16	1
	不孕＞3 年	0		AFS 内异症评分≥16	0
妊娠史	有妊娠史	1	AFS 总分	AFS 总分＜71	1
	无妊娠史	0		AFS 总分≥71	0
病史因素总分			手术因素总分		

EFI= 病史因素总分 + 手术因素总分　　　□ 病史 + □ 手术 = □ EFI 评分

EFI 评分估计的妊娠百分比

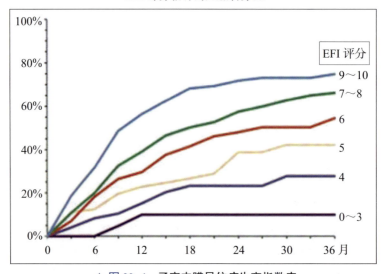

▲ 图 22-4　子宫内膜异位症生育指数表

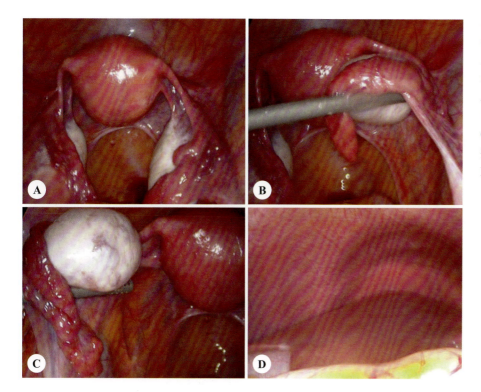

◀ 图 22-5　头低足高仰卧位下使用适当的腹腔镜器械对子宫内膜异位症患者盆腔进行系统评估
A. 移开肠管后直肠子宫陷凹图像；B. 检查右侧卵巢窝；C. 检查左侧卵巢窝；D. 检查右上腹（图片由 JUNIC Laparoscopy Australia 提供）

（四）观察和治疗 vs. 两步走方案

在腹腔镜检查中发现子宫内膜异位症病灶时，建议直接对这些病变进行治疗，这样可以有效减少子宫内膜异位症相关的疼痛，即"观察并治疗"方法[60]。观察并治疗的方法成本效益高，并且降低了患者接受多种手术干预的风险。该方案可根据腹腔镜手术医生的技能和专业知识用于治疗微小病变、轻度和（或）中度子宫内膜异位症。如果在首次腹腔镜检查时，疾病的手术复杂性和范围超过了最初的预期（4 期子宫内膜异位症），可以考虑两步走的治疗方案，以确保完整切除可见病变并使盆腔结构恢复正常。

在初始（诊断性）腹腔镜检查中，如果发现更为广泛和复杂的疾病时，会给术前知情同意、信息提供及手术安排带来了相当大的挑战[61]。这种情况可能需要更充分的医患沟通和合适的手术室时间分配，并在具备必要的专业知识的医疗单位进行第二次腹腔镜检查以完成最终的手术治疗。

两步走的治疗方案可能更适合资源有限的国家，因为这些国家尚无法在术前通过阴道超声预测子宫内膜异位症腹腔镜手术的复杂性[53]。

九、手术治疗的目的

子宫内膜异位症的手术治疗方案应根据患者情况进行个性化设计。外科医生应与患者讨论需要治疗的主要目的是改善急性或慢性子宫内膜异位症相关的疼痛还是满足生育需求[62]。

与单纯诊断性腹腔镜检查相比，手术治疗子宫内膜异位症相关的盆腔疼痛可显著减少术后疼痛[63-65]。术后疼痛评分和痛经、非经期盆腔疼痛、性交困难和排便困难等方面的生活质量评估在术后 5 年内均有显著改善[65, 66]。

成功的子宫内膜异位症术后也可能出现子宫内膜异位症复发或盆腔疼痛加重的情况[67]。高达 36% 的女性在初次手术后 5 年内需要进一步手术干预[67]。病情更严重的女性更有可能需要反复手术[65]。卵巢子宫内膜异位症，以及直肠子宫陷凹、肠、输卵管或卵巢的粘连也会增加再次手术的风险[65, 68]。

44 岁以上的女性重复手术的概率最低，而 30 岁以下女性重复手术的可能性更大[66]。此外，有 38% 的女性在没有组织学复发的证据下仍有持续盆腔痛，说明即使内异症未复发，也可能会出现慢性盆腔痛[65, 69]。

使用 EFI 可以更好地预测腹腔镜手术后的生育结果。EFI 是一种简单、可靠且经过验证的临床工具，可以预测子宫内膜异位症腹腔镜手术后的妊娠率。对于预后良好的患者，EFI 可以提供安慰；对于预后不佳的患者，EFI 可以避免不必要的治疗[56]（图 22-4）。

十、子宫内膜异位症腹腔镜手术的并发症

腹腔镜手术治疗子宫内膜异位症过程中，尤其是在治疗累及肠道的深部浸润性子宫内膜异位症时，经常发生损伤[35, 61]。这些损伤可能发生在腹腔镜穿刺打孔和切除子宫内膜异位症病灶时，也可能是使用腹腔镜能量器械时导致的腹腔内脏延迟性热损伤。在子宫内膜异位症腹腔镜手术中所报道的术中并发症总发生率为 2.1%，术后并发症总发生率为 13.9%，其中轻微并发症发生率为 9.5%，严重并发症发生率为 4.6%[70]。

对于接受腹腔镜广泛性手术治疗子宫内膜异位症的女性，切除卵巢子宫内膜异位囊肿时会导致卵巢功能显著受损，切除子宫骶韧带、宫旁组织、直肠阴道隔或阴道穹隆部位的深部浸润性子宫内膜异位症时可能会损伤神经，导致排尿困难等严重的功能障碍。因此，需要权衡利弊、并根据患者的主诉共同讨论，以制订个性化治疗策略。

十一、子宫内膜异位症的药物治疗

子宫内膜异位症的药物治疗主要侧重于慢性盆腔疼痛的激素抑制和（或）疼痛管理。其他辅助疗法包括心理治疗帮助缓解疼痛、盆底理疗和营养支持[71]（表 22-4）。激素抑制疗法通常周期很长，并且不良反应较大，其疗效受到一定限制。

据报道，13%～36% 的子宫内膜异位症患者经药物治疗后复发[26]。

十二、多学科团队护理方法

尽管目前还无法完全消除子宫内膜异位症的症状；但有证据表明，个体化手术联合激素药物治疗辅以盆底理疗、疼痛心理疏导和疼痛专家支持治疗等，是有症状的子宫内膜异位症患者的最佳治疗方法。然而，这种子宫内膜异位症的综合治疗方法可能仍然无法实现子宫内膜异位症症状的长期管理。因此，患者管理应以改善患者最受困扰的症状、提高患者生活质量和治疗满意度为目标。

十三、资源有限国家治疗子宫内膜异位症面临的挑战

在资源有限的国家，子宫内膜异位症治疗面临着巨大的挑战。由于资源匮乏，药物治疗和辅助治疗的机会有限。许多中心没有 MRI 服务，并且缺乏用经阴道超声诊断子宫内膜异位症特定表现所需的专业知识。医生只能根据病历和排除其他疾病（如盆腔炎）的鉴别诊断方法来诊断子宫内膜异位症。

腹腔镜是子宫内膜异位症治疗的宝贵工具。然而，在资源有限的国家，腹腔镜技术的发展仍处于初级阶段，其广泛应用仍面临着巨大的挑战，包括购买和维护腹腔镜设备费用高昂，内镜公司数量少，妇科住院医生培训方案中缺乏综合的内镜技术培训。此外，具有内镜手术技能的医生需要通过继续教育来提高他们对疾病的识别及处理轻、中度或严重疾病的专业知识。

子宫内膜异位症的治疗是终身的，昂贵且耗时。在资源有限的国家，医生和患者严重缺乏对疾病的认识。这些国家的医疗保险项目和普惠性医疗支付服务有限，子宫内膜异位症患者几乎不可能负担得起治疗费用。

结论

在发达国家，腹腔镜作为子宫内膜异位症手术治疗的主要工具已有超过 40 年的历史。目前，资源匮乏的国家可以学习这些国家的经验，并将内镜手术培训纳入妇科住院医师培训方案。同时，还应通过发展内镜技术，不断提高外科医生识别和治疗子宫内膜异位症的能力，从而改善患者的预后。

表 22-4　子宫内膜异位症治疗方法总结

治疗方法		治疗目标
手术治疗	腹膜子宫内膜异位症	完全切除或消融可见的子宫内膜异位病灶
	卵巢子宫内膜异位症	仔细完整的剥除囊肿。必须保护周围的健康组织，并避免医源性的囊肿破裂导致子宫内膜异位症细胞的播散。推荐卵巢缝合止血，避免使用电凝止血
	深部浸润性子宫内膜异位症	建议进行完全切除并活检。可以采用腹腔镜手术或开腹手术
	子宫腺肌症	• 不推荐阴式子宫切除术（VH），因为无法去除可能存在的其他子宫内膜异位病灶。 • 首选腹式子宫切除术（AH）和腹腔镜全子宫切除术（TLH）治疗 • 保留器官的子宫腺肌症治疗 　－ 通过腹腔镜或宫腔镜手术切除子宫腺肌瘤 　－ 内分泌治疗：诱导闭经治疗，持续口服避孕药、孕激素、GnRH 类似物
	生育	• 手术切除植入的子宫内膜异位症组织可提高自然受孕的机会 • 建议评估输卵管通畅情况 • 如果存在广泛的子宫内膜异位症并伴有输卵管损伤，应考虑切除受损的输卵管后进行辅助生殖 • 患者术后咨询可使用 EFI 评分
药物治疗	激素抑制疗法	诱导闭经治疗：持续联合口服避孕药、孕激素、GnRH 类似物
	疼痛治疗（可能需要疼痛专家的参与）	非甾体抗炎药，环氧合酶抑制药，轻度阿片类药物，抗抑郁药，以及以上药物的联合应用
辅助治疗	心理治疗和疼痛教育	积极思考，放松技巧，冥想，了解疼痛的来源
	物理疗法	身体功能紊乱的诊断和治疗
	营养	均衡饮食，摄入充足的维生素和矿物质，减少酒精、糖和咖啡因的摄入，排除果糖或乳糖不耐受

改编自 Beilecke K, Ebert AD: Urogenitale Endometriose. In: Tunn R, Hanzal E, Perucchini D. (Eds.): Urogynäkologie in Praxis und Klinik. Berlin-New York 2010: 353–73.

参考文献

[1] Cramer DW, Missmer SA. The epidemiology of endometriosis. Ann N Y Acad Sci. 2002;955:11–22.

[2] Fauconnier A, Chapron C. Endometriosis and pelvic pain: epidemiological evidence of the relationship and implications. Hum Reprod Update. 2005;11:595–606.

[3] Eskenazi B, Warner ML. Epidemiology of endometriosis. Obstet Gynecol Clin N Am. 1997;24:235–58.

[4] Adamson GD, Kennedy SH, Hummelshoj L. Creating solutions in endometriosis: global collaboration through the World Endometriosis Research Foundation. J Endometr. 2010;2:3–6.

[5] Meuleman C, Vandenabeele B, Fieuws S, Spiessens C, Timmerman D, D'Hooghe T. High prevalence of endometriosis in infertile women with normal ovulation and normospermic partners. Fertil Steril. 2009;92:68–74.

[6] Ozkan S, Murk W, Arici A. Endometriosis and infertility: epidemiology and evidence-based treatments. Ann N Y Acad Sci. 2008;1127:92–100.

[7] Ferrero S, Esposito F, Abbamonte LH, Anserini P, Remorgida V, Ragni N. Quality of sex life in women with endometriosis and deep dyspareunia. Fertil Steril. 2005;83:573–9.

[8] Gao X, Yeh YC, Outley J, Simon J, Botteman M, Spalding J. Health-related quality of life burden of women with endometriosis: a literature review. Curr Med Res Opin. 2006;22:1787–97.

[9] Kyama MC, D'Hooghe TM, Debrock S, Machoki J, Chai DC, Mwenda JM. The prevalence of endometriosis among African-American and African-indigenous women. Gynecol Obstet Investig. 2004;57(1):40–2.

[10] Strathy JH, Molgaard CA, Coulam CB, Melton LJ. Endometriosis

and infertility a laparoscopic study of endometriosis among fertile and infertile women. Fertil Steril. 1982;38:607–72.

[11] Wiswedel K, Allen DA. Infertility factors at the Groote Schuur Hospital. S Afr Med J. 1989;76:65–6.

[12] Thacher TD, Nwana EJ, Karshima JA. Extrapelvic endometriosis in Nigeria. Int J Gynaecol Obstet. 1997;57:57–8.

[13] Otolorin EO, Ojengbede O, Falase AO. Laparoscopic evaluation of the tubo peritoneal factor in infertile Nigerian women. Int J Gynaecol Obstet. 1987;25:47–52.

[14] Kyama CM, Mwenda JM, Machoki J, Mihalyi A, Simsa P, Chai DC, D'Hoodge TM. Endometriosis in African women. Womens Health. 2007;3(5):629–35.

[15] D'Hoodge TM. The challenge of endometriosis: a special focus. Womens Health. 2007;3(5):615.

[16] Cramer DW, Wilson E, Stillman RJ, et al. The relation of endometriosis to menstrual characteristics, smoking and exercise. JAMA. 1986;255:1904–8.

[17] Signorello LB, Harlow BL, Cramer DW, et al. Epidemiological determinant of endometriosis: a hospital based case control study. Ann Epideomol. 1997;7:267–74.

[18] Kasule J, Chimbira THK. Endometriosis in African women. Cent Afr J Med. 1987;33:157–9.

[19] Donnez J, Van Langendonckt A. Typical and subtle atypical presentations of endometriosis. Curr Opin Obstet Gynecol. 2004;16:431–7.

[20] Kennedy S, Mardon H, Barlow D. Familial endometriosis. J Assist Reprod genet. 1995;12(1):3234.

[21] Kennedy S, Hadfield R, Mardon H, Barlow D. Age of onset of pain symptoms in non-twin sisters concordant for endometriosis. Hum Reprod. 1996;11(2):403–5.

[22] Sampson JA. The development of the implantation theory for the origin of peritoneal endometriosis. Am J Obstet Gynaecol. 1940;40:549–57.

[23] Donnez J. Atlas of operative hysteroscopy and laparoscopy. 3rd ed. New York: Informa Healthcare; 2007.

[24] Gruenwald P. Origin of endometriosis from the mesenchyme of the coelomic walls. Am J Obstet Gynaecol. 1942;44(3):470–4.

[25] Koninckx PR, Kennedy SH, Barlow DH. Endometriotic disease the role of peritoneal fluid. Human Reprod Update. 1998;4(5):741–51.

[26] Johnson NP, Hummelshoj L, World Endometriosis Society Montpellier Consortium. Consensus on current management of endometriosis. Hum Reprod. 2013;28:1552–68.

[27] Mahmood TA, Templeton A. Pathophysiology of mild endometriosis: review of literature. Hum Reprod. 1990;5(7):765–84.

[28] Koch J, Rowan K, Rombauts L, Yazdani A, Chapman M, Johnson N. Endometriosis and infertility—a consensus statement from ACCEPT (Australasian CREI Consensus Expert Panel On Trial Evidence). ANZJOG. 2012;52:513–22.

[29] Vercillini P, Trespidi L, De-George O, Cortesi I, Parazzini F, Crosigoni PG. Endometriosis and pelvic pain in relation to disease stage and localization. Fertil Steril. 1996;65(2):299–304.

[30] Porpora MA, Koninckx PR, Piazze J, Natili M, Cologrande S, Cosmi EV. Correlation between endometriosis and pelvic pain. J Am Assoc Gynecol Laparosc. 1999;6(4):429–34.

[31] Fourquet J, Gao X, Zavala D, Orengo JC, Abac S, Ruiz A, Laboy J, Flores I. Patients' report on how endometriosis affects health, work, and daily life. Fertil Steril. 2010;93:2424–8.

[32] Ladipo OA. Endometriosis. In: Agboola A, editor. Textbook of obstetrics and gynaecology for medical students. 2nd ed. Ibadan: Heinemann Educational Books; 2006. p. 122–7.

[33] Vercellini P, Eskenazi B, Consonni D, Somigliana E, Parazzini F, Abbiati A, et al. Oral contraceptives and risk of endometriosis: a systematic review and meta-analysis. Hum Reprod Update. 2011;17(2):159–70.

[34] Missmer S, Hankinson S, Spiegelman D, Barbieri R, Malspeis S, Willett W, Hunter D. Reproductive history and endometriosis among premenopausal women. Obstet Gynecol. 2004;104(5 Pt 1):965–74.

[35] Dunselman GA, Vermeulen N, Becker C, et al. ESHRE guideline: management of women with endometriosis. Hum Reprod. 2014;29:400.

[36] Johnson NP, Hummelshoj L, World Endometriosis Society Sao Paulo Consortium. Consensus on classification of endometriosis. Hum Reprod. 2017;32(2):315–24.

[37] Nisolle M, Donnez J. Peritoneal endometriosis, ovarian endometriosis, and adenomyotic nodules of the rectovaginal septum are three different entities. Fertil Steril. 1997;68(4):585–96.

[38] Nnoaham KE, Hummelshoj L, Webster P, d'Hooghe T, de Cicco NF, de Cicco NC, Jenkinson C, Kennedy SH, Zondervan KT, World Endometriosis Research Foundation Global Study of Women's Health Consortium. Impact of endometriosis on quality of life and work productivity: a multicenter study across ten countries. Fertil Steril. 2011;96:366–73, e368

[39] Hudelist G, Fritzer N, Thomas A, Niehues C, Oppelt P, Haas D, Tammaa A, Salzer H. Diagnostic delay for endometriosis in Austria and Germany: causes and possible consequences. Hum Reprod. 2012;27:3412–6.

[40] Ballard K, Lowton K, Wright J. What's the delay? A qualitative study of women's experiences of reaching a diagnosis of endometriosis. Fertil Steril. 2006;86:1296–301.

[41] Seear K. The etiquette of endometriosis: stigmatisation, menstrual concealment and the diagnostic delay. Soc Sci Med. 2009;69:1220–7.

[42] Nnoaham KE, Hummelshoj L, Kennedy SH, Jenkinson C, Zondervan KT, On behalf of the World Endometriosis Research Foundation Women's Health Symptom Survey Consortium. Developing symptom-based predictive models of endometriosis as a clinical screening tool: results from a multi center study. Fertil Steril. 2012;98:692–701.

[43] Menakaya UA, Reid S, Infante F, Condous G. The systematic evaluation of women with suspected endometriosis using a five domain ultrasound based approach. J Ultrasound Med. 2015;34:937–47.

[44] Menakaya UA. Managing endometriosis in sub-Saharan Africa: emerging concepts and new techniques. Afr J Reprod Health. 2015;19(2):13–6.

[45] de Ziegler D, Borghese B, Chapron C. Endometriosis and infertility: pathophysiology and management. Lancet. 2010;376(9742):730–8.

[46] Koninckx PR, Martin D. Treatment of deeply infiltrating endometriosis. Curr Opin Obstet Gynecol. 1994;6:231–41.

[47] Koninckx PR, Donnez J, et al. Deep endometriosis: definition, diagnosis, and treatment. Fertil Steril. 2012;98(3):364–571.

[48] Mishra V, Gaddagi RA, et al. Prevalence; characteristics and management of endometriosis amongst infertile women: a one year retrospective study. J Clin Diagn Res. 2015;9(6):QC01–3.

[49] Jadoul P, Donnez J. Laparoscopic management of peritoneal endometriosis. In: Donnez J, editor. Atlas of operative laparoscopy and hysteroscopy. Abingdon: Informa UK Ltd.; 2007. p. 31–75.

[50] Brosens I, Puttemans P, Campo R, Gordts S, Kinkel K. Review: diagnosis of endometriosis: pelvic endoscopy and imaging techniques. Best Pract Res Clin Obstet Gynaecol. 2004;18(2):285–303.

[51] Adamson GD. Endometriosis classification: an update. Curr Opin Obstet Gynecol. 2011;23:213–20.

[52] Vercellini P, Giudice LC, Evers JL, Abrao M. Reducing low-value care in endometriosis between limited evidence and unresolved issues: a proposal. Hum Reprod. 2015;30(9):1996–2004.

[53] Menakaya UA, Rombauts L, Johnson NP. Diagnostic laparoscopy in pre-surgical planning for higher stage endometriosis: is it still relevant? Aust N Z J Obstet Gynaecol. 2016;56(5):518–22.

[54] Menakaya U, Reid S, Lu C, Bassem G, Infante F, Condous G. Performance of an ultrasound based endometriosis staging system

(UBESS) for predicting the level of complexity of laparoscopic surgery for endometriosis. Ultrasound Obstet Gynecol. 2016;48(6):786–95.

[55] American Society for Reproductive Medicine. Revised American Society for Reproductive Medicine classification of endometriosis: 1996. Fertil Steril. 1997;67:817–21.

[56] Adamson GD, Pasta DJ. Endometriosis fertility index: the new, validated endometriosis staging system. Fertil Steril. 2010;94:1609–15.

[57] Wattiez A, Puga M, Albornoz J, et al. Surgical strategy in endometriosis. Best Pract Res Clin Obstet Gynaecol. 2013;27:381–92.

[58] Redwine DB. Redefining endometriosis in the modern era. Leadership Medica Online. 2005.

[59] Al Kadri H. Hormone therapy for endometriosis and surgical menopause. Cochrane Database Syst Rev. 2009(1):CD005997.

[60] Jacobson TZ, Duffy JM, Barlow D, Koninckx PR, Garry R. Laparoscopic surgery for pelvic pain associated with endometriosis. Cochrane Database Syst Rev. 2009;(4):CD001300.

[61] Rimbach S, Ulrich U, Schweppe KW. Surgical therapy for endometrioisis: challenges and controversies. Geburtshilfe Frauenheilkd. 2013;73(9):918–23.

[62] Marcoux S, Maheux R, Bérubé S. Laparoscopic surgery in infertile women with minimal or mild endometriosis. Canadian Collaborative Group on Endometriosis. N Engl J Med. 1997;337:217–22.

[63] Roman H, Quibel S, Auber M, Muszynski H, Huet E, Marpeau L, Tuech JJ. Recurrences and fertility after endometrioma ablation in women with and without colorectal endometriosis: a prospective cohort study. Hum Reprod. 2015;30(3):558–68.

[64] Chopin N, Vieira M, Borghese B, Foulot H, Dousset B, Coste J, Mignon A, Fauconnier A, Chapron C. Operative management of deeply infiltrating endo-metriosis: results on pelvic pain symptoms according to a surgical classification. J Minim Invasive Gynecol. 2005;12:106–12.

[65] Abbott JA, Hawe J, Clayton RD, Garry R. The effects and effectiveness of laparoscopic excision of endometriosis: a prospective study with 2–5 year follow-up. Hum Reprod. 2003;18(9):1922–7.

[66] Zanelotti A, DeCherney AH. Surgery and endometriosis. Clin Obstet Gynecol. 2017;60(3):477–84.

[67] Shakiba K, Bena JF, McGill KM, Minger J, Falcone T. Surgical treatment of endometriosis: a 7-year fol-low-up on the requirement for further surgery. Obstet Gynecol. 2008;111(6):1285–92.

[68] Kikuchoi I, Takeuchi H, Kitade M, et al. Recurrence rate of endometriomas following a laparoscopic cystectomy. Acta Obstet Gyanecol Scand. 2006;85:1120–4.

[69] Vercellini P, Barbara G, Abbiati A, Somigliana E, Viganò P, Fedele L. Repetitive surgery for recurrent symptomatic endometriosis: what to do? Eur J Obstet Gynecol Reprod Biol. 2009;146(1):15–21.

[70] Kondo W, Bourdel N, Tamburro S, Cavoli D, Jardon K, Rabischong B, Botchorishvili R, Pouly J, Mage G, Canis M. Complications after surgery for deeply infiltrating pelvic endometriosis. BJOG. 2011;118:292–8.

[71] Beilecke K, Ebert AD. Urogenitale endometriose. In: Tunn R, Hanzal E, Perucchini D, editors. Urogynäologie in Praxis und Klinik. Berlin-New York: Walter De Gruyter; 2010. p. 353–73.

第 23 章　腹腔镜下子宫切除术
Laparoscopic Hysterectomy

Okechukwu Ibeanu　　Dama Ziworitin　　著

自 1911 年 Jacobeus 首次应用腹腔镜评估腹部器官以来[1]，经过逐步的技术改进，小切口微创手术在多种腹部和盆腔疾病的诊断和治疗方面取得了显著进展。1988 年完成了首例腹腔镜下子宫切除术[2]。如今，腹腔镜检查已成为许多以往只能通过开腹手术治疗的妇科疾病标准诊疗的一部分。妇科医生现在常规使用腹腔镜进行各种适应证的子宫切除术，并且患者预后令人满意。本章主要探讨腹腔镜下子宫切除术，重点关注围术期注意事项、手术技巧和术中措施，旨在降低手术并发症的发生率。

一、腹腔镜子宫切除术的优点

多项研究表明，与开腹手术相比，腹腔镜手术在治疗良性和恶性子宫疾病时具有多项优势。其中患者受益包括失血量减少、输血需求减少、术后住院时间缩短、术后疼痛评分降低、离床活动时间提前、对镇痛药的依赖性降低、腹壁感染减少和手术费用降低[3, 4]。同时，术后美观的切口也有助于提高患者对手术的接受度。

美国妇产科医师学会和美国妇科腹腔镜医师协会指出，需要子宫切除术的患者首选经阴道或腹腔镜手术[5, 6]。然而，一些问题如既往腹腔内手术史、子宫体积较大及手术医生的经验可能限制这些选择。在可行的情况下，至少应为良性疾病患者优先考虑腹腔镜子宫切除术，而不是开腹手术。对于原发性恶性子宫疾病，腹腔镜手术也是标准治疗选择。与以往腹腔镜子宫切除术治疗良性疾病的结果类似，2009 年[7] 报道的妇科肿瘤组进行的关于 I 期和 II 期子宫恶性肿瘤患者的 LAP2 随机临床试验显示，腹腔镜手术优于开腹手术。同样，腹腔镜手术在子宫内膜癌治疗中也能获得与开腹手术相当的淋巴结清扫数量，并且在极度肥胖患者中也可完成分期手术。

腹腔镜手术的缺点包括：①手术时间长，尤其是处于腹腔镜学习曲线[3] 陡峭部分的手术医生；②使用摄像机产生的二维视觉需要适应；③手术医生长时间使用肘关节支撑器械，易疲劳；④过度肥胖患者可能不耐受头低足高位[8]。

在资源匮乏环境中，腹腔镜手术处于早期发展阶段，但它具有开腹手术所不具备的优势，具体包括失血少、输血需求少、术后恢复快、疼痛少、药物使用减少、术后住院时间短等特点。这些优势有助于减轻个人和医疗资源的负担。因此，资源匮乏情况下发展和维持腹腔镜手术尤为重要。

二、围术期注意事项

腹腔镜手术适应证：病例选择

原则上，最重要的考虑因素是患者的安全，以及手术目标完成度，如子宫切除手术中，需要考虑以下几个因素。

1. 患者对大手术的承受力

虽然通过小切口进行手术，但腹腔镜子宫切除术是一种腹腔内大手术。需要对可能会影响患者手术可行性的基础状况（如心肺状态、体能状态、血栓栓塞风险、围术期抗凝管理）和其他围术期建议进行评估，这也是患者术前准备的重要组成部分。

在腹腔镜子宫切除术中，向下倾斜 30°~40° 的头低足高位对于显露盆腔视野至关重要[9]。这种体位下，心脏、大脑和视网膜因静脉血液回流增加会导致一些相关的生理改变，存在脑水肿和眼水肿的风险。尽管这种体位对心输出量的影响还存在争议，但可能会加重心脏充血。在肺顺应性降低的患者（如长期大量吸烟、有肺气肿和其他慢性阻塞性肺疾病的患者）中可能出现肺通气困难。此外，过度肥胖给安全体位、肺通气、术中视野显露、出血控制、气管插管和安全拔管等带来挑战。

对于选择腹腔镜子宫切除术的患者来说，为减少影响生活的术中并发症或死亡的风险，评估现有疾病对手术的预期影响至关重要。

2. 既往腹部大手术史

既往开腹手术史可能会导致腹腔内粘连，这可能会增加腹腔镜下子宫切除术的难度。在分离盆腔脏器周围可能发生的广泛粘连时会增加血管、肠或尿路损伤的风险[6]。不幸的是，对于之前有手术史的患者，还没有建立能否使用腹腔镜的阈值标准；因此，术前评估应包括对既往手术史的全面评估，并注意既往手术的确切性质和时间顺序。上腹部手术可能导致腹壁粘连，这可能影响腹腔镜套管针穿刺位置的选择，或可能需要在左上象限（Palmer 点、腋中线、肋缘下方）进腹和充气[8]。其他可能改变盆腔解剖的因素包括子宫内膜异位症、急性或慢性盆腔炎症和盆腔放射治疗。进入腹腔后，在开始任何切除术之前，应对盆腹腔进行评估。同时，在手术开始前，应尽可能中止高风险或不安全的操作。

3. 患者当前的疾病状况

患者病情相关的术中因素可能影响子宫的安全切除。例如，广泛的盆腔粘连、严重的解剖紊乱、无法形成安全的解剖平面及冰冻骨盆，都可能导致腹腔镜手术不太适用。需要注意的是，应根据手术的特定目标来选择手术方法。

4. 子宫和卵巢的大小

选择腹腔镜子宫切除术需要考虑的一个重要因素是子宫和附件的大小。传统的妇科手术教学认为子宫大小可能是应用腹腔镜子宫切除术的限制因素。但文献中并没有明确限制该手术的子宫大小。子宫增大超出盆腔外可能增加手术难度，然而，最近的报道对这种观点提出了质疑[10]。

子宫明显增大导致的问题包括以下情况。

- 术中视野可能受影响。
- 难以经阴道取出子宫。
- 可能无法完整地取出子宫，因此需要使用分碎法。子宫分碎术因可能导致未被诊断的子宫癌在腹腔内播散，是一种备受争议的技术[11]。

手术医生需要评估自己的技术和能力，并确保它们与手术的预期难度和范围相匹配。在腹腔镜手术中，制定应急计划来解决预期的问题非常重要。

三、腹腔镜子宫切除术与改良

与开腹手术一样，腹腔镜也可进行各种类型的子宫切除手术。手术方案可以在术前确定，也可根据术中情况（如出血、粘连、不可接受的内脏损伤风险、心肺困难、紧急手术等）决定。

腹腔镜全子宫切除术是指完整切除子宫，包括子宫颈。该手术在将子宫从腹腔取出之前，在内镜下进行所有解剖和阴道切开等操作。阴道残端可以通过内镜或经阴道闭合。

腹腔镜宫颈上（次全）子宫切除术是指切除子宫底部，同样在从腹腔取出标本之前，在内镜下进行所有解剖操作。

腹腔镜辅助经阴道子宫切除术是指在腹腔镜下切除子宫的过程中，首先在腹腔镜下切除子宫 - 卵巢韧带和圆韧带，然后通过阴道进行阴道切开术和子宫动脉结扎，最后将子宫取出。也有一些外科医生更倾向于在阴道部分手术前用腹腔镜结扎子宫动脉。

腹腔镜根治性子宫切除术是指切除包括子宫旁组织和宫颈周围较宽的阴道组织的子宫切除术。在阴道切开术之前，需要在髂内动脉的起始处结扎子宫动脉，分离并切断子宫骶韧带。

四、手术配置

成功的手术取决于多方面的协作。腹腔镜手术中，工效学尤为重要。腹腔镜子宫切除术中，患者体位、人员及与手术器械的布置对确保安全完成腹腔镜子宫切除术至关重要（表23-1）。基本考虑因素包括以下方面。

1. 患者体位

患者的首选体位是头低足高截石位。充分的头低足高位需要更大程度的倾斜。需要用衬垫保护的重要区域包括患者气道、手臂、手和手指（我们更喜欢将手臂放到患者的两侧）、膝盖和脚踝。手术区域，包括整个腹部、会阴和阴道。在整个手术过程中，大腿应该分开足够的距离以更好地显露阴道和直肠。应避免肩、髋关节过度外展，以及髋、膝关节过度屈曲。确定患者体位后，应将手术台置于头低足高位数分钟，同时观察心肺及生命体征，并注意观察患者是否有滑动的迹象。通常使用防滑垫防止患者因重力而滑动，特别是肥胖患者（图23-1和图23-2）。

2. 流动人员

必要的工作人员需要能够在不分散外科医生注意力的情况下通过手术室。由于腹腔镜手术需要使用多种一次性设备，有时需要快速使用，因此，通过便捷的方式获取手术用品对于保证手术流程的连续性至关重要。

3. 设备布置

手术室硬件的位置应保证每个主刀医生和助手对面的显示屏清晰可见，或者在手术台上方放置单独的显示屏。

腹腔镜辅助塔通常位于手术台的两侧，在手术过程中为外科医生或助手提供足够的空间进行操作。其他可能在手术室各处不同位置的设备包括电凝机、吸引罐、顺序加压启动泵、静脉输液架和器械台。

4. 腹腔镜套管针放置

典型的套管针放置采用三角形布局来优化器械的间距，以避免操作过程中发生干扰。根据解剖过程的难度，可以放置任意数量的套管针。通常情况下，腹腔镜镜头通道在中线上[12]，位于脐或脐上方，而辅助通道放置在左下腹和右下腹，在脐下方，距离脐外侧4～5cm，以避开腹壁下动脉。若套管针放置在髂前上棘水平以下，在缝合这些切口时，可能会损伤髂腹下神经或生殖股神经。额外的辅助通道可以放置在左/右上腹象限或上腹部。腹腔镜手术一般使用直径5～12mm的通道。通常将大于8mm的切口用缝合线缝合，以包括肌筋膜。为了取出不能通过阴道口的大标本，可能需要将切口扩大到微型剖腹术水平。

五、外科解剖

本部分将简要介绍相关的外科解剖。在腹腔

表 23-1 关键点
腹腔镜子宫切除术的手术技巧

• 全面的术前评估
• 正确的患者体位
• 减少并发症的手术措施
  – 详细的解剖学知识
  – 在烧灼和结扎前解剖游离蒂部
  – 利用天然组织腔隙进行解剖
  – 阴道穹隆以下充分显露膀胱，以避免膀胱损伤
  – 阻断子宫动脉血供：于膀胱腹膜反折以上在子宫体侧壁初步电凝血管
  – 向内侧烧灼子宫动脉断端以避免输尿管损伤
  – 关腹前确认止血、检查膀胱/输尿管/肠的完整性
	• 过度头低足高位的问题
	  – 考虑降低腹腔内充气压力，降低倾斜程度，改变通气速率
	  – 如果头低足高位有问题，应尽早决定终止腹腔镜手术
	• 盆腔解剖结构异常
	  – 考虑从较容易的解剖结构开始解剖；识别解剖标志，如圆韧带、骨盆漏斗韧带和膀胱子宫腹膜反折
	  – 尽可能保持手术区域干燥；出血会降低视觉对比度，模糊解剖细微结构，增加内脏损伤的风险
	  – 当术中面临无法克服的困难时，如果可能，请寻求帮助，并果断转为开腹手术。早期中转开腹手术可减少不必要的麻醉风险，减少手术并发症

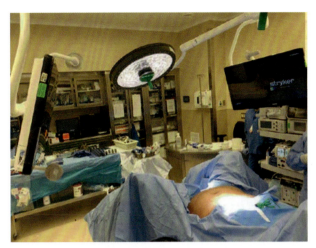

▲ 图 23-1　腹腔镜下子宫切除术装置：器械塔在手术台右侧，显示屏放置在手术医生和助手的对面

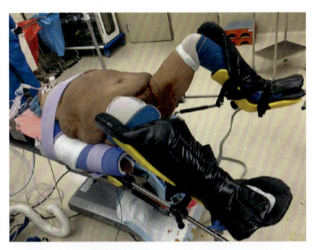

▲ 图 23-2　腹腔镜下子宫切除术患者体位：显露整个腹部，束胸带固定在胸骨剑突上方

防滑的粉红色衬垫放在患者后背，与胸廓绑带一起，防止患者在头低足高位时滑动。手臂用软袖垫保护，腿部放在有软垫的脚镫内，以防止神经和骨骼损伤。正确的体位，腿应该朝向对侧肩膀，并在脚镫中保持直立。骶骨应置于手术台边缘上方，以避免背部受伤

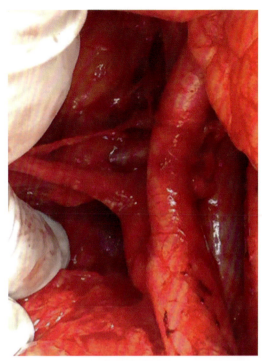

▲ 图 23-3　右侧盆腔解剖图显示髂总动脉分叉至髂外动脉，髂外静脉在下外侧可见。髂内动脉向内侧下行并分出子宫动脉。动脉下方的子宫静脉位于图中不可见的主韧带之上。手术医生的手指下是输尿管，位于血管的内侧。手术医生手指旁可见直肠旁间隙，位于子宫动脉下方。膀胱旁间隙位于子宫动脉的上方。腰肌位于右侧，髂外动脉的外侧

镜子宫切除术中，细致的解剖学知识具有非常重要的价值。

　　腹腔镜检查盆腔时，首先在真骨盆平面以上俯视真骨盆，总体观察盆腔结构。这是安全地进行子宫切除手术所必需的[13,14]（图 23-3）。

（一）腹腔和盆腔

　　盲肠、升结肠及其腹膜贴附于盆腔边缘上方右侧腹壁，可能与右侧附件密切相关，尤其是骨盆漏斗韧带。阑尾起源于盲肠的底部，是结肠带汇合的部位。右侧腹壁的腹膜继续向下方盆腔延伸，覆盖着子宫、圆韧带、膀胱和骨盆深部的脉管系统。降结肠贴附于左侧腹壁上，并在骨盆内移行为乙状结肠。直肠乙状结肠靠近左侧附件，与之粘连。乙状结肠的腹膜覆盖延伸至直肠子宫陷凹（盲管），然后掠过子宫后方和底部，继续覆盖膀胱和耻骨后间隙。与右侧相似，腹膜也延伸到左侧圆韧带和膀胱外腔隙。子宫骶韧带形似裤子裤腿，起于子宫的后部，延伸至直肠的前部。子宫骶韧带通常与输尿管密切相关，输尿管刚好通过韧带的外侧。子宫骶韧带横跨直肠阴道间隙，因此通过切开韧带之间的腹膜进入阴道间隙，可打开直肠阴道间隙至盆底[13-15]。

盆腔脏器和血供

　　输尿管：输尿管起源于肾盂并在各自的结肠

外侧和卵巢血管内侧走行，从主动脉腹侧下方发出。在两侧的盆腔边缘处，输尿管经髂总动脉分叉处，沿对角线由外侧向内侧穿过，进入盆腔。这是盆腔解剖的一个重要标志。输尿管向内侧偏离走行，沿着阔韧带的后叶，继续走行到膀胱输尿管连接，经过子宫骶韧带外侧，然后在子宫远端动脉下方，进一步转向内侧，进入膀胱三角区。输尿管也可见于直肠乙状结肠肠系膜外侧的盆腔边缘处。输尿管表面由疏松的毛细血管网络覆盖，当从在子宫动脉下通过时，丰富的外膜组织通常化为血管鞘形成管道。小血管丛可在覆盖输尿管最远端的膀胱外束中遇到。这些组织带从子宫－阴道连接处的侧面延伸到膀胱基底的侧面。在输尿管的腹腔段，输尿管的血液供应从性腺动脉（卵巢动脉）和主动脉的小支开始向内侧供应。输尿管的盆腔段由髂内动脉的吻合支侧向供应。在骨盆边缘以下，输尿管附着于阔韧带内侧的腹膜组织中，输尿管外膜内有细小的毛细血管。在输尿管松解术中需尽可能保留这种外膜层。

血管：主动脉于骶岬上方分叉，大约在 L_4 间隙的水平位置。髂总动脉在腰肌大肌内侧斜向分支，每条髂总动脉都延伸为一条较粗的髂外动脉和一条较细的髂内动脉，髂内动脉在骶岬下向下延伸。髂内动脉直接或间接供应盆腔脏器，是重要的盆腔吻合血供的来源血管。髂内动脉在离其起点约 2cm 处，发出一个后支，剩下的前支以实性条索结束，称为髂内动脉闭锁脐或腹下动脉。必要时，可通过结扎或切除的方式以安全阻断髂内动脉。

髂内动脉后支：①骶外侧动脉；②髂腰动脉；③臀上动脉。

髂内动脉前支：①直肠中动脉；②子宫动脉；③闭孔动脉；④膀胱上动脉；⑤阴部动脉；⑥脐动脉。

盆腔静脉通常沿着相应的动脉走行。子宫动脉偶尔可见一个深分支，通常位于主韧带的下方。子宫浅静脉在主韧带上方进入髂内静脉。子宫深静脉位于主韧带下方两侧宫旁。最内侧的盆腔大血管是左髂总静脉，直接穿过骶岬下方，与右髂总静脉汇合，形成腔静脉，沿着腹主动脉的右侧上升，进入腹腔。

（二）重要解剖关系

性腺血管，即卵巢动、静脉，被腹膜包裹，以骨盆漏斗韧带或悬韧带的形式下行至骨盆。骨盆漏斗韧带与骨盆边缘上方输尿管的走行关系密切。在骨盆缘以下，输尿管于阔韧带腹膜后叶内向下偏斜，而性腺血管向内侧上方走行至卵巢门。在子宫切除术中，如果卵巢要随子宫一起切除，因输尿管和性腺血管在骨盆边缘处的关系密切，有造成输尿管损伤的潜在风险。右侧卵巢静脉流入下腔静脉，而左侧卵巢静脉直接流入左肾静脉。

子宫动脉起源于髂内动脉，由外向内穿过宫颈－阴道交界处，向上沿子宫体的外侧走行。由于子宫动脉在宫颈－阴道交界处上行，因此输尿管始终在子宫动脉下方通过。子宫动脉和输尿管的交界处是子宫切除术中输尿管损伤最常见的部位[13-16]。

髂内动脉结扎

髂内动脉结扎主要用于预防或控制子宫切除术中大出血。髂内动脉结扎或阻断应在髂内动脉后分支起点以下进行，通常在距髂内动脉起点至少 5cm 处。这样的做法有助于避免因意外结扎髂内动脉后分支引起的缺血性并发症，髂内动脉后支在髂内血管起点下方 2～3cm 处发出。

在根治性子宫切除术中，通常通过将输尿管从覆盖的外膜鞘和膀胱宫颈韧带中剥离来"游离"输尿管[14]。如果鞘管中的血管连接没有被有效地凝闭和安全地结扎，则可能导致出血。术前在盆腔侧壁起始处结扎来源于髂内动脉的子宫动脉近端，有助于减少游离输尿管时出血的发生率。

输尿管在进入膀胱时与宫颈－阴道交界处关系密切。在输尿管进入膀胱三角区之前，输尿管与阴道穹隆顶端的平均距离可短至 0.5cm。膀胱与阴道前壁游离不充分可能导致在夹闭子宫动脉、阴道断端闭合或控制盆腔深部出血时导致输尿管扭曲或结扎。必要时，在一侧或两侧输尿管周围使用橡胶扎带有助于在解剖结构不清时轻松定位。但必须注意避免用力拉动扎带，以免输尿管撕裂。

（三）盆腔腹膜后无血管间隙 [13, 14]

无血管间隙是盆腔腹膜后的潜在间隙，在根治性子宫切除术中或复杂的普通子宫切除术中，通过仔细的剥离显露出来。这些间隙缺乏主要的血管结构，提供了安全的解剖学平面，通过安全的分离显露和盆腔脏器的游离来恢复解剖结构。

耻骨后间隙：此间隙位于膀胱的前面。前方为耻骨，后方为膀胱，外侧为髂内动脉。底部由尿道和膀胱颈构成。

膀胱子宫间隙：是膀胱和子宫之间的间隙。前方为膀胱，后方为子宫和阴道前表面，外侧为膀胱柱（膀胱子宫韧带）和远端子宫动脉。

膀胱旁间隙：膀胱外侧的间隙。前方为耻骨上支，内侧为膀胱，外侧为髂内血管，后方为主韧带。髂内动脉闭锁脐将这个间隙与耻骨后间隙分开。

直肠阴道间隙：是膀胱和直肠前表面间的间隙，从覆盖直肠子宫陷凹的腹膜下进入。前方为阴道后壁，后方为直肠前表面，外侧为子宫骶韧带、直肠系膜。该间隙可以延伸到会阴。

两侧的直肠旁间隙：该间隙位于直肠外侧。前方为主韧带，后方为骶前区，内侧为直肠和输尿管，外侧为髂内动脉。

直肠后间隙：直肠后方的间隙。可通过切除乙状结肠系膜和直肠上动脉进入。该间隙可向下延伸至直肠后方和会阴。前方为直肠乙状结肠，后方为骶骨前和骶前血管，内侧为直肠乙状结肠的外侧，外侧为肛提肌。

六、手术目的

腹腔镜子宫切除术的主要目的是通过内镜手术安全切除子宫，同时避免损伤周围脏器、神经和血管。

子宫切除之后，安全闭合阴道穹隆（或宫颈上子宫切除术中的宫颈残端），止血，并尽可能恢复剩余脏器的盆腔解剖。

为此，手术医生和手术团队必须对手术的可行性、任何可能影响手术成功的因素进行评估，并制定应对术中不良事件的计划。这个过程从最初的门诊开始，一直持续到手术室，直到患者安全拔管并过渡到康复阶段的护理。

手术安全是多个环节合作的最终结果，包括其他护理人员和专职人员。

七、腹腔镜子宫切除术

手术技巧 [15]

在三方核对患者身份、确认手术部位、皮肤清洁和最后的术前安全性核查之后方可进行腹部和盆腔检查、膀胱导尿和插入举宫器。进入腹腔开始解剖时，在盆腔腹膜和双侧圆韧带上做一个弧形切口，以显露腹膜后间隙，薄层腹膜下组织可以直接剥离，以显露下方的脏器。输尿管通常在盆腔边缘可见，并顺着阔韧带内叶向下进入盆腔深部。将盆腔腹膜切口沿头部方向延伸，顺着盆腔侧壁的弧线，并继续沿左右结肠的腹膜外侧边界延伸，以显露输尿管。向内侧牵拉子宫和骨盆漏斗韧带，并钝性剥离外侧腹膜，应能在下方看到输尿管。此外，通过横向牵开骨盆漏斗韧带，可见输尿管沿着阔韧带从内向外走行。在输尿管和骨盆漏斗韧带之间的阔韧带上切开腹膜，并从子宫两侧向后向下分至子宫动脉，可形成一个间隙，将上方的骨盆漏斗韧带与下方的输尿管分开，将避免输尿管被意外电凝或结扎。腹膜切口间隙也有助于主动形成一个空间，通过该空间可以容易地进行组织结扎。因此，如果要保留附件，则电凝子宫角外侧的子宫 - 卵巢韧带，并切开上述腹膜切口。子宫 - 卵巢韧带的结扎游离了子宫，切断了器官与腹部血液供应的生殖腺血管。在解剖开始时结扎圆韧带，切开膀胱反折腹膜，并从下方分离膀胱；腹膜切口可以从外侧开始，也可以从内侧向外侧开始。要注意外侧，以安全解剖膀胱柱（膀胱子宫韧带）并避开子宫动脉分支这一区域。膀胱活动应保持低于阴道穹隆水平，向上推动举宫器应有助于凸显出宫颈 – 阴道交界处。必要时可直接切除裸露在子宫动脉周围的松散腹膜组织，然后钳夹并电凝动脉。在电凝之前，应垂直钳夹住宫颈内口水平的子宫动脉。在子宫动脉断端内侧电凝和切开位于宫颈 – 阴道交界处下方外侧的主韧带和骶韧带。下一步是阴道切开，可以从任何位置开始切开。在阴道切开术中，需要保护重要的结构，必要时使用牵开器，包括直肠乙状结肠、穹隆顶端的输尿管、子宫动脉断端，以及膀胱。通过阴道取出子宫，为了防止在标本取出过程中气腹突然丢失，在一些举宫器上具有一个充气器，并放气取出子宫。另外，我们在放置举宫器时加入一个潮湿的开腹手术用海绵。也可使用各种可吸收缝线以连续或互锁方式进行阴道残端闭合，作为替代方案。一旦确认止血充分，应从患者体内取出所有手术器械，以避免内脏烧伤或损伤意外。

我们在子宫切除术结束时常规进行膀胱镜检查以评价膀胱和输尿管的完整性。膀胱镜检查对膀胱和输尿管术中损伤的检出率较高[16, 17]。然而，该方法不能在早期检测出热损伤。子宫切除术中的泌尿道损伤并不常见，但发生时通常无法被发现。膀胱或输尿管损伤可在手术中同时处理，以防止术后并发症和二次手术。尿路损伤的术中检测和一期修复的成功率高达 95%。

八、主要并发症

对并发症的全面讨论超出了本章的范围，接下来将列举需要关注的几个主要并发症。

血管损伤：术中血管损伤的主要原因是套管针放置和剥离血管过程中的意外磨损或刺穿。大多数小的损伤可以通过缝合安全地修复。严重、危及生命的失血需要转开腹手术[15, 18, 19]。如果套管针插入大血管，开腹手术中应保持套管针不动，直到完成手术，充分显露，再安全取出造成损伤的套管针。

膀胱损伤：开腹子宫切除术膀胱损伤率为 1%～3%，而腹腔镜子宫切除术数据有限[17]。膀胱穿孔常发生于从子宫剥离膀胱的过程中，在有剖宫产手术史的患者中更常见。大多数膀胱损伤发生在三角区上方，膀胱后方的基底部。可通过将膀胱基底从阴道上游离以进行无张力修复。使用两层可吸收缝线进行修复。标准的方法是经耻骨上导管或经尿道导管置入膀胱。在有难度的解剖过程中，膀胱去神经可能会发生尿潴留。未被发现的膀胱损伤可能导致膀胱阴道瘘。

输尿管损伤：输尿管损伤的发生率远低于膀胱损伤，约为 0.5%[17]。由于输尿管穿过子宫动脉下方，因此在钳夹子宫动脉及在阴道断端周围操作时最易损伤。输尿管扭结损伤很常见，如果可能的话，可以通过松开有问题的缝合线来解决。与切断性损伤一样，严重的扭结可能需要进行输尿管膀胱植入术。输尿管修复后置入支架是标准的处理方法。

肠管损伤：肠管损伤是一种潜在的危及生命的并发症。在套管针插入过程中，或者有难度的肠松解术和粘连松解术中可能会发生肠管损伤。如果在手术时发现损伤，一期修复是理想的情况。在某些情况下，谨慎起见，可行开放式或腹腔镜辅助的肠造口术或结肠造口术[15]。肠管损伤的术后表现可能有肠瘘、脓毒症、直肠阴道瘘或肠梗阻。

神经损伤：神经损伤并不常见，有限的数据显示，不到 2% 的病例中可见到神经损伤[20, 21]。髋关节过度外展或过度屈曲可导致股神经和闭孔神经感觉异常。对膝关节外侧突起的保护不足可导致腓总神经损伤。在上肢未收拢的情况下，肩膀过外展会导致臂丛神经损伤。在物理治疗的帮助下，神经功能障碍和神经压迫损伤通常可以自行恢复；然而，神经断裂需要进行手术修复。

结论

机器人辅助腹腔镜子宫切除术的注意事项

经过几十年的改进，腹腔镜手术已经成为子

宫切除术的标准治疗选择，并证明对患者有益。在资源匮乏的情况下，腹腔镜妇科手术的使用率不断增加，成为备受欢迎的治疗手段。如果实施得当，这种手术将为患者和卫生系统都带来巨大的益处。然而，首要的任务是投入足够的资源对年轻医生进行教学和实践培训，以适应陡峭的学习曲线，培养大量熟练的腹腔镜医生，并确保他们保持精湛的技术。最终，这些举措将有助于提高患者的治疗结局并降低治疗成本。

对外科医生来说，腹腔镜手术的局限性包括缺乏触觉反馈、二维视觉、缺乏免手持摄像操作和需要肘部驱动器械进行解剖。使用达芬奇手术（机器人手术）辅助的腹腔镜手术克服了上述的一些限制，并将手术医生从手术台转移到操作控制台，具有三维摄像视野和手腕驱动解剖[22]。随着

传统腹腔镜技术的发展，机器人辅助腹腔镜技术的适应证也在迅速扩大。机器人辅助子宫切除术目前用于内镜下治疗子宫良恶性病变，多篇文献报道机器人辅助腹腔镜子宫切除术与传统腹腔镜子宫切除术的疗效相近[23-25]。机器人辅助腹腔镜子宫切除术的主要缺点包括机器人平台对接的准备时间、手术医生的适应期及平均手术成本的增加。尽管有上述优势，但也有报道质疑机器人辅助腹腔镜在良性妇科手术中的作用[26-28]。在资源有限的情况下，实施常规腹腔镜手术可能更经济且耗时更少，而机器人手术在这些情况没有明显优势。因此，在可预见的未来，腹腔镜技术将继续在妇科领域广泛应用，期望这种手术方式可以发展成为可替代开腹手术的选择，尤其是在资源匮乏的情况下。

参考文献

[1] Nezhat C. Early 20th century. History of modern laparoscopy. Malvern, PA: Endo Press; 2012.

[2] Reich H, DeCaprio J, McGLynn F. Laparoscopic hysterectomy. J Gynecol Surg. 1989;5:213–6.

[3] Aarts J, Nieboer T, Johnson N, Tavender E, Garry R, Willem B. Surgical approach to hysterectomy for benign gynaecological disease. Cochrane Database Syst Rev. 2015;2015(8):CD003677.

[4] Bell MC, Togerson J, Sheshadri-Kreaden U, Suttle A, Hunt S. Comparison of outcomes and cost for endometrial cancer staging via traditional laparoscopy, standard laparoscopy and robotic techniques. Gynecol Oncol. 2008;111(3):407–11.

[5] ACOG Committee Opinion No. 444. Choosing the route of hysterectomy for benign disease. Obstet Gynecol. 2009;114:1156–8.

[6] AAGL. AAGL position statement: route of hysterectomy to treat benign uterine disease. J Minim Invasive Gynecol. 2011;18(1):1–3.

[7] Walker J, Piedmonte M, Spirtos N, Eisenkop S, Schlaerth J, Mannel R, et al. Laparoscopy compared with laparotomy for surgical staging of uterine cancer: Gynecologic Oncology Group Study LAP2. J Clin Oncol. 2009;27(32):5331–6.

[8] Scheib S, Tanner E, Green I, Fader A. Laparoscopy in the morbidly obese: physiologic considerations and surgical techniques to optimize success. J Minim Invasive Gynecol. 2014;21(2):182–95.

[9] Matanes E, Weissman A, Rivlin A, Lauterbach R, Amit A, Wiener Z, et al. Effects of pneumoperitoneum and the steep Trendelenburg position on heart variability and cerebral oxygenation during robotic sacrocolpopexy. J Minim Invasive Gynecol. 2018; 25(1):70–5.

[10] Louie M, Strassle P, Moulder J, Dizon M, Schiff L, Carey E. Uterine weight and complications after abdominal, laparoscopic, and vaginal hysterectomy. Am J Obstet Gynecol. 2018 (in press).

[11] Hall T, Lee S, Boruta D, Goodman A. Medical device safety and surgical dissemination of unrecognized uterine malignancy: Morcellation in minimally invasive gynecologic surgery. Oncologist. 2015;20:1274–82.

[12] Pickett S, Rodewald K, Billow M, Giannios N, Hurd W. Obstet Gynecol Clin N Am. 2010;37(3):387–97.

[13] Morrow CP. Surgical anatomy. In: Morrow's gynecologic cancer surgery. 2nd ed. Aliso Viejo, CA: South Coast Medical Publishing; 2013. p. 75–148.

[14] Chi DS, Bristow EB, Cibula D. Surgical principles in gynecologic oncology. In: Principles and practice of gynecologic oncology. 6th ed. Philadelphia, PA: Lippincott Williams & Wilkins; 2013. p. 190–209.

[15] Reich H. Total laparoscopic hysterectomy: indications, techniques and outcomes. Curr Opin Obstet Gynecol. 2007;19(4):337–44.

[16] Vakili B, Chesson RR, Kyle BL, Shobeiri SA, Echols KT, Gist R, Zheng YT, Nolan TE. The incidence of urinary tract injury during hysterectomy: a prospective analysis based on universal cystoscopy. Am J Obstet Gynecol. 2005;192(5):1599–604.

[17] Ibeanu O, Chesson R, Echols K, Nieves M, Busangu F, Nolan T. Urinary tract injury during hysterectomy based on universal cystoscopy. Obstet Gynecol. 2009;113(1):6–10.

[18] Asfour V, Smythe E, Attia R. Vascular injury at laparoscopy: a guide to management. J Obstet Gynecol. 2018;38(5):598–606.

[19] Mechchat A, Bagan P. Management of major vascular complications of laparoscopic surgery. J Visc Surg. 2010;147:145–53.

[20] Bohrer J, Walters M, Park A, Polston D, Barber M. Pelvic nerve injury following gynecologic surgery: a prospective cohort study. Am J Obstet Gynecol. 2009;201:531–8.

[21] Abdalmageed O, Bedaiwy M, Falcone T. Nerve injuries in gynecologic laparoscopy. J Minim Invasive Gynecol. 2017;24(1):16–27.

[22] Lim P, Kang E. How to prepare for robotic surgery: before and during the operation. Best Prac Res Clin Obstet Gynaecol. 2017;45:32–7.

[23] Sarlos D, Kots L, Stevanovic N, von Felten S, Schar G. Robotic compared with conventional laparoscopy. A randomized controlled trial. Obstet Gynecol. 2012;120(3):604–11.

[24] Maenpaa M, Mieminen K, Tomas E, Laurila M, Luukaala T, Maenpaa J. Robotic-assisted vs. traditional laparoscopic surgery for endometrial

cancer: a randomized controlled trial. Am J Obstet Gynecol. 2016;215(5):619–26.

[25] Beck T, Schiff M, Goff B, Urban R. Robotic, laparoscopic, or open hysterectomy: surgical outcomes by approach in endometrial cancer. J Minim Invasive Gynecol. 2018;31:S1453–4650 [Epub ahead of print].

[26] Albright B, White T, Tofte A, Chou J, Black J, Desai V, et al. Robotic versus laparoscopic hysterectomy for benign disease: a systematic review and meta-analysis of randomized trials. J Minim Invasive Gynecol. 2016;23(1):18–27.

[27] ACOG Committee Opinion No. 628. Robotic surgery in gynecology. Obstet Gynecol. 2015;125:760–7.

[28] Schiavone M, Kuo E, Naumann W, Burke W, Lewin S, Neugut A, et al. The commercialization of robotic surgery: unsubstantiated marketing of gynecologic surgery by hospitals. Am J Obstet Gynecol. 2012;207:174.e1–7.

第 24 章　腹腔镜下根治性子宫切除术
Laparoscopic Radical Hysterectomy

Olusegun Badejoko　Prashant Bhamare　Okechukwu Ibeanu　著

一、历史回顾

1989 年，美国妇科医生 Camran Nezhat 完成了历史记录上首例腹腔镜根治性子宫切除术[1]。这一里程碑是在肿瘤外科和微创妇科领域平行发展的背景上完成的，Nezhat 及其团队巧妙地将两个领域结合在一起。随后，欧洲的 Sert 和 Abeler 在 2006 年完成了第一例机器人辅助根治性子宫切除术[2]。根治性子宫切除术的起源与宫颈癌择期手术治疗的演变有着错综复杂的联系。大多数人认为这可以追溯到两位伟大的外科医生：维也纳的 Ernst Wertheim 和罗马尼亚的 Thoma Ionescu。他们在 1902 年改进了 1895 年由 Clark 描述过的原始的根治性子宫切除术[3,4]，描述了一种扩大的开腹子宫切除术，该手术常规地切除了盆腔淋巴结，同时还切除了毗邻的结缔组织（宫旁）和阴道上段组织。

根治性子宫切除术从此开始经历了从衰退到复兴的发展阶段[3,4]。最初，由于高发病率和死亡率，放射治疗完全取代了 Wertheim 的子宫切除术，成为除早期宫颈癌以外的其他阶段的宫颈癌的首选治疗方法。事实上，根治性子宫切除术几十年来一直不受欢迎，直到 20 世纪中叶，Meigs 在 1944 年修改了手术方法并报道了明显提高的生存率[3,4]，推动了根治性子宫切除术的复兴。然而，还必须提到 Okabayashi 和 Takayama 的贡献，他们在 1921 年描述了保留自主神经（腹下神经丛）的根治性子宫切除术[3-5]。

二、根治性子宫切除术的分类

根治性子宫切除术根据根治程度有不同分类。最早的根治性子宫切除术的分类和分期记录可追溯到 1974 年，Piver、Rutlege 和 Smith 提出了一个广受欢迎的分类体系，如表 24-1 所示[4,6]。欧洲癌症研究和治疗组织（the surgeons committee of the Gynecologic Cancer Group, a subsidiary of the European Organization of Research and Treatment of Cancer, GCG-EORTC）下属的妇科癌症手术医生委员会于 2007 年发表了另一种分类系统（表 24-1）[4-7]。2008 年，Querleu 和 Morrow 又提出了一种新的分类系统，与现有的分类系统不同，该系统还特别考虑了腹腔镜手术入路、保留自主神经的技术和宫颈旁淋巴清扫术（表 24-1）[4,8]，也因此得到了广泛好评。

三、腹腔镜根治性子宫切除术的适应证和禁忌证

腹腔镜根治性子宫切除术的适应证与开放手术相同。全球范围内，根治性子宫切除术的首要指征是宫颈癌[9]。事实上，对于国际妇产科联盟（International Federation of Gynecology and Obstetrics, FIGO）ⅡA 期以下的早期宫颈癌，根治性子宫切除术已经被重新确立为首选治疗方法，但对于没有淋巴血管间隙受累的 I A_1 期，子宫颈锥切术被认为已经可达到治疗效果[9,10]。根治性子宫切除术也适用于部分 FIGO Ⅱ 期子宫内膜癌患者[9,10]，在这些患者中，手术过程中还需要进行腹主动脉和盆腔淋巴结清扫[9]。

腹腔镜根治性子宫切除术的禁忌证，包括存在子宫外转移、子宫大小超过 12 周、宫颈肿块大

表 24-1　根治性子宫切除术三种分类系统的比较

Piver-Rutlege-Smith		GCG-EORTC		Querleu 和 Morrow	
Ⅰ类	● 筋膜外子宫切除术 －已识别但未游离的输尿管 －子宫动脉在子宫峡部结扎切断 －子宫附着处切断子宫骶韧带和主韧带 －未切除阴道穹隆	Ⅰ类	单纯子宫切除术	A类	● 筋膜外子宫切除术 －已识别但未游离的输尿管 －切除尽可能靠近子宫的子宫动脉、主韧带和子宫骶部韧带 －切除＜10mm 阴道穹隆边缘
Ⅱ类	● Wertheim 子宫切除术 －分离输尿管顶端，但不从膀胱宫颈韧带游离 －子宫动脉仅在输尿管内侧切断 －切除一半的子宫主韧带和子宫骶部韧带 －切除阴道上 1/3 －盆腔淋巴结清扫	Ⅱ类	● 改良根治性子宫切除术 －切开输尿管至膀胱口 －子宫动脉中段切开 －切除一半的子宫主韧带和子宫骶部韧带 －切除 1～2cm 阴道穹隆	B类 B_1	－输尿管从腹膜游离后拨至侧方 －部分切除子宫骶部和膀胱侧韧带 －在输尿管管道水平切除部分子宫颈 －切除距宫颈或肿瘤 10mm 的阴道穹隆 －未切除宫颈旁淋巴结
				B_2	● B_1 的基础上，还切除了宫颈旁淋巴结
Ⅲ类	● 经典根治性（Meigs）子宫切除术 －除末端部分的输尿管完全剥离 －子宫动脉从起始处切断 －在骶骨附着处切断子宫骶骨韧带 ● 在骨盆侧壁切除主韧带 －阴道上半部切除 －常规盆腔淋巴结清扫	Ⅲ类	● 根治性子宫切除术 －尽可能多的切除子宫骶韧带 －应尽可能靠近盆腔侧壁切除宫旁 －起始处结扎子宫动脉 －阴道上 1/3 切除	C类 C_1	－完全游离输尿管 －直肠水平切断子宫骶韧带 －膀胱水平切开膀胱与子宫的交界 －完全切除宫颈旁组织 －切除 15～20mm 的阴道穹隆（包括宫颈旁组织） －保留自主神经
				C_2	● 在 C_1 的基础上去除自主神经
Ⅳ类	● Ⅲ类的基础上，还包括以下情况 －输尿管完全剥离 －切除脐－膀胱动脉 －阴道上 3/4 切除	Ⅳ类	● 广泛全子宫切除术 －与Ⅲ类相似，但切除了 3/4 的阴道旁组织	D类 D_1	－完全切除宫颈旁组织直至骨盆壁，包括侵犯坐骨神经根的下腹部血管 －输尿管完全游离
				D_2	D_1 的基础上还增加肌肉和邻近筋膜的切除
Ⅴ类	● Ⅳ类基础上还包括以下情况 －切除部分输尿管或膀胱，并进行输尿管再植术	Ⅴ类	● 骨盆部分切除术 －术中切除部分的输尿管或膀胱，同时切除子宫和子宫旁组织（骨盆底以上）		

于 4cm、存在已知腹腔镜的绝对禁忌证，如严重的心脏和（或）呼吸道疾病和肠梗阻。既往盆腔或腹部手术史、既往放疗史、肥胖和存在子宫内膜异位症等共存病症不被视为腹腔镜根治性子宫切除术的禁忌证[11]。

四、腹腔镜根治性子宫切除术的优点和局限性

与开腹根治性子宫切除术相比，腹腔镜方法具有许多优点，包括放大图像增加了组织切除的准确性、减少了失血和输血需求、减少了镇痛需求、缩短了住院时间并加快了术后恢复。此外，它还与较低的感染率和伤口发病率有关[11]。然而，使用腹腔镜进行根治性子宫切除术存在一些挑战和局限性，包括学习曲线陡峭（部分原因是腹腔镜操作的非直观性质，以及缺乏深度感知和触觉反馈）。研究表明，腹腔镜手术和开腹手术的手术时间相当[11, 12]。

比较腹腔镜与开腹式根治性子宫切除术最重要的标准是对针对具有手术适应证的癌症患者预后的影响，如疾病复发、无病生存期、无进展生存期和患者的 5 年总体生存率。早期的比较结果显示，两种方法在这些疾病结果上无统计学意义上的差异。然而，这些研究都是小规模，大多是回顾性，并且没有一项是随机对照研究[12]。

在 2018 年 Ramirez 等发表的一项里程碑意义的多国随机对照试验[13]，比较了腹腔镜术（包括机器人）与开腹根治性子宫切除术。这项非劣效性试验将 740 例女性随机分为两组，比较她们的短期和长期预后。然而，初步分析显示腹腔镜 / 机器人根治性子宫切除术中长期预后存在统计学上显著的劣势，这项试验不得不提前终止（在 631 例患者处）。尽管该试验证实了前期研究中报道的腹腔镜根治性子宫切除术的即时和短期优势，但同时也发现腹腔镜 / 机器人组疾病的复发率更高、无瘤存活率和总的 3 年存活率更低。尽管目前尚无法解释这些发现的原因，但腹腔镜根治性子宫切除术的未来出现了一些不确定性。

五、腹腔镜根治性子宫切除术的手术方法

（一）肠道准备

- 术前 24h 流质饮食。
- 在手术的前一天晚上口服聚乙二醇来排空肠道。

（二）手术室设置

- 患者在全身麻醉下或全身麻醉结合局部麻醉下。
- 围术期使用抗生素。
- 使用 Allen 脚镫将患者置于改良的截石位，大腿和腿部分开，髋关节和膝关节轻微屈曲。
- 弹力袜用于预防深静脉血栓形成。
- 双臂位于身体两侧。
- 应使用肩部支撑，以防止患者向上滑动。
- 放置胃管和导尿管。
- 可使用保温装置。
- 手术医生站于患者左侧（图 24-1）。
- 第一助手站于患者右侧（图 24-1）。
- 第二助手坐于患者两腿之间（图 24-1）。
- 腹腔镜手术推车置于患者腿部末端（图 24-1）。

（三）套管针放置（使用同侧通道放置）

- 10mm 的摄像头通道放置在脐部（图 24-2）。
- 辅助通道置于视线范围内。

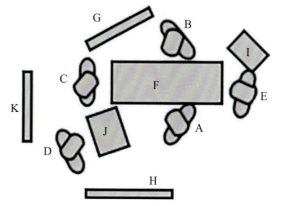

▲ 图 24-1　腹腔镜下全子宫切除术的手术室布置
A. 手术医生；B. 第一助手；C. 第二助手；D. 器械护士；E. 麻醉医生；F. 患者；G. 主刀显示屏和设备堆；H. 助手的显示器；I. 麻醉机；J. Mayo 手术托盘车；K. 附屏

－ 在每个髂窝内各有一个 5mm 的孔口，其位于髂前上棘内侧上方 2 指宽的地方（图 24-2）。

－ 根据主刀的喜好，可在锁骨中线上脐部水平放置一个 5mm 的通道，或在脐部和耻骨联合正中放置一个 5mm 的通道（图 24-2）。

• 随后将患者置于头低足高位。

（四）子宫操作

如果可能的话，放置举宫器。对于一些宫颈癌患者来说，这可能是无法实现的。在这种情况下，可以通过辅助通道在子宫底部使用腹腔镜下的螺旋肌瘤钻，以有效地操控子宫。

进行根治性子宫切除术需要打开 6 个无血管间隙，并能分离膀胱和直肠。因此，能量器械发挥着特别重要的作用。Harmonic® 因其在组织解剖中的出色性能而广受青睐[11-16]。然而，如果任何要结扎的组织厚度超过 5mm，则将使用其他先进能量器械，如 Ligasure® 和 Enseal®[11-16]。然而，在缺乏这些器械的情况下，马里兰双极分离钳可用于凝血，而腹腔镜单极电凝也可用于切割。更大的血管，如子宫血管和骨盆漏斗韧带血管，可以简单地缝合或夹闭。

Querleu 和 Morrow C1 型腹腔镜根治性子宫切除术的手术步骤如下。

• 完全游离输尿管。
• 在直肠水平切除子宫骶韧带。
• 在膀胱水平切除膀胱子宫韧带。
• 完全切除宫颈旁组织。
• 切除 15～20mm 的阴道壁。
• 保留盆腔自主神经。

六、手术步骤

（一）诊断性探查

对腹部和盆腔进行彻底的诊断性探查，以发现任何累及上腹部、横膈面、肝脏包膜、大网膜、肠管表面、腹盆腔后腹膜表面的继发性病变。任何可疑的病变都要做活组织检查并送冰冻切片进行组织学检查。恶性肿瘤不累及膀胱，因而术者

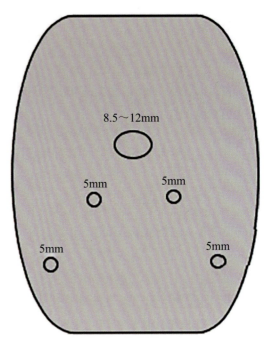

▲ 图 24-2　腹腔镜下全子宫切除术入路位置和大小建议

应该能够充分分离膀胱，这是根治性子宫切除术的重要前提。

（二）侧腹膜和直肠旁间隙的解剖

在靠近骨盆侧壁处提夹左侧圆韧带并切开，该切口沿着覆盖生殖股神经外侧的腰大肌的侧腹膜延伸，直到到达在髂总动脉的外侧的骨盆漏斗韧带的底部。继续在骨盆底漏斗韧带底部的后侧，切开内侧，将输尿管上方的腹膜从外侧向内侧分割，直至子宫骶部韧带（图 24-3A）。

对侧方进行钝性分离，打开直肠旁间隙，露出输尿管。继续对与输尿管侧方平行进行钝性分离，以显露髂内动脉，直到可看到闭塞的脐动脉和子宫动脉在直肠旁间隙的顶部横向穿过输尿管。因此，髂内动脉构成直肠旁间隙的外侧边界，输尿管构成直肠旁间隙的内侧边界（图 24-3B 和 C）。

将子宫动脉从髂内动脉的起始处电凝和分离。这可以通过轻轻地牵引闭塞的脐动脉来促进，以更好地显露起始处的子宫动脉（图 24-3D）。子宫深静脉随后被电凝切断（图 24-3E）。这条子宫深静脉是保留神经的根治性子宫切除术的一个重要标志，作为靶神经，即盆腔内脏神经是来自腹下神经丛的自

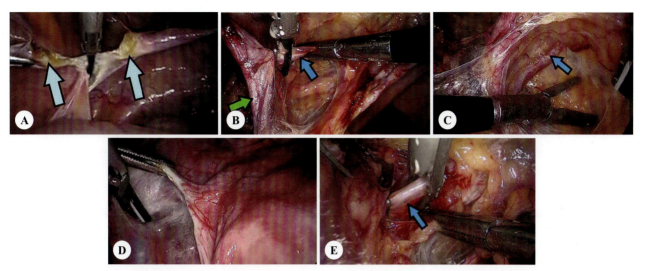

▲ 图 24-3　**A.** 切割骨盆侧壁处的左侧圆韧带图示。蓝箭：圆形韧带的断端；**B.** 开始分离左腹膜后间隙。蓝箭：左侧子宫动脉；绿箭：左侧髂内动脉；**C.** 打开左侧直肠旁间隙。蓝箭：左侧髂外总动脉；**D.** 在子宫动脉起始处剪断左子宫动脉后将其分开；**E.** 剪断左侧子宫深静脉并分开。蓝箭：左侧子宫深静脉［改编自 **Reitan Ribeiro.Nerve sparing radical hysterectomy for cervical cancer—Technique update（minimal edition）；引自 https://www.youtube.com/watch?v=9aQAqTpGxr8**］

主神经，位于子宫深静脉的背内侧，因此不应超过子宫深静脉进行解剖。然后，在右侧重复此过程。

（三）直肠阴道间隙的解剖

牵拉直肠子宫陷凹的腹膜，沿着子宫后方切开（图 24-4A）。在 Denonvellier 筋膜的两层之间进行分离时，需注意脂肪属于直肠，同时要避免朝阴道方向切的太深，以免损伤血管。通过置入阴道的棉签确定后穹隆的位置。持续解剖直到盆底组织和直肠完全与阴道分开。

（四）膀胱阴道间隙的解剖

子宫向后倾，手术从圆韧带的外侧残端开始，腹膜切口延伸到阔韧带的前部。膀胱颈筋膜平面形成于膀胱和子宫之间，在这两个筋膜平面之间沿着膀胱阴道间隙进行剥离，直到阴道远端至少切除 2～3cm，以确保移除宫颈肿瘤。

（五）膀胱侧间隙的解剖

在子宫动脉前侧和每侧脐动脉的内侧钝性向下解剖至肛提肌。

（六）输尿管解剖和子宫切除术

将子宫推向右侧，向上抬高并向内侧拉左侧子宫动脉的残端，显露出其下方的输尿管管道的顶部。打开输尿管管道使其清晰可见（图 24-4B）。小心地电凝和切割输尿管管道顶部的两条静脉，以便进一步显露输尿管，这使得输尿管发生侧偏，有助于观察其进入膀胱的路径，从而帮助进一步解剖膀胱。从外侧开始横向切开输尿管旁组织，使输尿管保持在外侧（图 24-4C）。在右侧重复相同的步骤。

随后切开阴道，将适当长度的阴道穹隆（15～20mm）与子宫颈一起取出（图 24-5A）。在这个阶段，助手在阴道内置入填充了拭子的无菌手套以维持腹腔内压。最后电凝或切断输尿管子宫韧带，将整个标本通过阴道取出（图 24-5B）。

（七）盆腔淋巴结清扫术

淋巴结清扫通过用抓钳轻轻地牵引淋巴组织，结合钝性和偶尔的锐性分离来完成。该手术起始于髂总动脉分叉处，标志着盆腔淋巴结清扫术的上限（图 24-6A）。沿着髂外静脉清扫所有脂肪组织，保持与这些结构平行，直到腰大肌上的生殖股神经（该神经为外侧界限）（图 24-6B）。完全清扫淋巴组织直到输尿管（输尿管为内侧界限）

（图 24-6C）。清扫淋巴结后可以显露闭孔神经，形成解剖的下限，不能低于闭孔神经水平进行解剖（图 24-6D）。死冠血管（旋髂深静脉）标志着盆腔淋巴结清扫的前界（图 24-6E 和 F）。淋巴结的清扫向头部到脊椎尾端方向进行，即从髂总节点到闭孔节点。然后在另一侧重复此过程。

将切除的淋巴组织放入内袋中并经阴道取出。阴道穹隆用 0 号 Vicryl 线缝合（图 24-7）。完成后用生理盐水冲洗确认止血。静脉注射靛蓝胭脂红，观察输尿管以排除输尿管损伤。用生理盐水充盈

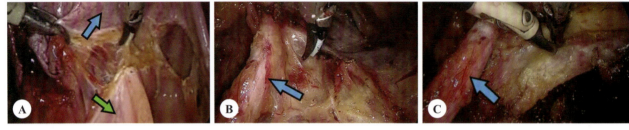

▲ 图 24-4　A. 解剖直肠阴道间隙。蓝箭：阴道；绿箭：直肠。B. 打通左侧输尿管通道。蓝箭：左侧输尿管。C. 切除左侧输尿管内侧的左侧子宫颈旁和阴道旁组织。蓝箭：左侧输尿管［改编自 Reitan Ribeiro.Nerve sparing radical hysterectomy for cervical cancer—Technique update（minimal edition）；引自 https://www.youtube.com/watch?v=9aQAqTpGxr8］

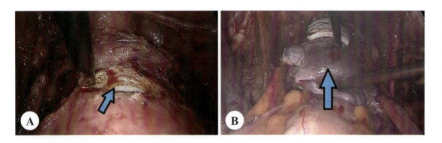

◀ 图 24-5　A. 行阴道前壁切开术。蓝箭：阴道前壁切开术。B. 通过阴道取出子宫。蓝箭：子宫（改编自 Reitan Ribeiro.Nerve sparing radical hysterectomy for cervical cancer—Technique update（minimal edition）；引自 https://www.youtube.com/watch?v=9aQAqTpGxr8）

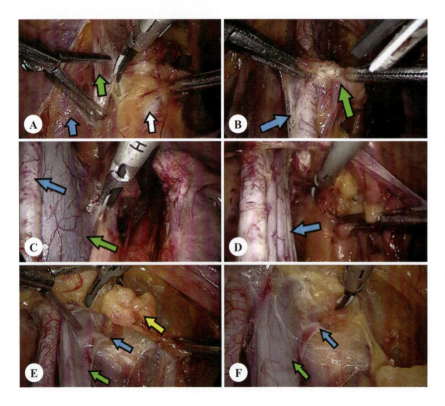

◀ 图 24-6　A. 开始清扫左侧盆腔淋巴节。蓝箭：腰肌；绿箭：生殖股神经；白箭：髂外动脉。B. 清除髂总动脉近端分叉处的淋巴组织。蓝箭：左侧髂外动脉；绿箭：淋巴组织。C. 清除髂外静脉区域的所有淋巴组织。蓝箭：左侧髂外动脉；绿箭：左侧髂外静脉。D. 清扫闭孔淋巴结群。蓝箭：淋巴结被清扫后的髂外血管。E. 切除闭孔淋巴结至静脉型死冠血管（旋髂深静脉）。绿箭：髂外静脉；蓝箭：静脉型死冠血管；黄箭：闭孔淋巴结。F. 前方淋巴结清扫完成。绿箭：髂外静脉；蓝箭：静脉型死冠血管［改编自 Reitan Ribeiro.Nerve sparing radical hysterectomy for cervical cancer—Technique update（minimal edition）；引自 https://www.youtube.com/watch?v=9aQAqTpGxr8］

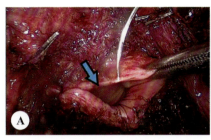
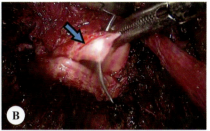

◀ 图 24-7　A. 腹腔镜阴道穹隆缝合术。蓝箭：阴道穹隆。B. 阴道穹隆缝合。蓝箭：阴道穹隆［改编自 Reitan Ribeiro. **Nerve sparing radical hysterectomy for cervical cancer—Technique update（minimal edition）**；引自 https://www. youtube.com/watch?v=9aQAqTpGxr8］

膀胱或进行膀胱镜检查以排除膀胱损伤，并进行直肠充盈以排除直肠损伤。减少腹腔气压以进行最后的止血检查。在视野下移除套管，并关闭腹部各穿刺切口。

七、腹腔镜根治性子宫切除术的并发症

- 出血。
- 膀胱损伤。
- 输尿管损伤。
- 肠道损伤。
- 神经损伤。
- 瘘管。
- 癌症复发。
- 死亡。

结论

腹腔镜根治性子宫切除术是目前最先进、最复杂的妇科手术之一。该手术需要术者准确理解腹膜后解剖，并具有娴熟的腹腔镜手术技能。事实上，随着机器人的引入，根治性子宫切除术已经越来越多地通过机器人开展[12, 13]。不幸的是，根据一项大型随机对照试验的结果显示，与开腹根治性子宫切除术相比，接受腹腔镜根治性子宫切除术的早期宫颈癌患者的疾病复发、无病存活率和总存活率更差，这使得这一迷人的外科手术的未来悬而未决[13]。

学习要点

- 腹腔镜根治性子宫切除术是宫颈癌的一种治疗选择。
- 1989 年，Camran Nezhat 完成了首例腹腔镜下根治性子宫切除术。
- 腹腔镜根治性子宫切除术与术后并发症少、恢复快、住院时间短有关。
- 一项大型随机对照试验（randomized controlled trial，RCT）研究表明，与开腹根治性子宫切除术相比，腹腔镜根治性子宫切除术具有更高的疾病复发率、更低的无病生存率和 3 年总生存率。
- 腹腔镜根治性子宫切除术的未来仍不确定。
- 腹腔镜根治性子宫切除术需要并因此发展了优秀的腹膜后解剖技术。

参考文献

[1] Nezhat CR, Burrell MO, Nezhat FR, Benigno BB, Welander CE. Laparoscopic radical hysterectomy with paraaortic and pelvic node dissection. Am J Obstet Gynecol. 1992;166(3):864–5.

[2] Sert BM, Abeler VM. Robotic-assisted laparoscopic radical hysterectomy (Piver type III) with pelvic node dissection-case report. Eur J Gynaecol Oncol. 2006;27:531.

[3] Polat D, Murat G, Ali A. The history of radical hysterectomy. J Low Genit Tract Dis. 2011;15(3):235–45.

[4] Marin F, Plesca M, Bordea CI, Moga MA, Blidaru A. Types of radical hysterectomies from Thoma Ionescu and Wertheim to present day. J Med Life. 2014;7(2):172–6.

[5] Okabayashi H. Radical hysterectomy for cancer of the cervix uteri. Modification of the Takayama operation. Surg Gynecol Obstet. 1921;33:335–41.

[6] Piver MS, Rutledge F, Smith JP. Five classes of extended hysterectomy for women with cervical cancer. Obstet Gynecol. 1974;44:265–72.

[7] Verleye I, Vergote NR, Ottevanger PB. Quality assurance for radical hysterectomy for cervical cancer: the view of the European Organization for Research and Treatment of Cancer—Gynecological Cancer Group (EORTC-GCG). Ann Oncol. 2009; https://doi.org/10.1093/annonc/mdp196.

[8] Querleu D, Morrow CP. Classification of radical hysterectomy. Lancet Oncol. 2008;9:297–303.

[9] Ware RA, van Nagell JR Jr. Radical hysterectomy with pelvic lymphadenectomy: indications, technique, and complications. Obstet Gynecol Int. 2010;2010:587610, 9 p. https://doi.org/10.1155/2010/587610.

[10] FIGO Committee on Gynecologic Oncology. FIGO classification of cancer of the vulva, cervix, and corpus uteri. Int J Gynecol Obstet. 2014;115:97–8. https://doi.org/10.1016/j.ijgo.2014.02.003.

[11] Nezhat FR, Datta MS, Liu C, Chuang L, Zakashansky K. Robotic radical hysterectomy versus total laparoscopic radical hysterectomy with pelvic lymphadenectomy for treatment of early cervical cancer. J Soc Laparosc Surgeons. 2008;12:227–37.

[12] Geetha P, Nair MK. Laparoscopic, robotic and open method of radical hysterectomy for cervical cancer: a systematic review. J Minim Access Surg. 2012;8(3):67–73.

[13] Ramirez PT, Frumovitz M, Pareja R, Lopez A, Vieira M, Ribeiro R, et al. Minimally invasive versus abdominal radical hysterectomy for cervical cancer. N Engl J Med. 2018;379(20):1895–904.

[14] Nezhat F, Mahdavi A, Nagarsheth NP. Total laparoscopic radical hysterectomy and pelvic lymphadenectomy using harmonic shears. J Minim Invasive Gynecol. 2006;13(1):20–5.

[15] Puntambekar SP, Palep RJ, Puntambekar SS, Wagh GN, Patil AM, Rayate NV, et al. Laparoscopic total radical hysterectomy by the Pune technique: our experience of 248 cases. J Minim Invasive Gynecol. 2007;14:682–9. https://doi.org/10.1016/j.jmig.2007.05.007. Last accessed on 10/4/2020.

[16] Frumovitz M, Ramirez PT. Total laparoscopic radical hysterectomy: Surgical technique and instrumentation. Gynecol Oncol. 2007;104(2S):13–6.

第 25 章　腹腔镜手术的并发症
Complications of Laparoscopy

Olusoji Jagun　Adekeye Olaore　著

摘　要

- 腹腔镜手术的并发、症从轻微到严重不等，可能由进腹、充气、解剖或使用能量器械引起。大部分并发症发生在进腹过程中。
- 并发症发生时，早期识别并迅速采取适当处理措施可最大限度降低发病率和死亡率。
- 通过充分的培训、严格遵守安全规则和条例、保持设备的最佳状态，以及适当选择病例可降低并发症发生率。

一、背景

手术并发症是在手术过程中或术后出现的已知或未知的不良反应。大部分并发症是可以预防的，有效的预防可以提高手术成功率。内镜手术需要使用能量器械、手术空间小、手术时间长。因此，在学习过程中，发生并发症是不可避免的。随着实践经验的增加，并发症会减少。由于对并发症的定义不明确，很难确定腹腔镜术中并发症的真实发生率。在大多数情况下，实际发生率可能比报道的要高，主要原因是轻微并发症的报道存在偏倚且一些轻微的并发症可能被忽视。

妇科内镜检查发生并发症的概率为 0.2%～10.3%，大多数发生在重大手术后[1]。重大手术后并发症发生率为 0.6%～18%，轻微手术后并发症发生率为 0.06%～7.0%。死亡通常是血管损伤引起的，在少部分情况下是由未被识别的肠道损伤造成的。

大多数并发症发生在进入腹腔形成气腹的时候。与封闭入路技术相比，开放入路血管损伤的风险较低。其他导致并发症的原因，包括热源和能量损伤，手术操作和缝合，以及腹膜腔外二氧化碳的逸出。

其他可能导致并发症的原因，包括缝合技术差、CO_2 气体栓塞、病例选择不当和外科医生缺乏经验。与患者相关的因素，包括既往盆腔手术史、盆腔粘连、放疗、高龄和肥胖[2]。

二、并发症的分类

专家们在并发症的分级方面进行了许多尝试，其中最常用的是 Clavien-Dindo 分级系统，适用于所有手术。这一标准化的并发症记录系统，有助于结构化的质量保证，从而提高护理质量。其将并发症的发生定义为：非手术本身问题导致的偏离理想术后情况，但又不是手术治疗失败的情况[3]。此外，还有其他简化的分级方法，如根据损伤部位、并发症发生阶段或严重程度将并发症分主要并发症和次要并发症的分类方法。

（一）手术并发症的 Clavien-Dindo 分级

Ⅰ级	不需要药物治疗、外科手术、内镜和放射学干预的情况下，任何偏离正常的进程。治疗方案包括使用镇吐药、退烧药、麻醉性镇痛药、利尿药、电解质和物理治疗。也包括床边开放的伤口感染
Ⅱ级	除Ⅰ级并发症外需要药物治疗的情况。此外，还包括输血和肠外营养治疗
Ⅲ级	需要外科手术、内镜检查或放射介入治疗
Ⅲa级	非全身麻醉下的干预
Ⅲb级	全身麻醉下的介入治疗
Ⅳ级	需要进行中级护理/重症监护管理的危及生命的并发症（包括中枢神经系统并发症）[a]
Ⅳa级	单器官功能障碍（包括透析）
Ⅳb级	多器官功能障碍
Ⅴ级	患者死亡

a.脑溢血、缺血性卒中和蛛网膜下腔出血，但不包括短暂性脑缺血发作

（二）基于损伤类型和部位的分类

- 麻醉：气体和体位（通气不足、胃食管反流、低血压、心律失常）。
- 与进腹相关的损伤：端口损伤、腹壁损伤、疝气。
- 电刀或电热损伤：电极创伤、远端损伤、绝缘失效和电容耦合。
- 出血：与进腹、腹壁血管、腹膜内出血相关。
- 胃肠道：气腹针损伤、套管针损伤。
- 泌尿系：膀胱和输尿管损伤。
- 神经损伤：因患者体位而造成的周围神经损伤、解剖过程中直接损伤。
- 感染。
- 切口部位肿瘤转移。

并发症	比例（%）	病因
腹壁血管损伤	0.5	进腹相关
肠道损伤	0～0.5	进腹相关/热损伤
输尿管损伤	0.025～2.0	电灼术是主要原因，其他还有套管针、激光剥离、吻合器和缝合
膀胱损伤	0.02～8.3	进腹相关、热损伤、解剖
大血管损伤	0.04～0.5	进腹、使用能量器械、操作
套管针部位的疝气	0.17～2.0	进腹相关
皮下气肿	2.3	皮下组织中的 CO_2
高碳酸血症	5.5	手术时间长、呼气末 CO_2 浓度高、患者年龄大
心律失常	27	
气胸/纵隔气肿	0.2～19	气腹及纵隔缺损
切口部位转移	1.1～2.3	气腹或 CO_2 相关

1. 麻醉

腹腔镜手术麻醉面临独特的问题，并受气腹、患者体位、腹膜外气体注入和静脉气体栓塞等因素的影响。

(1) 气腹：腹腔内气体灌注可以产生气腹，但也可能造成心肺失衡。初次充气可牵张腹膜导致血管迷走神经反射，从而引起心动过缓，甚至停搏。这种反应需要与血管内气体进入、血管损伤引起的腹内失血或过敏反应产生的休克相区别。释放腹腔压力可快速逆转心动过缓，无论是否使用阿托品或肾上腺素等短效肾上腺素能药物。当纠正心律失常后，可以缓慢地重新充气。一旦手术开始，腹内压持续升高会导致下腔静脉回流减少及全身血管阻力（systemic vascular resistance，SVR）增加，导致心输出量（cardiac output，CO）减少。气腹也可能影响肺功能，导致肺顺应性下降和气道压力升高，影响肺单位 V/Q 比值，从而影响 O_2 和 CO_2 的平衡，导致低氧血症和高碳酸血症。

(2) 体位：头低足高位可以通过增加脑血流量，部分抵消因腹腔气压增加造成的静脉回流变化。然而，该体位下，腹腔脏器向头部移动可能会压迫膈肌，导致肺活量减少和气道压力增加等对肺部的影响。气管插管可能会因气管隆起而滑入右主支气管。长时间处于头低足高位可能会导致中心静脉压显著升高，并导致中心静脉和脑静脉充血。为了缓解这些不良反应，腹内压应保持在 15cmH₂O 以下，通气压力应保持在 30cmH₂O 以下，同时保持足够的每分通气量，并尽可能减少手术时间，以减少脑静脉充血。

(3) 腹膜外气体灌注：CO_2 在一定压力下可通过解剖、先天性或后天性横膈缺陷穿过心包和胸膜，导致纵隔气肿、心包气肿和气胸。此外，CO_2 可以经腹膜后途径进入皮下，导致皮下气肿。腹膜外气体灌注也可能发生在气腹针放置错误或气体泄漏在导管周围或在肥胖患者身上。气胸 / 纵隔气肿的发生率为 0.2%～1.9%[4]。

长时间的手术、高龄、手术切口数增加和最大呼气末 CO_2 浓度升高会增加手术风险。手术时间延长的情况下，CO_2 的吸收会导致高碳酸血症和酸中毒，发生率为 5.5%[4]。

术中处理腹膜外 CO_2 充气的方法包括使用呼气末正压通气（positive end expiratory pressure，PEEP），增加每分通气量以打开塌陷的肺泡，增加压力以降低腹压梯度（或降低腹压）来支撑或者封闭缺损。

手术后，在直立坐姿下，通过 100% 氧气充分通气治疗，使残留的 CO_2 气体扩散出去。

(4) CO_2 栓塞：这种罕见但致命的并发症由血管内气体直接进入动脉或静脉引起，可能在注气后不久即发生，可能导致心血管系统突然衰竭或严重的神经功能障碍，死亡率高达 28.5%[5]，发生率为 0.001%～0.59%。

由于 CO_2 在血液中溶解度很高，少量的 CO_2 栓塞影响不大。然而，当肺动脉流出干上发生大量气体栓塞时，可能导致肺动脉压（pulmonary arterial pressure，PAP）增加，右心室输出阻力增加，

肺静脉回流减少，从而导致左心室前负荷减少，导致 CO_2 减少、停搏和全身循环崩溃。此外，V/Q 比值失调导致肺内的右向左分流增加和肺泡无效腔增加，从而导致静脉缺氧和高碳酸血症，表现为发绀和静脉压升高。研究表明，狗体内 CO_2 栓塞的半数致死剂量是 25ml/kg，相当于 70kg 体重的人体内约 1750ml CO_2 或 375ml 空气[6]。

由于许多疾病，如过敏反应、气胸、冠状动脉事件和出血，都可能表现出与气体栓塞相似的症状（低血压、低氧、呼气末 CO_2 减少），气体栓塞的诊断很困难。然而，气腹针的血液是警示，一旦发现，不应立即拔出穿刺针。初步抢救过程中，需要与外科团队紧密沟通、释放气腹并实施基本生命支持措施。同时，必须迅速寻找导致气体栓塞的确切原因。

2. 进腹相关伤害

在腹腔镜检查过程中，进腹过程包括充气和插入首个（最常见于脐部）和第二个套管针。超过 50% 的与腹腔镜相关的并发症发生在进腹阶段。这些并发症，包括血管、肠道、泌尿道损伤和疝气。通过采取适当的进腹方法和手术步骤，可以减少并发症的发生（图 25-1）。

(1) 腹壁血管损伤：血管损伤是腹腔镜手术中最严重的并发症之一，其死亡率为 9%～17%[5, 7]，发生率为 0.04%～0.5%[5]。大部分情况下，前腹壁出血是轻微出血，但有时也可能危及生命。大多数血管损伤发生在气腹针或套管针插入过程中，异常血管损伤也可能在 Hasson 开放式和直接进入

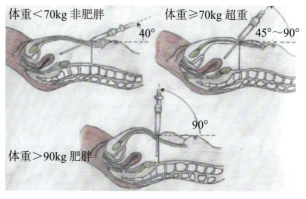

体重<70kg 非肥胖　　　　体重≥70kg 超重
　　　　　　40°　　　　　　　45°～90°

体重>90kg 肥胖　　　　90°

▲ 图 25-1　进腹方式

过程中发生。

严重的出血发生在插入辅助套管针造成的腹壁浅动脉、旋髂浅静脉、腹壁下动脉或旋髂深静脉损伤，出血可能表现为腹壁内的弥漫性血肿或腹腔大量出血。有时，穿刺部位出血可能会被穿刺针填塞，术中很难发现，但在术后出现。

为避免损伤腹壁和骨盆侧壁的血管，应始终在直视下插入次级套管针。可通过透视来识别腹壁浅动脉和旋髂浅动脉，而下腹部血管需要直接观察腹腔才能追踪到。

(2) 穿刺部位疝：腹腔镜穿刺部位的腹壁疝的发生率较低，仅为 0.17%～0.2%，并且可以预防。据报道，多达 1/3 的套管针损伤会导致切口疝形成。发生的风险与套管针的大小有关，12mm 套管针切口的风险为 3.1%，而 10mm 套管针切口的风险为 0.2%。通过 5mm 切口发生肠疝的病例也有报道，但非常罕见[8]。如果在关闭阀门的情况下拔出主套管，则可能会发生脐疝和 Richter 疝，并且产生的负压可能将部分网膜吸入脐部切口。可能引起肠梗阻、肠鸣音增加、腹泻、恶心和呕吐等肠道受累迹象，这些迹象提示可能发生了疝。

在大多数情况下，只需要单纯修补疝，但有 19% 的情况需要进行小肠切除以解除嵌顿[9]。腹壁疝可以通过腹壁切开或腔镜手术（较少开展）进行修复。为预防疝的发生，>10mm 的穿刺部位应进行缝合。建议对手术中扩张的 5mm 穿刺点进行修复。为了减少腹疝发生的风险，应在主套管移除之前，在直视下移除次要套管，保持阀门关闭以预防组织被吸入，并优先使用 5mm 套管针。

3. 电凝损伤

腹腔镜手术难以避免地发生电凝并发症，辨别并发症的类型并及时处理尤为重要。值得注意的是，使用单极器械时，手术的并发症发生率更高，并且发生的部位可能离手术部位较远。

据报道，每 1000 例中就有 1～5 例由意外能量传递导致的损伤事件，可能通过直接作用、杂散电流、直接耦合、电容耦合、回流电极或替代部位灼伤等方式发生[10, 11]。

如果意外激活电凝探头或错误瞄准（过冲），会发生直接作用性伤害。这会导致组织脱水或电灼。激活的时间长短将决定损害的程度（过度烧灼）。

杂散电流或绝缘不良。绝缘不良产生的杂散电流会导致肠道或血管损伤（图 25-2）。绝缘不良的原因包括使用高压电流和频繁消毒仪器，导致绝缘的削弱和破坏。术前及术后仔细检查设备可以预防此类损伤的发生。建议使用具有有源电极监测（active electrode monitoring，AEM）技术的电凝设备。

直接耦合时指在有源电极非常靠近其他金属器械时，电凝单元意外激活的情况。电流从有源电极通过最小电阻路径流经相邻器械时，可能损坏与辅助器械直接接触但不在视野内的邻近结构或器官。为避免这种情况发生，电凝操作前，需确保有源电极与目标组织接触的情况清晰可见，同时，在接触有源电极之前，还应避免接触任何其他导电仪器（图 25-3）。

(1) 电容耦合：电容耦合是在与有源电极平行

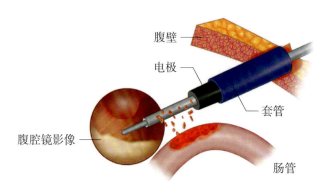

▲ 图 25-2　绝缘故障

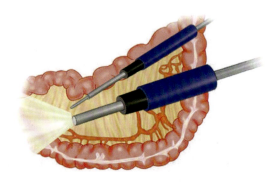

▲ 图 25-3　直接耦合

但不直接接触的组织或金属仪器中建立的电流。当电流从一个导体（有源电极）通过完整的绝缘体传输到相邻的导电材料（如肠）而没有直接接触时，就会发生这种情况。电容耦合通常与单极电极的使用相关。

(2) 回流电极或替代部位灼伤：分散垫或回流电极可能未与患者皮肤完全接触或无法安全分散电流，流出的电流密度过高可能导致意外灼伤。如果散热质量问题，或患者接触面受损，也可能发生替代部位的灼伤。电路可以通过类似夹子、滴架等小型接地点产生高密度电流，从而导致灼伤。

4. 出血性（大血管）损伤

大多数血管损伤发生在插入气腹针或套管针时。远端主动脉和靠近脐部的右侧髂总血管比下腔静脉、左侧髂总血管、髂内外血管更容易受到损伤。无论是通过 Hasson 开放入路、直接进入还是用气腹针进入腹腔，都可能发生血管损伤。当发生气腹针抽气出血、套管针出血、盆腔或腹部明显或隐匿的出血及不明原因的低血压时，应立即探查并确认出血血管。由于识别较晚，进腹阶段的血管损伤比术中损伤造成的并发症的发生率和死亡率都更高。

导致大血管损伤的危险因素包括外科医生的手术水平、器械锋利度、插入角度、患者体位、腹壁抬高程度和气腹体积。为了消除一些危险因素，应根据患者体型选择进入角度。此外，以 $20\sim25mmHg$ 的压力进气可降低主要腹部血管损伤的发生率。

5. 肠损伤

大约一半的肠道损伤发生在进腹过程中，其他的肠道损伤发生在手术过程中。进腹相关肠道损伤多为撕裂伤，术中损伤多为热损伤。据报道，大多数肠道损伤在手术过程中难以被诊断出来，处理滞后可能会危及生命，如果诊断延迟超过 72h，死亡率会进一步增加。因此，肠道损伤被认为是腹腔镜相关死亡的最常见原因。小肠和大肠损伤的发生率相似，但小肠损伤的发生率有增

高趋势，小肠损伤手术到诊断的平均时间大约是 4 天，热损伤的识别可能会滞后 10 天。据估计，只有 30%～50% 的肠道损伤能在术中发现。其余部分可能在术后 30 天内出现[12, 13]。

已发现术中粘连松解的程度是肠损伤的重要危险因素[5]。尚未有证据表明开放式入路可以降低入路相关的肠道损伤，但可以立即识别肠道损伤。不当使用抓钳、肠道牵拉、插入和重新插入器械或锐器分离可能导致肠道创伤。手术过程中的热损伤可能由直接接触、电容耦合或绝缘故障引起。

当通过气腹针或套管针进入肠道时，可能会观察到肠内容物或气体通过，在这种情况下，腹腔镜可以显示肠腔，可使用注射器来确认。如果在术中未识别出，患者可能会出现不完全指向腹膜炎的非特异性主诉，如轻度腹痛、发热、腹泻和腹胀，导致诊断延误。延误可能造成全身性腹膜炎、脓肿形成和感染性休克。

50%～90% 的肠损伤可通过剖腹手术修复[9, 12, 13]。气腹针造成的损伤可以保守治疗。然而，套管针损伤应根据损伤的大小和位置通过剖腹手术修复。小肠损伤使用两层原位闭合。如果累及大肠，需要使用原位修复、结肠造瘘或肠管部分切除等治疗手段。热损伤必须切除。然而，术中裂伤可以根据病变的大小、外科医生的经验及是否进行了术前肠道准备而选择腹腔镜进行修复。

6. 泌尿系统损伤

(1) 膀胱损伤：腹腔镜手术中，膀胱损伤是最常见的泌尿道损伤，这种损伤可能是由将耻骨上套管针插入充盈的膀胱、腹腔镜子宫切除术中的膀胱分离、子宫内膜异位症切除术或盆腔肿块（如子宫肌瘤或卵巢肿瘤）切除所致。剖宫产或放疗造成的粘连也会增加膀胱损伤的风险。膀胱穿孔最常见，发生率为 0.02%～8.3%，90% 的损伤发生在膀胱穹隆，其次是膀胱底后壁[14]。腹腔镜手术中发生膀胱损伤的原因包括电灼术损伤、来自激光、剪刀钝性分离损伤和套管针的损伤。

术中可以发现大部分膀胱损伤，因此，并发

症发生率很低。疑似病例可用亚甲蓝染料充盈膀胱观察染料渗漏情况来诊断。未被识别出的病例患者通常会出现腹部不适和少尿。根据损伤的类型、大小和部位，可考虑经腹腔镜、开腹或经阴道途径保守或手术治疗。

预防膀胱损伤的手段包括：①非常谨慎地解剖膀胱阴道间隙，并使用子宫套管；②用亚甲蓝染料溶液填充膀胱，以便在因既往手术史（剖宫产、子宫内膜异位症手术、锥切术等）导致难以解剖的情况下，观察其界限；③在膀胱-阴道间隙中谨慎和限制性地使用双极电凝止血；④遵循安全规则，特别是避免 Pfannenstiel 切口瘢痕。针对接受重大妇科手术的患者，建议常规使用术中膀胱镜检查作为尿路损伤的二级预防措施。该手术可以降低术后发现的尿路损伤率[15]。总之，外科医生应保持高度警惕，尤其是在手术困难或复杂的情况下。

(2) 输尿管损伤：盆腔手术是医源性输尿管损伤最常见的原因，由于盆腔深部腹腔镜手术越来越多，腹腔镜手术中输尿管损伤的概率高于经腹手术[16]。大多数输尿管损伤患者没有明显的易感因素。输尿管损伤的发生率为 0.025%～2%，占腹腔镜手术并发症的 4.3%～7%。

无论是单极还是双极，电灼术都被认为是腹腔镜输尿管损伤的主要原因。环形缝合、套管针、激光设备、钉和锐器剥离造成的输尿管损伤也被报道过。腹腔镜手术中最易损伤的输尿管部位是：①骨盆漏斗韧带下方盆腔边缘输尿管走行处；②输尿管经过的卵巢窝深处；③输尿管穿行于子宫动脉下方处。最常见的损伤部位是骨盆漏斗韧带附近。损伤可能，包括切断、结扎、撕脱、挤压伤、血管缺血、切除、电灼和穿孔。大部分损伤发生在腹腔镜辅助阴道子宫切除术、卵巢切除术和腹腔镜盆腔淋巴结清扫术期间。这些损伤容易被忽略。尿路损伤的诊断延误与严重的并发症（如瘘管形成、腹膜炎、肾功能丧失）有关，尿路损伤也是医疗纠纷的常见原因。根据损伤的类型，损伤症状可能在术后早期（前 3 天）出现，热损

伤或撕裂伤的症状可能会延迟数天或数周才会出现。一项研究表明，只有 9% 的输尿管损伤是在术中诊断出来的，70% 是在术后诊断出来的，而约 21% 的输尿管损伤时间不明确[17]。

鉴别输尿管损伤的方法有：①逆行输尿管染料注射；②静脉排泄性尿路造影；③术中输尿管插管；④静脉注射 5～10ml 靛蓝胭脂红染料后行膀胱镜检查；⑤输尿管解剖检查；⑥输尿管支架不能自由通过；⑦电凝后输尿管段发白。术中探查时，凝结或结扎的输尿管可能不会表现为腹膜内尿液泄漏。在这种情况下，膀胱镜检查时缺乏输尿管射流将明确指示有输卵管损伤。

术后表现，包括急性盆腔痛、肾积水引起的腰痛、恶心、呕吐、不适、液体通过套管针切口渗漏、腹胀和血清炎症反应（C 反应蛋白升高和白细胞增多）、肌酐水平升高、肋脊角压痛、肠梗阻、发热、腰痛和腹膜炎。腹部 X 线检查如果显示磨玻璃样外观，表明有积液。CT 也可能显示静脉注射对比剂后腹膜腔内有尿液存在。如用吻合器进行输尿管结扎或热损伤导致的狭窄，可能导致合并有肾盂肾炎的尿路梗阻性疾病。应通过静脉内尿路造影确定诊断。电热损伤可能导致坏死、尿漏和尿路腹膜炎。

腹腔镜修复常用于术中识别和病变小于 1.5cm 的病变，而剖腹手术则用于术后诊断的患者。局部输尿管损伤可以使用双 J 导管进行治疗，以促进自然愈合。然而，更严重的损伤可能需要剖腹手术进行端对端吻合或行输尿管植入手术。如果未能及时识别输尿管损伤，初步使用输尿管支架治疗可能无效，提倡对这些损伤进行早期开放修复（输尿管重建、输尿管膀胱吻合术）。在输尿管长度减少的情况下，可以考虑使用腰大肌悬吊或膀胱瓣吻合来确保无张力吻合。

为尽量减少输尿管损伤，在输尿管附近应优先使用缝合线而不是内镜缝合器或电灼术。手术过程中其他保护措施包括增加输尿管的可视化、使用输尿管导管和通过将生理盐水注入壁层腹膜来产生水保护等。

7. 神经损伤

神经损伤发生率相对较低，包括暂时性和永久性的损伤。暂时性的神经损伤可能发生在手术的任何过程中，如姿势不正确时可能导致神经拉伤，可能影响的神经，包括臂丛神经、腓骨神经及隐神经。永久性损伤主要是盆腔淋巴结清扫术或盆腔侧壁肿块切除过程中造成的直接神经损伤。

神经损伤的治疗非常困难，并且结果难以预测，因此预防是应对腹腔镜相关神经损伤最关键的一步。每次腹腔镜手术都必须使用腿架将患者正确固定在低截石位，患者的手臂应紧贴身体，髋关节相对于躯干轻度屈曲约 170°，膝关节屈曲 90°～120°。大腿外展时，两腿之间的夹角不应超过 90°，并且髋部的外旋幅度应尽可能小。

如果条件允许的话，直接神经损伤最好由神经外科医生处理。

8. 感染

任何外科手术都容易感染，腹腔镜手术也不例外，但由于术前预防性给予抗生素，感染发生的风险很低。腹腔镜手术的感染包括以下情况。

- 盆腔炎。可能发生在输卵管造影和子宫插管或联合腹腔镜 / 宫腔镜手术之后。
- 手术部位感染。发生概率低，一般为轻微并发症。
- 败血症。通常发生在不明肠穿孔、热损伤之后，以及子宫内膜异位症手术之后，尤其是深部浸润型手术后。

9. 切口部位转移

与妇科恶性肿瘤剖腹手术中观察到的切口转移率相似，腹腔镜手术的切口部位转移率为 1.1%～2.3%[9, 18]。

切口部位转移的危险因素包括以下情况。

(1) 侵袭性疾病。

(2) 与其他充气剂相比，使用 CO_2 会显著促进肿瘤的生长。

(3) 与无气腹腹腔镜检查相比，使用气腹会增加风险。

(4) 腹腔内气体通过套管针周围间隙快速流出。

(5) 腹腔镜检查期间局部免疫系统减弱。

卵巢或原发性腹膜恶性肿瘤复发并伴有腹水的患者发生切口转移的风险最高。可以使用细胞毒性药物（肝素、牛磺罗定、肝素和牛磺罗定联用、氟尿嘧啶、阿霉素、聚维酮碘溶液、甲氨蝶呤）来预防。

结论

虽然腹腔镜手术有许多优点，但腹腔镜外科医生应时刻保持警惕，并尽可能采取措施来预防潜在的并发症。大多数并发症发生在进入腹腔时。因此，良好的进腹技术非常重要。充分的培训和合适的病例选择有助于预防并发症的发生。

> **学习要点**
>
> - 内镜手术中并发症很常见。
> - 早期识别和治疗并发症可降低并发症发生率和死亡率。
> - 并发症发生率随着术者经验的增加而降低。
> - 由于大多数并发症发生在进腹时，最好选择安全的进腹技术。
> - 如有疑问，寻求帮助。

参考文献

[1] Magrina JF. Complications of laparoscopic surgery. Clin Obstet Gynecol. 2002;45(2):469–80.

[2] Chi DS, Abu-Rustum NR, Barakat RR. Ten-year experience with laparoscopy on a gynecologic oncology service: analysis of risk factors for complications and conversion to laparotomy. Am J Obstet Gynecol. 2004;191:1138–45.

[3] Radosa MP, Meyberg-solomayer G, Radosa J, Vorwergk J, Oettler K, et al. Standardised registration of surgical complications in laparoscopic-gynaecological therapeutic procedures using the Clavien-Dindo classification. Gerburtshilfe Frauenhejikd. 2014;74(8):752–8.

[4] Murdock CM, Wolff AJ, Van Geem T. Risk factors for hypercarbia, subcutaneous emphysema, pneumothorax, and pneumomediastinum

during laparoscopy. Obstet Gynecol. 2000;95:704–9.

[5] Lam A, Kaufman Y, Khong Y, Liew A, Ford S, Condous G. Dealing with complications in laparoscopy. Best Pract Res Clin Obstet Gynaecol. 2009;23(5):631–46.

[6] Muth CM, Shank ES. Primary care: gas embolism. N Engl J Med. 2000;342(7):476–82.

[7] Baggish M. Avoiding vascular injury at laparoscopy. OBG Manag. 2004;16:70–87.

[8] Nezhat C, Childers J, Nezhat F, Nezhat CH, Seidman DS. Major retroperitoneal vascular injury during laparoscopic surgery. Hum Reprod. 1997;12(3):480–3.

[9] Berker B, Taskin S, Taskin EA, Complications of laparoscopic gynecologic surgery. In: Prevention and management. Laparoendoscopic complications. 3rd ed. Society of Laparoendoscopy Surgeons. https://laparoscopic.blog.com. Accessed Jun 2019.

[10] Huang H-Y, Yen C-F, Wu M-P. Complications of electrosurgery. Gynecol Minim Invasive Ther. 2014;3:39–42.

[11] Alkatout I, Schollmeyer T, Hawaldar NA, Sharma N, Mettler L. Principles and safety measures of electrosurgery in laparoscopy. JSLS. 2012;16:130–9.

[12] van der Voort M, Heijnsdijk EAM, Gouma DJ. Bowel injury as a complication of laparoscopy. BJS. 2004;91(10):1253–8.

[13] Bishoff JT, Allaf ME, Kirkels W, Moore RG, Kavoussi LR, Schroder F. Laparoscopic bowel injury: incidence and clinical presentation. J Urol. 1999;161(3):887–90.

[14] Ostrzenski A, Ostrzenska KM. Bladder injury during laparoscopic surgery. Obstet Gynecol Surv. 1998;53:175–80.

[15] Wijaya T, Lo T, Bin Jaili S, Wu P. The diagnosis and management of ureteric injury after laparoscopy. Gynecol Minim Invasive Ther. 2015;4(2):29–32.

[16] Parpala-Sparman T, Paananen I, Santala M, Ohtohen P, Hellstrom P. Increasing numbers of ureteric injuries after the introduction of laparoscopic surgery. Scand J Urol Nephrol. 2008;42(5):422–7.

[17] Ostrzenski A, Radolinski B, Ostrzenska KM. A review of laparoscopic ureteral injury in pelvic surgery. Obstet Gynecol Surv. 2003;58:794–9.

[18] Ramirez PT, Frumovitz M, Wolf JK, Levenback C. Laparoscopic port-site metastases in patients with gynecological malignancies. Int J Gynecol Cancer. 2004;14(6):1070–7.

下　篇

宫腔镜
Hysteroscopy

第 26 章　提高宫腔镜手术水平的技巧
Tips and Tricks to Facilitate the Art of Intrauterine Surgery

Osama Shawki　Yehia Shawki　Jude Ehiabhi Okohue　著

宫腔镜手术与其他类型的手术在诸多方面存在差异。其难度在于宫腔内操作空间有限。此外，与腹腔镜手术相比，宫腔镜手术没有手术助手，也没有扶镜助手，术者要同时操控宫腔镜和手术器械，并且每次只可操作一个手术器械，还需审慎地决定手术策略。尤其是在诊室或门诊宫腔镜检查中，为了尽量减少患者的不适，术者还需要轻柔且快速地完成手术操作。

与大多数外科手术一样，经验来自实践。必须完成一定数量的手术，掌握各种手术技巧，才能成为真正的宫腔镜术者。

我们认为将宫腔镜手术医生称为宫腔镜外科医生更为合适。一个好的宫腔镜手术医生需要具备在宫腔内熟练地移动和操作宫腔镜的能力。如同掌握其他类型手术技巧，或学习走路时摆臂、开车、骑自行车这些技能一样，术者需要将操作宫腔镜进入子宫腔，到达宫腔内任何部位必须转变为第二本能，并将这种技能从有意识的行为转变为潜意识。

宫腔镜手术是一门相对容易学习的手术，本章旨在帮助外科医生进一步缩短学习曲线[1]。

一、初始设置和注意事项

初始设置是手术成功的关键，患者的体位在宫腔镜手术中尤为重要。

（一）患者体位及手术台操作

本书第 6 章已经完整介绍了患者体位和需遵循的工效学原则，这里不再讨论。

在子宫严重前倾的情况下，术者需要把手压低，让鞘与患者的身体垂直，通过宫颈管进入宫腔。需要将患者的臀部置于手术台的边缘，以方便术者压低手来对位置固定的子宫进行操作。在手术过程中，还需要调整手术台的高度。例如，为了能够进入严重倾斜的子宫，需要将手术台的高度调整得足够高，以便术者最大限度地把手压低。

采取头低足高位有助于拉直子宫轴，但这种体位下，子宫高于心脏，心脏舒张产生静脉负压，可能使空气进入静脉通道，增加空气栓塞的风险[2]。因此，虽然头低足高位有助于拉直子宫，但应尽量避免。

（二）聚焦屏幕

良好的视野是宫腔镜手术成功的关键。通常，眼睛会自然跟随指令的方向移动，当术者需要使用器械时，视线通常会转向助手的托盘、器械本身或开关和通道。在宫腔镜手术过程中，术者应尽量避免这种情况，并将视线锁定在屏幕上。

狭窄的宫腔需要术者时刻保持警惕，以避免不必要的子宫内膜碎片脱落，遮挡视线。训练有素且了解术者的所有需求的辅助人员（医生或器械护士）非常关键。这种情况下，术者的眼睛只需要一直盯着屏幕，助手则提供辅助器械或协助将器械通过镜鞘送入宫腔。

（三）避免反复进出

宫腔镜手术中有句名言：第一次进入总是最好的。即使是经验最丰富的医生采用非接触式技术进入宫腔，膨宫介质产生的压力也会导致微小毛细血管的破裂。这在初次进入时并不明显，因为膨宫介质的压力会阻止出血。此外，取出宫腔镜的操作也可能会导致一定程度的出血，使得再次进入宫腔时视野模糊。宫腔镜手术期间反复的进出操作会增加气体进入的风险，在血管通道开放的情况下可能会导致空气栓塞，恰当的手术技巧可以避免这种风险。

（四）阴道扩张

对于任何需要充分检查的器官，充分的显露和清晰的视野都至关重要。但阴道镜检查时，因为液体很容易从阴道口流出，导致阴道无法充分膨胀，无法完成相关的检查。

这里的诀窍是让助手堵住阴道口。助手站在患者屈曲、外展的髋部后面，用拇指和示指捏住大阴唇两侧，堵住阴道口，防止液体流出，从而实现对阴道的完美扩张，使术者能够清晰地看到阴道壁、穹隆和宫颈外口。

（五）宫颈管

扩张宫颈是宫腔镜检查中最困难的部分之一，仅仅 2～3cm 的宫颈管就像一个无法逾越的鸿沟。

以下建议有助于通过宫颈管。

• 让膨宫介质缓慢进入子宫来扩张宫颈管。当看到宫颈管内的图像时，就能顺利通过宫颈管进入宫腔。不要在没有明确观察到宫颈管的情况下尝试通过宫颈，否则可能会进入假通道。

• 沿着宫颈黏膜进入，其间的隐窝和腺体会形成一条最终通往宫颈内口的通道。

• 告知患者，尤其是绝经前患者在宫腔镜手术前一晚或术前几小时使用米索前列醇[3]。

二、诊断流程

对于大多数诊断性检查来说，最重要的是视野。理想情况下，术者必须避免宫腔镜和子宫内膜的摩擦及子宫内膜的脱落，以保持视野清晰。清楚镜鞘是垂直的椭圆形，而宫颈内口是横向的椭圆形，有助于无损伤地进入患者的宫腔。对于前倾的子宫，手向下压可以看到子宫前壁或半月

形的宫颈内口，此时宫颈管位于 6 点钟位置。适当的旋转可以让宫腔镜更好地进入宫腔，减少子宫内膜脱落。此外，还能对输卵管近端进行诊断。

三、Shawki 气泡试验和亚甲蓝染色试验

Shawki 气泡试验（Shawki Bubble test，SBT）是一种用来测试输卵管近端功能和通畅性的简单且可重复的方法。

为了达到试验的最佳效果，需要采取以下步骤。

1. 将含有 5ml 空气的注射器固定在流出通道。

2. 关闭流入通道以避免液体进入。

3. 将宫腔镜对准宫口，缓慢地注入空气。在注射器中同时加入 2ml 生理盐水，可以减慢气体进入的速度，避免空气突然涌入子宫腔。

4. 仔细观察产生的气泡，看它们是否被吸入输卵管口（图 26-1）。

5. 如果没有观察到气泡被吸入，缓慢打开流入通道，并尝试引导气泡进入输卵管开口。

亚甲蓝染色试验（Methylene Blue test，MBT）的步骤与 SBT 相似。主要的区别在于应用的场景。

为了检查两个输卵管口的功能，术者必须将宫腔镜置于宫颈内口的前方，然后缓慢注入浓缩的亚甲蓝或靛胭脂红染料。

输卵管功能正常时，染料可以从输卵管口喷出。

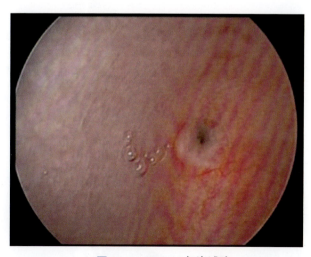

▲ 图 26-1　Shawki 气泡试验

四、子宫内膜息肉和宫颈息肉

成功切除息肉的关键是找到其蒂部，并探查内膜和病灶之间的切割平面。对于宫底的息肉或容易触及的息肉，这很容易做到(图 26-2)。然而，涉及较困难的位置时，可能需要采用半盲切法。

第一刀通常奠定基础，所以术者必须慎重考虑第一刀的位置，然后操纵宫腔镜和剪刀来从第一道的切口开始操作（图 26-3）。

宫颈管息肉的切除更具挑战性，因为它们的蒂部通常更难被识别。宫颈管内嵴会让术者难以确定蒂部的范围，仔细检查整个宫颈管一周可以解决这个问题。

使用一个带角度的宫颈抓持钳（Volsellum）来封闭宫颈外口也有助于进一步扩张宫颈，从而提供更清晰的视野。

最后一个要点是需要评估在宫颈息肉切除手术中使用剪刀还是电切镜（图 26-4）。

五、子宫纵隔切开术

子宫纵隔切开术堪比整形手术。术者必须尽

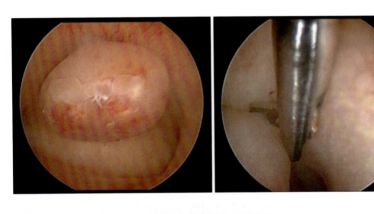

◀ 图 26-2　子宫内膜息肉

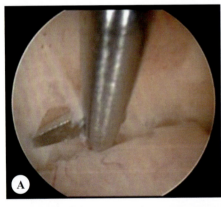
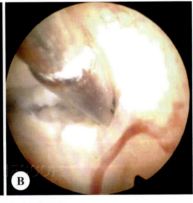

◀ 图 26-3　使用剪刀进行宫腔镜下息肉切除

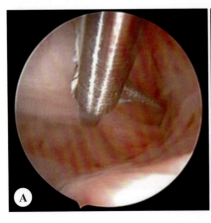
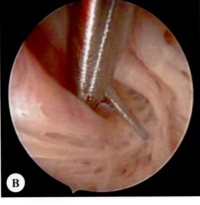

◀ 图 26-4　宫颈管息肉

可能的恢复宫腔正常的解剖结构，而不是仅仅"完成工作"。

实现这一目标的关键在于确定切开纵隔的起始位置及后续纵隔切开的平面。

实现这一目标的技巧包括以下操作。

1. 在全景视图中，准确评估纵隔两端的位置（图 26-5）。

2. 在纵隔底部附近，观察输卵管开口（图 26-6），并找出将纵隔及输卵管平面均匀分成前后两部分的切线。

子宫纵隔切除术可以用宫腔镜剪刀完成（图 26-7）。以下是帮助提升电切镜使用水平的技巧（图 26-8）。

1. 在组装电切镜之前，稍微调整 Collin 刀环的角度，使其可以更顺利地进入宫角部。

2. 依据电切镜的大小准备合适的宫颈扩张器，以便顺利插入电切镜。Storz 电切镜有 22F 和 26F 两种规格。Hegar 扩张器以毫米（mm）为单位进行校准，换算公式为 1mm=3F。26F 电切镜需要应用 8.5mm 或 9mm 的 Hegar 扩张器来扩张宫颈。如果遇到宫颈很硬或者回弹性很好的情况，谨慎的做法是将宫颈再扩大一点。

3. 用输卵管开口来标记手术平面。

六、黏膜下肌瘤

众所周知，黏膜下肌瘤会对患者的生育功能产生不良影响[4]。理想情况下，宫腔镜下子宫肌瘤切除术是一个简单且患者耐受良好的手术。0 型肌瘤（完全在子宫腔内）和直径≤3cm 的肌瘤是最容易切除的。切除方法通常在宫腔镜进入宫腔后决定（图 26-9）。这部分已在第 30 章中阐述。

但仍推荐遵循以下建议。

1. 评估肌瘤基底部的范围。

2. 通过控制膨宫液压力使肌瘤的肌层更明显地凸向宫腔。

3. 及时对出血点进行止血以防止出血造成的视野模糊。

4. 越靠近基底部，血管越粗，液体被吸收得越多。在进行这一阶段的手术时，手术医生必须争取尽快完成手术。

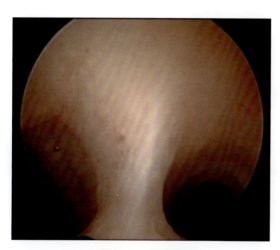

▲ 图 26-5　子宫纵隔

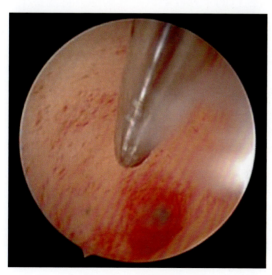

▲ 图 26-6　识别输卵管开口

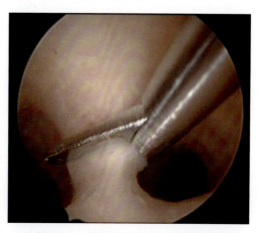

▲ 图 26-7　使用剪刀进行子宫纵隔切除术

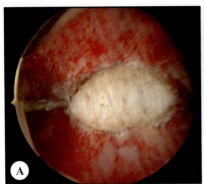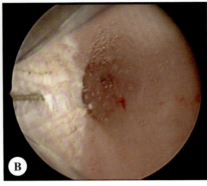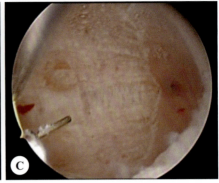

▲ 图 26-8　使用电切镜进行子宫纵隔切除术

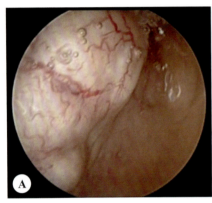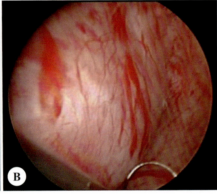

◀ 图 26-9　A. 黏膜下子宫肌瘤；
B. 黏膜下子宫肌瘤切除术

部分手术医生倾向于用非常浅的切口，这可能会延长手术时间或导致手术无法彻底完成。通过宫腔镜和工作组件的整体移动可以达到更深的部位，从而优化子宫肌瘤的切除。肌瘤碎片会在一定程度上阻碍视野，这时需要使用不带电的电极环尽可能多地排出肌瘤碎片。

如果肌瘤碎片未被完全切除，仍与主要的肌瘤团块相连的部分将妨碍术者将其从宫腔中移除。手术医生可以通过切除或推开这个碎片，以恢复更清晰的视野，并进行下一个碎片的切除（图 26-10）。

肌瘤完全切除的标志是子宫肌层的出现，它和肌瘤组织的不同之处在于：①呈粉红色；②没有螺旋状的外观。

七、经宫颈子宫内膜切除术

这是一种可以替代子宫切除术的微创手术，但如果不按照特定的模式进行，这种手术难度很大。主要的难点在于宫腔内切除的内膜组织阻碍

内膜的顺序性切除。

以下是有效克服术中难点可参考的提示。

1. 选择起始点。通常选择宫底部的一条水平线，或者是从输卵管开口下方延伸到宫颈管内口的垂直线。

2. 切到偏白的基底层为止，然后移动到下一个粉红色的子宫内膜区继续切除，直到整个子宫腔都呈白色。

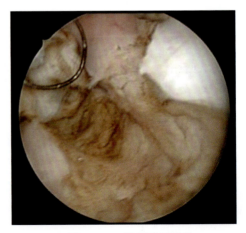

▲ 图 26-10　推开肌瘤碎片

3. 任何子宫内膜残留灶都可以使用滚球电极进行凝固。

八、宫腔粘连

宫腔粘连是由子宫内膜腔内瘢痕组织增生所致（图 26-11）。宫腔粘连又称为 Asherman 综合征，会引起月经异常、反复流产和不孕等症状。

宫腔粘连有不同的分类方法。最简单的是 March 分级，将粘连分为轻度、中度和重度。

欧洲妇科内镜学会、美国生育学会等也有不同的分类方法。

这个分类会在第 29 章中详细介绍。

以下建议会有所帮助。

1. 始终沿着正常的宫腔方向移动宫腔镜，并在必要时使用剪刀探查。

2. 膜状粘连很容易被识别，可以用液体压力、宫腔镜镜头或剪刀将其分开。

3. 当一半及以上的宫腔被粘连堵塞时，操作会变得非常困难。

4. 对于一侧宫角封闭的宫腔粘连，诀窍在于通过另一侧可见的输卵管开口，想象宫腔双侧输卵管开口所在平面，在此平面切开封闭的宫角，显露隐藏的输卵管开口。

5. 对于在宫颈内口水平就有粘连的完全闭塞的腔体来说，可尝试以下方案。

(1) 沿着宫颈黏膜的方向进入。

(2) 术前和术中腹部超声扫描。

(3) 术中荧光透视检查。

(4) 同时使用腹腔镜检查。

(5) 用剪刀剪开或是钝性分离粘连。

(6) 注意鉴别粘连组织与粉红色的束状固有肌纤维组织。

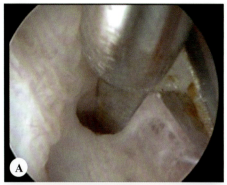

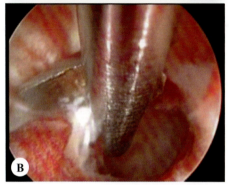

▲ 图 26-11　宫腔镜下粘连松解术

结论

宫腔镜，尤其是诊断性宫腔镜，是一项相对容易掌握的技能。通过注意细节和理解宫腔镜的原理来尽量避免出错，并向该领域的专家学习，是成为一名优秀的宫腔镜术者的必经之路。

学习要点

- 宫腔镜需要术者具备双手配合操作的能力。
- 要保持冷静，谨慎且有条理的操作，避免匆忙或是突然毫无目的地操作。
- 熟能生巧。
- 向经验丰富的宫腔镜术者请教。
- 对于有抱负的"宫腔镜术者"来说，前途是光明的。

参考文献

[1] Campo R, Santangelo F, Gordts S, et al. Outpatient hysteroscopy. Facts Views Vis Obgyn. 2018;10(3):115–22.

[2] Verma A, Singh MP. Venous gas embolism in operative hysteroscopy: A devastating complication in a relatively simple surgery. J Anaesthesiol Clin Pharmacol. 2018;34(1):103–6.

[3] Okohue JE. Overview of Hysteroscopy. West Afr J Med. 2020; 37(2):178–82.

[4] Mahdi EE. Fibroids and infertility. EMJ Repro Health. 2019;5(1):94–9.

第 27 章　宫腔镜手术中的麻醉
Anaesthesia for Operative Hysteroscopy

Uyoata Udo Johnson　Job Gogo Otokwala　著

宫腔镜检查是在镜下直接检查子宫腔的一种技术。在尼日利亚，随着人们对内镜门诊服务的认知不断提高，宫腔镜已经逐渐成为私人诊所[1, 2]和一些较大的公立医院[3]的常规检查项目。宫腔镜检查是诊断和治疗某些宫腔内病变的重要工具[4]，如异常子宫出血、宫腔粘连[5]。合格的麻醉前评估需要综合考虑患者的过敏史、贫血情况、心脏和肺部疾病等。麻醉管理要考虑到体位和液体输入量对患者的影响，以及术后恢复速度。诊断性宫腔镜手术时间通常较短，可作为日间手术进行。为保证患者快速麻醉和快速苏醒，可以全身麻醉用药，局部麻醉也可以作为宫腔镜手术的替代选择。

一、麻醉注意事项

除去安装器械的时间，宫腔镜手术时间很短。无论使用何种麻醉技术，都应适当评估与膨宫液和体位相关的风险，并尽量预防可能的并发症。

二、体位

截石位是宫腔镜检查的首选体位，同时需要一定程度地外展和外旋髋关节和膝关节。根据手术团队的需要，可以将患者的腿部摆放在较低、标准或较高的位置[6]。由于下肢静脉回流增加，抬高腿部可能导致心输出量短暂升高。如果突然放下双腿，则出现相反的情况，有低血压的风险。与仰卧位相比，截石位由于腹部内容物向头侧移位，会导致功能残气量（functional residual capacity，FRC）和肺顺应性降低。在为了展现充分视野而采用的头低足高位情况下，这种现象可能更严重。

麻醉过程中可能会发生神经损伤，常见的受累神经，包括坐骨神经、股神经和腓总神经[6-8]。腓总神经损伤一般是腿架对大腿外侧和膝关节的压迫所致，其风险与手术时长相关。腓总神经损伤可导致背屈功能丧失。大腿过度屈曲可能导致闭孔神经和股神经被前方的腹股沟韧带压迫，后方的坐骨神经被过度拉伸。因此，应注意髋部固定角度不能超过 90°。

骨筋膜室综合征是截石位的另一常见并发症[7-9]。急性骨筋膜室综合征的发生是由于腿部支撑或膝关节极端屈曲长期压迫腘窝血管束，或膝关节极度屈曲导致腘动脉扭结。在这种情况下，动脉压下降，静脉压升高，缺血再灌注导致组织水肿，最终引起筋膜室压力升高[10]。这些改变在低血压情况下可能更加明显[11]。腿部高度超过心脏水平（"高"截石位）与发生筋膜室综合征的风险增加有关[12]，并且保持截石位时间超过 2h 后，这种风险急剧上升[12, 13]。

三、液体膨宫介质

常用的液体膨宫介质或冲洗液可能会导致显著的生理变化。液体膨宫介质分为电解质溶液和非电解质溶液[14]。非电解质介质包括水、葡萄糖、甘氨酸、右旋糖酐、甘露醇、山梨醇及山梨醇和甘露醇的混合物。水具有低张力、低黏度和溶解红细胞的特点，因此能提供极好的能见度。但水作为膨宫介质容易发生血管内吸收，导致水中毒、低钠血症和低渗透压，可表现为高血压、心动过缓、精神状态改变、恶心、呕吐、癫痫、头痛、突发性低血压，甚至死亡[14, 15]。

水是最初使用的膨宫介质，目前仍有中心在使用。甘氨酸是使用单极器械时的首选膨宫介质，尽管其在高膨宫压力和（或）长时间灌注的情况下可能被吸收。过量使用甘氨酸可抑制中枢神经系统中的神经递质，导致心血管超负荷、肺水肿和脑水肿。甘露醇和山梨醇是高渗透性溶液，可引起渗透压改变，导致血流动力学不稳定、电解质异常，特别是钠、钾、碳酸氢盐和氯化物失衡及患者精神状态改变。

以电解质为基础的介质包括林格乳酸盐和生理盐水。为了避免液体超负荷，电解质膨宫液的负欠量应小于 2.5L。在围术期，无论是用于局部麻醉的准备或是维持，膨宫介质都需要谨慎使用。同时，宫腔镜术者和围术期医师之间的及时沟通并密切监测灌注液的出入量也非常关键（图 27-1）。

CO_2 通常用于腹腔镜检查，在诊断性宫腔镜检查中也可作为膨宫介质，但不推荐使用。因为气体可能会模糊手术视野，也会增加空气栓塞、术后疼痛，甚至气体经输卵管形成气腹的风险[15]。

宫腔镜术后膨宫液

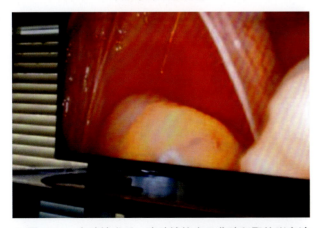

▲ 图 27-1　宫腔镜术后，腹腔镜检查见盆腔积聚的膨宫液
在宫腹腔镜联合检查术中，我们发现在宫腔镜检查后患者直肠子宫陷凹中有液体积聚。这提示术者应对宫腔镜中的膨宫液保持警惕

四、日间手术麻醉

大多数介入性或手术性宫腔镜检查的时间较短（90min 内），通常安排为日间或门诊手术。患者可以通过在线问卷、围术期护士的电话沟通或在手术当天进行术前评估。医生应告知患者禁食，并加以核实和记录。作为知情同意的一部分，患者（及其法定监护人，如果适用）也可以咨询医生相关问题。医生在术前根据需要和实际情况给予患者抗生素及抗血栓预防。

五、宫腔镜手术的术前准备

术前准备包括对现病史、既往史、药物过敏史、手术史和麻醉史进行回顾。体格检查，特别是心肺功能的检查是必要的。基础的实验室检查包括血红蛋白水平、尿液分析和血清电解质的检查。如有必要，还可以根据患者情况进行其他检查。气道评估非常重要，特别是在局部麻醉有禁忌而选择全身麻醉的情况下。截石位和头低足高位会增加胃内容物误吸和吸入性肺炎的风险，可在术前应用促动力剂和 H_2 受体拮抗药。由于报道显示宫腔镜手术的感染率较低[16]，抗生素一般不作为术前常规使用药物。

六、麻醉药物的选择

简单的宫腔镜手术通常在当天进行。包括气管插管或不插管下的全身麻醉或局部麻醉在内的所有麻醉方法都是可行的。全身麻醉适用于焦虑的患者和局部麻醉有绝对禁忌证的患者，首选确保快速麻醉和苏醒的药物。丙泊酚和七氟醚喉罩通气麻醉可以满足患者自主呼吸的需要，但其存在误吸和通气不足的风险，不能持气道通畅。对于肥胖症患者，气管插管下通气是更安全的选择。

在局部麻醉及其相关分型（硬膜外麻醉或脊髓麻醉或脊髓 - 硬膜外联合麻醉）的麻醉诱导过程及结束时需要患者配合翻身，但是对于持续时间超过 30min 的手术，这种麻醉方式是最佳的。低剂量布比卡因联合芬太尼加压推注效果显著，可降低脊髓麻醉后低血压的发生率。应避免或谨慎进行术前输液，因为术中膨宫液的吸收可能会导致血容量过多。血管收缩药对治疗脊髓麻醉后低血压安全有效。值得注意的是，局部麻醉会掩盖骨筋膜室综合征的症状，应随时观察并评估腿部肿胀等体征。

手术记录应包括：麻醉监测护理（monitored anaesthesia care，MAC）、宫颈旁阻滞、局部麻醉药联合催眠药的使用等。

七、术中监测

与任何其他外科手术一样，在宫腔镜手术中必须对麻醉患者进行常规监测。必须检测的参数，包括无创血压（non-invasive blood pressure，NIBP），心电图，脉搏、血氧饱和度和呼气末 CO_2 分压（镇静患者必需的）。尿量监测是一种简单且有效地用于评估灌注和液体平衡的辅助手段。在维持血压的同时，适合的体位可以减少腿部的压迫和腔室压力，从而降低患者发生骨筋膜室综合征的风险。此外，为了患者的安全，外科医生、麻醉师和巡回护士之间应就患者的一般状况和液体平衡及时沟通。

八、宫腔镜手术并发症

液体超负荷是宫腔镜手术常见的并发症之一，是由膨宫液的过度吸收引起的，并与稀释性低钠血症相关，液体超负荷可通过限制静脉补液和使用利尿药来纠正。伴有液体超负荷的低钠血症可选用滴速不超过 100ml/h 的高渗生理盐水治疗。液体超负荷可导致肺水肿和缺氧。轻度至中度肺水肿除了使用利尿药治疗外[14]，还可以采用持续气道正压通气（continuous positive airway pressure，CPAP）和吸氧治疗。严重液体超负荷可以通过间歇正压通气（intermittent positive pressure ventilation，IPPV）和呼气末正压通气治疗[17, 18]。体温过低是另一种并发症，应通过使用输液管加热和其他加热设备，如暖风机和辐射加热器等来预防[7]。此外，宫腔镜术中有子宫穿孔和内脏损伤的风险，如果出现不明原因的贫血、患者清醒后述全腹部疼痛、心力衰竭和灌注液回流减少等情况[18]，应考虑子宫穿孔和内脏损伤。

结论

宫腔镜手术是一种常见的妇科内镜手术，在尼日利亚等发展中国家正被逐步推广。它特别适合门诊，具有显著的经济优势。虽然宫腔镜检查是微创的，但潜在的并发症可能会影响患者的预后。完善的术前评估、合适的麻醉方式及密切的围术期体征监测可以降低并发症发生的风险。

参考文献

[1] Badejoko OO, Adeyemi AB, Kuti O, Ijarotimi AO, et al. Operative gynaecological laparoscopy in ile-Ife, Nigeria: preliminary experience. J Gynaecol Surg. 2013;29:180–5.

[2] Ikechebelu JI, Mbamara SU. Laparoscopic retrieval of perforated intrauterine device. Niger J Clin Pract. 2008;11:394.

[3] Onoh RC, Ezeonu PO, Lawani LO, Ajah LO, et al. Experiences and challenges of gynaecological endoscopy in a low-resource setting, Southeast Nigeria. Trop J Obstet Gynecol. 2018;35:30–7.

[4] Musambi MC, Wiliamson K. Anaesthetic considerations for hysteroscopic surgery. Best Pract Res Clin Anaesthesiol. 2002;16:35–52.

[5] Fard SA, Gharabaghi PM, Montazeri F, et al. Hysteroscopy as a minimally invasive surgery: a good substitute for invasive gynaecological procedures. Iran J Reprod Med. 2012;10(4):377–82.

[6] Irvin W, Anderson W, Taylor P, et al. Minimizing the risk of neurological injury in gynaecological surgery. Obstet Gynaecol. 2004;103:374–82.

[7] Otokwala JG, Fyneface-Ogan S. Anaesthesia for laparoscopy. In: Emeka R, editor. Principles & practice of laparoscopic surgery. Port Harcourt: TND Press Ltd; 2019. p. 54–62.

[8] Kikuchi T, Maeda H. Two cases of compartment syndrome of the lower extremities during surgery for gynecological malignancies. J Anesth. 2016;30:481–5.

[9] Erichsen CJ, Juettner T, Rein D, Janni W, Bender HG, Fleisch MC. Survey of compartment syndrome of the lower extremity after gynecological operations. Langenbecks Arch Surg. 2014;399(3):343–8.

[10] Flierl MA, Stahel PF, Hak DJ, Morgan SJ, Smith WR. Traction table-related complications in orthopaedic surgery. J Am Acad Orthop Surg. 2010;18(11):668–75.

[11] Vvon Keudell AG, Weaver MJ, Appleton PT, Bae DS, Dyer GS, Heng M, Jupiter JB, Vrahas MS. Diagnosis and treatment of acute extremity compartment syndrome. Lancet. 2015;386(10000):1299–310.

[12] Tiwari A, Myint F, Hamilton G. Compartment syndrome. Eur J Vasc Endovasc Surg. 2002;24(5):469. https://doi.org/10.1053/ejvs.2002.1740.

[13] Bauer EC, Koch N, Erichsen CJ, Juettner T, Rein D, Janni W, Bender HG, Fleisch MC. Survey of compartment syndrome of the lower extremity after gynecological operations. Langenbecks Arch Surg.

2014;399(3):343–8.

[14] Seth N, Chaturvedi R, Kumar K. Operative hysteroscopy intravascular absorption syndrome A bolt from the blues. Indian J Anaesth. 2012;56:179–82. https://doi.org/10.4103/00195049.96342.

[15] Pellicamo M, Guida M, Zullo F, Lavitola G, et al. Carbon dioxide versus normal saline as a uterine distension medium for diagnostic vaginoscopic hysteroscopy in infertile patients: a prospective, randomized multicenter study. Fertil Steril. 2003;79:418–21.

[16] Bradley LD. Complications in hysteroscopy: prevention, treatment and legal risk. Curr Opin Obstet Gynaecol. 2002;14:409–15.

[17] Sosa N, Suareza S, Lopez C, Bausili P. Non cardiogenic pulmonary edema from massive irrigation fluid absorption during hysteroscopic myomectomy: a case report. J Anaesth Crit Care. 2014;1(2):00008. https://doi.org/10.15406/jaccoa.2014.01.00008.

[18] Chidambaram A, Wusun P, Stephen R, Karim D. Hysteroscopy and anaesthesia. Review article. Can J Anaesth. 1996;43(1):56–64.

第 28 章　宫腔镜中的膨宫介质
Distension Media in Hysteroscopy

Onyecherelam Monday Ogelle　Daniel Nnaemeka Onwusulu　Chukwuemeka O. Ezeama　著

宫腔镜检查对诊断和治疗宫内病变有重要价值，但需要有充分的手术视野。宫腔实际上是一个狭窄的空间，因此需要扩张宫腔以实现充分的可视化。可以使用气体或液体作为膨胀子宫的介质[1]。但任何膨宫介质的过度吸收都会产生不良影响，甚至危及生命。因此，了解各种膨宫介质的物理特性、给药方式和潜在风险对于保证宫腔镜检查的安全性至关重要。

一、历史回顾

Commander Pantaleoni 在 1869 年首次描述了宫腔镜手术，他用改造的膀胱镜烧灼出血的子宫内增生病灶，但仪器简陋，宫腔扩张也不充分[2]。1925 年，Rubin IC 使用二氧化碳来扩张子宫[3, 4]。1928 年，Gauss CJ 通过液体膨宫实现宫腔可视化[5]。

1969 年，Leidenheimer 使用生理盐水膨宫完成了第一例门诊宫腔镜检查[6]。到 1980 年，液体膨宫介质已被常规使用[4]。

宫腔镜手术最初使用的是单鞘宫腔镜。常用的膨宫介质 CO_2 及偶尔使用的生理盐水都是通过输入口输送，随后从鞘和宫颈内口之间的空隙流出。当鞘和宫颈内口之间没有空隙，如鞘的直径接近或大于宫颈内口的直径时，液体就无法持续流出，而停滞在子宫内，从而降低视野的清晰度，增加子宫穿孔和液体溢出到腹膜腔的风险。现在主要使用小直径、连续式、双鞘宫腔镜。使用这种宫腔镜时，通常不需要进行宫颈扩张和麻醉，患者疼痛感轻，而且整个过程中视野都很清晰，因此适用于门诊宫腔镜检查。

目前，更安全、通用、有效的低黏度无电解质和富含电解质的介质取代了过去用的气体和高黏度液体介质。

液体输送系统也有了明显的改进，从过去常用的单纯依靠重力或改良的重力输注系统，到专门设计的宫腔镜膨宫泵，以及最近的全自动压敏液体输送系统。

二、宫腔镜检查术中维持适当宫内压力的原则

为了提高宫腔镜检查时的能见度和清晰度，宫腔镜术中需要足够的宫内压力（intrauterine pressure，IUP）（40～70mmHg 的压力）来扩张正常收缩的子宫[7]。理想情况下，宫内压力，即输卵管内压力，不应超过 70mmHg，否则液体会溢出到腹膜腔[8]。此外，扩张的宫内压力不应超过平均动脉压（mean arterial pressure，MAP），一旦超过该值，液体会渗入血管，导致循环超负荷。总之，膨宫介质的流速、灌注压力、输入通道的直径、子宫的容量、平均动脉压和输卵管内压力决定了所需的宫内压力。

事实上，有研究表明，当自动输送系统以约 200ml/min 的流速、70mmHg 左右的灌注压力和 0.2bar 的抽吸压力输送膨宫介质时，产生的宫腔内压为 30～40mmHg，能够实现充分的子宫膨胀，并且具有良好且清晰的视野[9, 10]。然而，Anupama S 等证实在诊断性宫腔镜检查中，相比 40mmHg 的宫腔扩张压力，使用 70～100mmHg 的宫腔扩张压力时，视野的清晰度更好[11]。

总之，应个性化调整膨宫介质的流速和灌注压力，以实现充分膨宫。

当需要扩张宫颈时，宫颈扩张的程度应该刚好允许宫腔镜的插入。过度扩张宫颈会导致液体从外鞘与宫颈之间的间隙流失，从而导致宫内压力的降低，造成子宫扩张不良和能见度下降。压力不足也容易导致子宫内膜血管损伤出血。鞘套的应用主要有以下作用：①使膨宫介质保持在宫腔内；②维持足够的宫内压，通常高于中心静脉压；③抑制子宫内膜出血；④创造清晰的术野。然而，同时存在膨宫介质吸收和介质通过输卵管进入腹腔的风险。

三、宫腔镜手术中的膨宫介质输送系统

宫腔镜手术中膨宫介质的输送有多种方法，使用的方法取决于介质的类型。CO_2 介质通过专用的宫腔镜注入器输送，高黏度介质（Hyskon）通过专用的 Hyskon 泵输送。低黏度液体可以通过以下任何一种方法实现持续流动输送：①单纯重力；②改良重力输注系统；③连续灌流系统；④自动压敏冲洗吸引装置。

（一）重力输送系统

重力输送系统利用静水压力驱动液体通过宫腔镜鞘中的管道和流入通道进入宫腔。将液体袋悬挂在距骨盆 1.5m 高度的输液架上，以 150～200ml/min 的流量及 70～100mmHg 压力来冲洗宫腔并使子宫充分膨胀[12, 13]。增加悬挂的高度可以进一步增加压力。虽然这种方法操作简单、经济且易获得，但很难准确计算宫内压力，并且需要频繁地手动计算液体负欠量，计算结果误差也较大。最后，还需要防止输液管扭转打结。

（二）改良液体重力输注系统

通过给输液袋周围加上压力袖带形成输液加压泵，进一步改进了重力液体输送系统。当按压泵时，会产生适当的流速和压力使宫腔膨胀。这种装置使用方便，经济且易获得，足以满足诊断性宫腔镜检查的需要。

但这种方法并不能很好地控制宫内压力，在侵入性宫腔镜手术中，膨宫介质被吸收的风险较高（图 28-1）。

（三）持续输注的输液泵

这是一种特殊设计的泵，无论宫内压有多高或多低，都能以恒定的流速输送液体。但是它不能根据动态的宫内压自动调节流速，具有较高的膨宫介质吸收和液体超负荷的风险，特别是在手术时间较长或侵入性手术期间。

（四）自动压敏液体输送系统

以 Karl Storz 设计的 Hamou Endomat、Endomat Select（图 28-2）为例，全自动液体压力敏感冲洗吸引系统是宫腔镜中理想的液体输送系统。该系统包括预设的流速，输入压力和负压吸引设置，这些设置可以调整宫内压到所需的水平，以保证宫内压能够在可接受的安全范围内膨胀子宫。该系统可以自动调节宫内压，使其低于中心静脉压，以降低膨宫液吸收的风险[14]。使用该系统时，更换液体袋时无须中断液体输送，这为在宫腔镜术中使用电切镜或机械分碎器提供了理想条件。有些装置可以自动计算使用的液体总量，通常需要在袋中还有 3%～6% 剩余量液体时更换，然后计算出精确的液体负欠量[15]。事实上，一些配备了安全报警系统的装置能够发现异常增高的宫内压和差异过大的液体负欠量。一旦出现警报，就需要启动适当的措施来保证患者的安全。

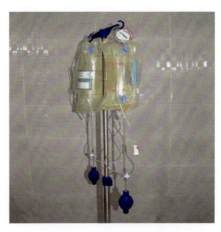

▲ 图 28-1　改良重力输注系统

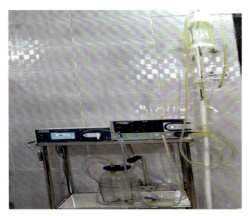

▲ 图 28-2　自动液体输送系统（Karl Storz 公司的 Hamou Endomat、Endomat Select）

四、膨宫介质的类型

膨宫介质的类型可以是液体或气体。膨宫介质的选择取决于手术类型、是否使用能量器械、患者的情况和术者的偏好。理想的膨宫介质应该是等渗、非溶血性、不导电、无毒和低过敏性的，能够提供良好的视野，可以迅速被排出体外，并且价格低廉。

（一）气态膨宫介质

CO_2 是唯一被推荐用于膨宫的气体介质。它具有以下特性[7]。

- 耐火指数为 1.0。
- 无色，可提供十分清晰的视野。
- 经济且易获取。
- 能迅速被血液吸收，并通过呼吸系统清除，因此全身吸收的风险较低。
- 可轻松通过狭窄的通道，不会堵塞仪器。
- 可进入宫颈管内口进行评估。
- 干净，不会弄脏器械、门诊室或手术室。

考虑到上述特点，目前推荐将其应用于诊断性宫腔镜检查和门诊宫腔镜检查[16]。然而，与生理盐水相比，它的效果并不理想，因为它对局部麻醉有更高的要求，患者更容易发生术后疼痛，并且会延长手术时间[17]。

因为 CO_2 会与血液形成气泡，从而降低能见度和清晰度，因此，并不适用于宫腔镜手术。

使用 CO_2 作为膨宫介质时，应以 40～60ml/min

的流速和 80～100mmHg 的压力输送。最大流速不应超过 100ml/min，超过这一范围可能会发生血栓、心律失常和心搏骤停[7, 18]。

使用 CO_2 作为膨宫介质的主要风险是气体栓塞。为了尽量降低这一风险，应采取以下预防措施。

- 使用专门设计的每分钟输气量相对较小的宫腔镜气体膨宫泵，而不是腹腔镜式气腹机。
- 患者不应保持极端的头低足高位。
- 一旦宫腔镜插入宫颈，就应该取出窥阴器，以避免扩张的宫颈显露在室内空气中。
- 在开始手术前，应该用 CO_2 排尽整个管道系统内的空气。

（二）液体膨宫介质

液体膨宫介质可根据渗透压、黏度和电解质含量进行分类（表 28-1）。相对气体介质，液体介质能够对称地扩张子宫，并能够将血液、黏液、气泡和小组织碎片冲洗出视野。最初，无菌水被用于泌尿外科切除手术中的膀胱扩张，但当过量的水被吸收到循环系统时会导致溶血。为解决这一不良反应，进一步研究发现在水中添加葡萄糖、山梨醇和甘氨酸等溶质，可以增加介质的渗透压，从而防止溶血。

液体膨宫介质的类型

(1) 高黏度液体：葡聚糖（含 32% 右旋糖酐 70 的 10% 葡萄糖溶液）是一种高黏度、高渗透压、无电解质的介质。它既适用于诊断性宫腔镜检查，也适用于宫腔镜手术。作为一种非电解质介质，它与所有能量器械和激光兼容。因为无色且不混溶，所以在手术过程中很容易看到出血的血管。然而，高渗透性的特质会增加膨宫介质吸收的风险，子宫损伤的程度通常与高渗透性特质直接相关，而不一定与介质的用量和手术时间有关[19]。膨宫介质渗入血管后，可能会导致肺水肿、凝血功能障碍、过敏反应和成人呼吸窘迫综合征。因此，出于安全考虑，在单次手术中使用的葡聚糖不应超过 500ml[20]。考虑到上述风险，葡聚糖目前很少用于宫腔镜手术。

表 28-1　基于渗透压、电解质含量和黏度的膨宫介质分类[19, 21]

液体介质	张力 / 渗透性			包含电解质		黏　度	
	等渗	低渗	高渗	是	否	低	高
生理盐水	+			+		+	
5% 葡萄糖水		+			+	+	
1.5% 甘氨酸		+			+	+	
5% 甘露醇	+				+	+	
3% 山梨醇		+			+	+	
甘露醇 / 山梨醇（普利索）		+			+	+	
葡聚糖			+		+		+
乳酸钠林格液	+			+		+	

（2）低黏度液体

低黏度液体包括：①含电解质的溶液，如等渗生理盐水（0.9%）和乳酸钠林格液；②不含电解质的溶液，如甘氨酸（1.5%）、山梨醇（3%）、甘露醇（5%）和甘氨酸（2.2%）。

含电解质的溶液（生理盐水、乳酸钠林格液）

生理盐水和乳酸钠林格液为生理膨宫液，是理想的低黏度流体介质。它们是诊断性宫腔镜检查最安全、最常用的膨宫介质。它们与激光、双极器械、剪刀和分碎器等手术设备兼容。当与上述设备（除剪刀外）一起使用时，液体是电离状态的，电离的电子会将能量从手术部位分散开来，从而降低电流密度和组织损伤。电离特性使其与单极器械不兼容。由于目前等渗液可以与双极器械一起用于宫腔镜手术，无须使用非电解质介质进行扩张，从而避免了低钠血症的风险[7]。但生理盐水很容易从子宫渗出，也很容易与血液混合。这意味着液体必须以一定的流速持续注入，以保证达到足够的宫内压力和膨宫程度。同时，为实现满意的膨宫程度而输注的大量液体增加了液体超负荷、肺水肿、高血压和心力衰竭的风险。

不含电解质的溶液

• 5% 的葡萄糖溶液

它是一种非电解性、低张 / 低渗、低黏度的介质，经济且易获取。通常包装在 1L 的袋子或瓶子里。当使用单极器械进行宫腔镜手术时，它是一种最合适且最常用的膨宫介质，但糖耐量异常患者禁用该介质。

• 3% 山梨醇和 1.5% 甘氨酸

它们也是非电解质、低渗 / 低张和低黏度的介质，是使用单极器械的宫腔镜术中的膨宫介质。山梨醇是葡萄糖的还原形式，也是甘露醇的异构体。当它被吸收到循环系统中时，可以被肾脏排泄出来，或是通过果糖途径在肝脏迅速代谢成 CO_2 和水。因此，果糖不耐受的患者不宜使用。过量摄入 3% 山梨醇会导致高血糖和低钙血症。

甘氨酸是一种非导电的氨基酸，血浆半衰期为 85min。据报道，当甘氨酸通过高压输液泵输送时，会引起氧合障碍和凝血功能紊乱[7]。甘氨酸和山梨醇的过量吸收会导致低钠血症和脑水肿。

表 28-1 和表 28-2 根据渗透压、电解质含量和黏度对膨宫介质进行了分类，并根据最佳用途、与血液的相容性和安全性对它们进行了比较。

五、宫腔镜术中的液体监测

宫腔镜术中液体监测非常重要，尤其是在手术中，需要确定液体的负欠量，并及时识别液体超负荷。在宫腔镜检查中，一些膨宫介质可能会

种　类	手术用途	门诊用途	与血液的相溶性	程序复杂性	安全性
气态					
CO_2	+	+++	+	+	++
非电解质溶液					
葡聚糖	+++	+++	+++	++	++
甘氨酸	+++	+	++	+++	+
山梨醇	+++	+	++	+++	+
甘露醇	+++	+	++	+++	++
电解质溶液					
生理盐水	+++		++	+++	+++
乳酸钠林格液	+++	+	++	+++	+++

表 28-2　根据用途、与血液的相溶性和安全性对膨宫介质进行分类 [19, 21]

进入循环系统、腹腔，一些则通过流出通道从宫颈两侧流入阴道，最后流到回收桶和地面。

为了准确计算液体负欠量，必须考虑并记录从宫颈流出到手术敷料、废液桶和手术室地面上的所有液体、液体袋中的剩余液体及一些膨宫介质袋中 3%～6% 的残留液体 [22]。然后，将所用液体总量减去该数量就是渗入到循环系统中的液体量，也就是液体负欠量。

液体监测可以通过手动（开放式）或自动（封闭式）系统进行。

在简单但准确性欠佳的手动方法中，从宫颈和流出通道损失的液体是用校准的容器收集并测量。然而，在更精确但烦琐的自动封闭系统中，所有从宫颈和流出通道流出的液体都是自动收集并连续测量的，随后自动计算负欠量。有时，系统会安装一个警报系统，当达到预设的限制值时，会发出警报。

六、膨宫介质过度吸收、液体出入差值和循环超负荷

宫腔镜检查时，一定程度的膨宫介质吸收是不可避免的，但应该控制在每种介质的可接受的负欠量之内。一旦超过可接受的限度，就可能会发生液体超负荷 [23]。据统计，宫腔镜术中液体超负荷的发生率为 0.1%～0.2% [24]。

低渗液和等渗液的最大可接受液体负欠量分别为 1000ml 和 2500ml。然而，对于老年患者、慢性心脏病和肾脏疾病的患者，低渗液的最大可接受负欠量为 750ml，等渗液为 1500ml [21, 23]。

在以下情况下，宫腔镜术中膨宫介质过度吸收的风险会增加。

- 宫内压力过高，特别是当它高于患者的平均动脉压时 [25]。
- 侵入性手术，如宫腔镜下肌瘤切除术或子宫纵隔切除术。
- 切除术中血管开放增加 [23]。
- 手术时间延长 [26]。
- 绝经或同时患有肾脏和心血管疾病的患者 [27]。
- 术者操作不熟练，并且宫腔较大。

液体超负荷会导致患者全身肿胀、体重增加、高血压、高容量血症，且有肺水肿和心力衰竭的风险。液体超负荷的其他表现主要取决于所

使用的膨宫介质的类型。当使用甘氨酸、山梨醇、甘露醇等非电解质低黏度液体时，会出现稀释性低钠血症。轻度至中度低钠血症，渗透压变化不大，通常无症状。而严重低钠血症（渗透压<125mOsm/L）会导致脑水肿、脑刺激、躁动、恐惧、意识障碍、虚弱、恶心、呕吐、视力障碍、失明和头痛、昏迷甚至死亡。此外，过量的 3% 山梨醇会导致高血糖和低钙血症。

出现上述症状或液体负欠量超出可接受的范围时，手术团队应意识到患者可能有生命危险，并采取适当的抢救措施。

七、宫腔镜术中的液体管理

正确的液体管理可以减少液体超负荷引起的并发症。液体管理的目标是：选择即使过度吸收也不易发生并发症的膨宫介质；在手术中尽量减少液体的全身吸收；尽早识别液体吸收过量并及时处理并发症。

每家医疗机构都应该制定一个翔实可行的应急预案，其中应包含要使用的膨宫介质的类型和液体输送系统的类型，明确说明应评估血清电解质、尿素和肌酐的时间、应给予利尿药的时间及应停止手术的时间。

术前评估患者的手术适应证，排除禁忌证，并且术者应具备进行宫腔检查，或其他手术病例所需的技能。子宫肌瘤切除术中液体超负荷的风险与手术持续时间直接相关[28]。熟练的术者将尽可能缩短手术时间，减少膨宫介质的用量并减少对子宫内膜和子宫肌层的影响。

膨宫介质的选择取决于要进行的手术类型和所使用的器械。诊断性宫腔镜检查可以使用 CO_2、等渗液和葡聚糖，但最理想和最安全的是等渗液。

膨宫介质必须与能量器械相匹配。最好使用等渗溶液膨宫，并使用双极器械，因为这相较于使用低渗溶液和单极器械更为安全，条件允许的话，还可以使用安全性更好的等渗溶液和机械分碎器。

条件允许时，应使用更安全的自动压力敏感型输液系统，尤其是在宫腔镜手术中，因为它相对重力系统，更容易精确测量液体负欠量[23, 29]。

另外，麻醉方式也会影响液体负欠量。研究表明，局部麻醉配合镇静药比全身麻醉的液体负欠量低[30]，但是比硬膜外麻醉更高[31]。

术前用药来减少膨宫介质的吸收。一些研究表明，在宫颈扩张前向宫颈内注射稀释的加压素（8ml，0.05U/ml），作为宫腔镜进入前的预处理，可减少膨宫介质的吸收[32]。此外，可考虑在宫腔镜肌瘤切除术前使用促性腺激素释放激素激动药，以降低液体超负荷的风险[33]。

手术开始时就应当持续监测患者的生命体征，膀胱留置导尿管，记录并保存好液体输入输出图表。必须重视液体超负荷的症状，一旦有生命体征的异常或液体超负荷的症状，必须通知整个手术团队并迅速采取措施。

一旦发生严重的液体超负荷，必须采取由包括妇科医生、麻醉科医生、肾内科医生和心脏科医生共同参与的多学科联合诊治。应评估患者的血清电解质、尿素和肌酐水平，来确定是否存在低钠血症及其严重程度。对疑似肺水肿的患者，应做胸部 X 线和心电图检查。

对由低渗液引起的循环超负荷中的轻度无症状性低钠血症，应给予襻利尿药（静脉注射呋塞米 40mg），并将每日液体输入量限制在 1L。但对于严重的低钠血症，应在 10min 内静脉输注 3% 氯化钠溶液 100ml，可重复输注 3 次，然后以每小时 1～2mmol/L 的速度静脉维持注射 3% 氯化钠[23, 28]，目标是使血清钠浓度达到 130mmol/L。如果液体超负荷是由 3% 山梨醇引起，并伴随高血糖，应该监测血糖水平并静脉滴注胰岛素，直到血糖恢复正常。如果出现低钙血症，应在 10min 之内静脉注射 3g 葡萄糖酸钙。

处理等渗膨宫介质引起的液体超负荷的主要措施是限制液体摄入、静脉注射利尿药和密切监测生命体征。

学习要点

- 在官腔镜检查中，应用气体或液体膨胀官腔，对官腔的可视化非常重要。
- 保持膨官压力低于中心静脉压，以最大限度地降低液体超负荷及其并发症的风险。
- 膨官介质的选择取决于要进行的手术、要使用的手术器械和术者个人偏好。
- CO_2 是唯一但很少使用的气体膨官介质，仅适用于门诊诊断性官腔镜检查。
- 目前，膨官主要是使用液体介质，尤其是低黏度的富含电解质的溶液（如生理盐水），因为它们更安全，并与更安全的双极电外科器械兼容。
- 甘氨酸和山梨醇等不含电解质的液体最好与单极器械联合使用，但这会增加低钠血症及其并发症的风险。
- 低黏度介质通过重力、改良重力、加压泵和自动压力敏感性输送系统输送。
- 膨官介质过度吸收可能是手术时间延长、官内压增加至高于中心静脉压，以及手术过程对子官内膜/肌层较大的损伤造成，也可能受患者的一般情况，如绝经后状态影响。
- 健康患者使用等渗和低渗介质的最大液体负欠量分别不应超过 2500ml 和 1000ml。对于老年患者、慢性心脏病和肾脏疾病的患者，低渗溶液和等渗溶液的推荐最大液体负欠量分别为 750ml 和 1500ml。
- 严格的液体管理，特别是通过自动化系统，可以降低液体超负荷的风险。
- 合适的液体管理需要选择与手术使用的能量器械兼容的安全的膨官介质，最大限度地减少全身吸收，尽早识别膨官液过度吸收，并迅速处理相关并发症。

参考文献

[1] Brusco GF, Arena S, Angelini A. Use of carbon dioxide versus normal saline for diagnostic hysteroscopy. Fertil Steril. 2003;79:993.

[2] Camran Nezhat. History of endoscopy. http://laparoscopy.blogs.com/endoscopyhistory.

[3] Rubin IC. Uterine endoscopy, endometroscopy with the aid of uterine insufflation. Am J Obstet Gynecol. 1925;10:313–27.

[4] Marlow JL. Media and delivery systems. Obstet Gynecol Clin North Am. 1995;22(3):409–22.

[5] Gauss CJ. Hysteroskopie. Arch Gynak. 1928;133:18.

[6] Leidenheimer H Jr. Office gynecology hysteroscopy. J La State Med Soc. 1969;121(10):319–21.

[7] Baggish MS. Operative hysteroscopy. In: Rock JA, Jones III HW, editors. Te Linde's operative gynaecology. 9th ed. Lippincott Williams & Wilkin; 2003. p. 379–411.

[8] Baker VL, Adamson GD. Intrauterine pressure and uterine distension. J Am Assoc Gynecol Laparosc. 1996;3:S53.

[9] Lagana AS, Giovanni S, Vitale SG, Triolo O. How to set up a hysteroscopic unit. In: Tinelli A, Pacheo LA, Haimovich S, editors. Hysteroscopy. Springer International; 2018. p. 7–18.

[10] Soderstrom RM. Distending the uterus. What medium is best? Clin Obstet Gynecol. 1992;35:225–8.

[11] Shahid A, Pathak M, Gulumser C, Parker S, Palmer E, Saridogan E. Optimum uterine filling pressure for outpatient diagnostic hysteroscopy: a doubleblind, randomized controlled trial. Reprod Biomed Online. 2014;28(1):86–91.

[12] Bettocchi S, Ceci O, Nappi L, et al. Office hysteroscopy. In: Donnez J, editor. Atlas of operative laparoscopy and hysteroscopy. 3rd ed; 2007. p. 471–81.

[13] Indman PD, Brooks PG, Cooper JM, Loffer FD, Valle RF, Vancaillie TG. Complications of fluid overload from resectoscopic surgery. J Am Assoc Gynecol Laparosc. 1998;5:63–7.

[14] Shirk GJ, Gimpelson RJ. Control of intrauterine fluid pressure during operative hysteroscopy. J Am Assoc Gynecol Laparosc. 1994;1:229–33. (Evidence II-3)

[15] Nezhat CH, Fisher DT, Datta S. Investigation of often-reported ten percent hysteroscopy fluid overfill: is this accurate? J Minim Invasive Gynecol. 2007;14(4):489–93.

[16] Siegler AM, KeAmman EK. Hysteroscopy: a review. Obstet Gynecol Surv. 1975;30:567.

[17] Pellicano M, Guida M, Zullo F, Lavitola G, Cirillo D, Nappi C. Carbondioxide versus normal saline as a uterine distension medium for diagnostic vaginoscopic hysteroscopy in infertile patients: a prospective, randomized, multicenter study. Fertil Steril. 2003;79:418–21. (Evidence I).700

[18] Shapiro BS. Instrumentation in hysteroscopy. Obstet Gynecol Clin N Am. 1988;15(1):13–21.

[19] Baggish MS. Hysteroscopic media: a two-edged sword. J Gynecol Surg. 1992;8:197.

[20] Ruiz JM, Neuwirth RS. The incidence of complications associated with the use of Hyskon during Hysteroscopy; experience in 1793

consecutive patients. J Gynecol Surg. 1992;8:219.

[21] Munro MG, Storz K, Abbott JA, et al. AAGL Practice Report: practice guidelines for the management of hysteroscopic distending media. J Minim Invasive Gynecol. 2013;20(2):137–48.

[22] Boyd HR, Stanley C. Sources of error when tracking irrigation fluids during hysteroscopic procedures. J Am Assoc Gynecol Laparosc. 2000;7:472–6. (Evidence II-1)

[23] Umranikar S, Clark TJ, Saridogan E, et al. BSGE/ESGE guideline on management of fluid distension media in operative hysteroscopy. Gynecol Surg. 2016;13(4):289–303.

[24] Aydeniz B, Gruber IV, Schauf B, Kurek R, Meyer A, Wallwiener D. A multicenter survey of complications associated with 21,676 operative hysteroscopies. Eur J Obstet Gynecol Reprod Biol. 2002;104:160–4.

[25] Garry R, Hasham F, Kokri MS, Mooney P. The effect of pressure on fluid absorption during endometrial ablation. J Gynecol Surg. 1992;8(1):1–10.

[26] Paschopoulos M, Polyzos NP, Lavasidis LG, Vrekoussis T, Dalkalitsis N, Paraskevaidis E. Safety issues of hysteroscopic surgery. Ann N Y Acad Sci. 2006;1092:229–34.

[27] Taskin O, Yalcinoglu A, Kucuk S, Burak F, Ozekici U, Wheeler JM. The degree of fluid absorption during hysteroscopic surgery in patients pretreated with goserelin. J Am Assoc Gynecol Laparosc.

1996;3(4):555–9.

[28] Varol N, Maher P, Vancaillie T, Cooper M, Carter J, Kwok A, Reid G. A literature review and update on the prevention and management of fluid overload in endometrial resection and hysteroscopic surgery. Gynaecol Endosc. 2002;11(1):19–26.

[29] Baskett TF, Farrell SA, Zilbert AW. Uterine fluid irrigation and absorption in hysteroscopic endometrial ablation. Obstet Gynecol. 1998;92:976–8.

[30] Bergeron ME, Ouellet P, Bujold E, et al. The impact of anesthesia on glycine absorption in operative hysteroscopy: a randomised controlled trial. Anaesth Analg. 2011;113:723–8.

[31] Goldenberg M, Cohen SB, Etchin A, Mashiach S, Seidman DS. A randomized prospective comparative study of general versus epidural anesthesia for transcervical hysteroscopic endometrial resection. Am J Obstet Gynecol. 2001;184(3):273–6.

[32] Phillips DR, Nathanson HG, Milim SJ, Haselkorn JS, Khapra A, Ross PL. The effect of dilute vasopressin solution on blood loss during operative hysteroscopy: a randomized controlled trial. Obstet Gynecol. 1996;88:761–6. (Evidence I)

[33] Muzii L, Boni T, Bellati F, et al. GnRH analogue treatment before hysteroscopic resection of submucous myomas: a prospective randomized, multicentre study. Fertil Steril. 2010;94:1496–9.

第 29 章　子宫粘连的宫腔镜治疗
Hysteroscopic Management of Uterine Synechiae

Jude Ehiabhi Okohue　Angelo B. Hooker　Preye Owen Fiebai　著

宫腔粘连（intrauterine adhesion，IUA）或子宫粘连是子宫腔内瘢痕组织增生的结果，最终会导致子宫壁之间部分或完全粘连，并出现临床症状。最早由德国妇科医生 Henrich Fritsch 于 1894 年在刮宫术（dilatation and curettage，D&C）后描述并发表[1]，Joseph Asherman 在 1948 年进一步明确了这种综合征的病因和流行病学，此后称为 Asherman 综合征。Joseph Asherman 描述了 29 例子宫造影术后宫腔受累的病例，并把内膜损伤和粘连与月经失调和不孕症联系起来[2]。

尽管诊断 Asherman 综合征需要相关的体征和症状支持，如 IUA 伴有月经不规律或不孕，但 IUA 和 Asherman 综合征这两个术语会经常互换使用。有时非妊娠相关的 IUA 患者也会出现与 Asherman 综合征相同的症状，虽然一些学者认为 Asherman 综合征适用于这种情况，但也有人认为 Asherman 综合征应该仅限于与妊娠相关的子宫内膜损伤引起的宫腔粘连的病例[3]。

一、病因学

宫腔粘连的确切发病机制尚不清楚，目前认为多种易感和致病因素共同参与并促进其形成。IUA 的确切患病率仍然未知，但在普通人群中较低。宫腔粘连发生在宫腔损伤后。当子宫内膜基底层损伤后，其对应的宫腔表面会形成肉芽组织。这些肉芽组织一旦结合，就形成了粘连，最终会导致部分或全部子宫腔闭塞。Hooker 及其同事最近对相关文献进行了系统综述，报道称，在自然流产、药物或手术治疗后 12 个月内宫腔镜检查评估的 912 名女性中，IUA 的患病率为 19.1%，这其中 86% 的患者接受过刮宫术[4]。在一项对 1856 例 Asherman 综合征患者的研究中，Schenker 和 Margaloith 发现 90.8% 的病例与妊娠相关，包括终止妊娠、流产、顺产或剖宫产[5]。因此，妊娠期或与近期妊娠相关的宫颈扩张及刮宫手术可能是子宫粘连最常见的诱发因素。

子宫粘连的其他病因包括子宫肌瘤切除术、B-lynch 压迫缝合线的使用、宫内节育器的使用、子宫动脉栓塞、生殖道结核等感染及先天性米勒管畸形术后[6-8]。

二、分级

目前存在多种 IUA 的分级标准，但没有一个被广泛认可或与生育功能相联系。迄今为止，并没有对各类分级方法进行比较的研究，致使各类分级方法之间的可比性较差。国际上最常用的分级标准是 March 及美国生育学会（American Fertility Society，AFS）和欧洲妇科内镜学会（European Society of Gynecological Endoscopy，ESGE）的分级标准。

在 March 分级标准（1978）中，粘连根据粘连类型和宫腔受累情况分为轻度、中度和重度；AFS 分级（1988）基于受累程度、粘连类型和月经模式来评分，从而决定了 Ⅰ～Ⅲ 级的分级；ESGE 分级标准源于欧洲妇科内镜学会，根据粘连的严重程度分为 7 个等级。后面两种分级都是以粘连的类型、部位、宫腔受累的程度及有无闭经或明显的月经减少为评判标准来评估。

表 29-1 列出了欧洲妇科内镜学会宫腔粘连的分级，表 29-2 列出了美国生育学会的分级标准。

表 29-1　欧洲妇科内镜学会宫腔粘连分级	
级　别	宫腔粘连程度
I	菲薄或膜状粘连，单用宫腔镜容易松解，宫角部正常
II	一处连接子宫腔不同部位的致密粘连，双侧输卵管开口可见，不能仅通过宫腔镜松解
II A	仅在宫颈内口的闭塞性粘连，宫颈以上的宫腔正常
III	多处连接宫腔不同部位的致密粘连，单侧输卵管口闭塞
III A	宫腔壁有大面积瘢痕，伴闭经或月经过少
III B	III 和 III A 的组合
IV	广泛牢固的子宫壁粘连和瘢痕，双输卵管口闭塞

表 29-2　美国生育学会宫腔粘连的分级		
粘连得分		
宫腔累及的程度（得分）	<1/3 (1)	1/3～2/3 (2)	>2/3 (4)
粘连的类型（得分）	膜状 (1)	膜状和致密之间 (2)	致密 (4)
月经（得分）	正常 (1)	月经减少 (2)	闭经 (4)
诊断分类		
疾病严重程度 [a]	得　分	
I 级（轻度）	1～4	
II 级（中度）	5～8	
III 级（重度）	9～12	

a. 疾病严重程度根据累积评分分级

三、临床表现

IUA 患者可无症状而未被诊断，目前尚不确定无症状女性的生育功能是否受 IUA 的影响。

患有 IUA 或 Asherman 综合征的女性可表现出以下症状：①月经减少 / 闭经；②周期性下腹部 / 盆腔疼痛；③复发性流产；④不孕。

四、诊断

诊断宫腔粘连主要依靠临床表现和对子宫内膜的评估，以下检查有助于明确诊断。

（一）宫腔镜检查

宫腔镜仍然被认为是诊断子宫粘连或 IUA 的金标准（图 29-1 至图 29-5）。宫腔镜检查术能够在直视状态下观察宫腔形态，可充分评估粘连的范围、部位和程度，同时也可以检查宫腔内的其他异常。此外，还可以同时进行粘连松解术。当不能进行宫腔镜检查时，可以考虑其他诊断方法，

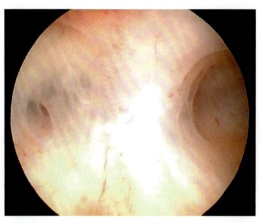

▲ 图 29-1　宫腔粘连

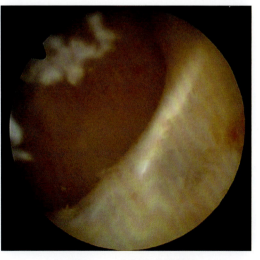

▲ 图 29-2　左侧子宫壁粘连

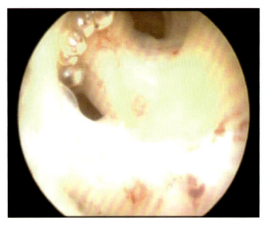

▲ 图 29-3　宫颈内口的柱状粘连

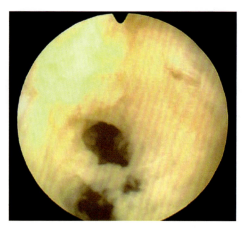

▲ 图 29-5　宫腔严重粘连

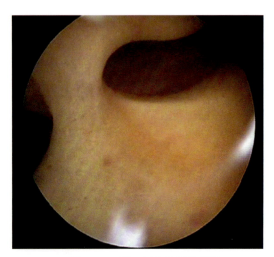

▲ 图 29-4　另一例宫腔柱状粘连

如子宫输卵管造影术、超声和宫腔声学造影，但这些诊断方法的精准度都低于宫腔镜，常出现假阳性和误诊的情况。

（二）子宫输卵管造影术

子宫输卵管造影术可以作为一项门诊检查手段。它可以显示宫腔内的充盈缺损，严重者可表现为宫腔完全闭塞。

（三）生理盐水宫腔声学造影

在门诊超声室进行，通过特殊的宫内导管向宫腔灌输生理盐水。

（四）经阴道超声检查

经阴道超声有助于超声医生诊断子宫粘连，但诊断准确性低。

（五）MRI

由于费用昂贵，很少使用。

（六）三维超声

妇科三维超声也有助于诊断宫腔内粘连，在IUA诊断中前景广阔，值得进一步研究。

五、治疗

宫腔镜粘连松解术是 IUA 的有效治疗方法，由于宫腔镜能够直视宫腔内的 IUA，盲视下粘连松解术已被取缔[9]。

宫腔镜粘连松解术旨在恢复宫腔的正常解剖结构，同时采取措施预防复发。由于缺乏不同治疗方式之间的随机对照试验，妇科医生基本上是基于个人经验、病例分析和病例报道，针对患者的个人需求选择适宜的手术方式来治疗 IUA。

刚性宫腔镜是治疗 IUA 最常用的设备。多年来，宫腔镜设备不断发展，光学和光纤技术的不断改进和附件的不断更新，使视觉分辨率和手术技术都得到了提高[10]。

第一批宫腔镜的直径为 5.5～6mm，清晰度较低。该技术的发展十分缓慢，很久以后，直径 2.9～4mm 的宫腔镜才被制造出来，现在有清晰度高且直径小于 2mm 的宫腔镜。

宫腔镜分别连接到内部的冲洗和外部的抽吸鞘上，以确保液体的持续流动。还附带了一个 5F 的操作通道，通过它可以引入宫腔镜手持器械，如剪刀和抓钳。在宫颈狭窄的情况下，可在阴道内使用米索前列醇，促进宫颈管扩张[11, 12]。

可以利用膨宫介质的压力或使用宫腔镜的尖端分离轻度粘连[13]。但经操作通道置入的宫腔镜剪刀可作为粘连松解术的首选（图 29-6），因为与使用能量器械相比，剪刀对子宫内膜的损伤更小[14,15]。在绝大多数情况下，不需要使用能量器械。

如果有需要使用能量器械的情况，可以选择单极或双极能量器械。单极器械需要使用低渗非电解质的非导电液体（如 1.5% 甘氨酸）；双极能量器械需要使用等渗导电液体（如生理盐水和乳酸钠林格液）。严格评估和记录液体输入量和输出量对患者的安全至关重要。

当使用生理盐水时，允许出现 2.5L 的负欠量，但当使用单极和 1.5% 甘氨酸时，差值达 1L 后即要停止手术。

在尽可能低的宫内压下有一个清晰的视野很重要。在宫腔镜术中，手动加压泵和自动泵可随时提供液体输送。使用低压、高流量的液体输送系统比高压、低流量的液体输送系统可视化效果更好[16]。

宫腔镜下粘连松解术需要先处理位于宫腔中心的宫腔粘连，其次是位于外围的病灶[16]。在解剖结构不清楚的情况下，为了尽量减少子宫穿孔的风险，可在超声监测或腹腔镜同步监测下进行宫腔镜手术。也可以使用荧光透视镜来指导宫腔镜下粘连松解术，以识别宫腔镜可视区域以外的子宫腔[17]。

虽然以上操作都是为了预防子宫穿孔，但宫腔镜粘连松解术仍被认为是导致子宫穿孔风险最高的手术[18]。如果术中怀疑有穿孔，应根据穿孔的原因进行相应处理。由宫腔镜、剪刀或抓钳引起的穿孔，很少会发生严重的腹腔出血或肠穿孔，可以选择保守处理[16]；而由能量器械引起的穿孔则需要紧急进行腹腔镜检查，以确定穿孔的位置，排除严重出血的情况，并检查肠道是否有损伤的迹象，尽管这些迹象不一定会立即出现。

其他报道中提到的治疗 IUA 的方法还包括使用 Nd/YAG 和 KTP 激光。据报道，这两种激光会损害子宫内膜，而且治疗费用较高[19]。

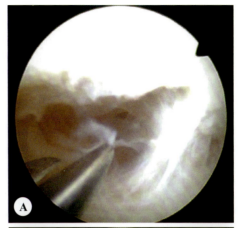

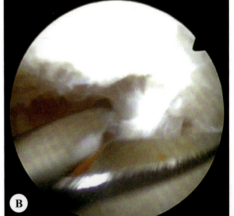

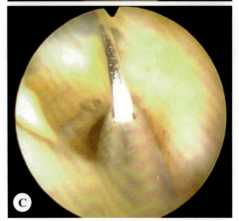

▲ 图 29-6 用剪刀进行宫腔粘连松解术

Mccomb 和 Wagner 报道了 6 例严重 IUA 病例的治疗[20]。在腹腔镜监护下，将 13F Pratt 宫颈扩张棒自宫颈口沿着子宫侧壁分别进入两侧宫角部位，将宫腔内粘连形成子宫纵隔样的形态学改变，然后用剪刀将纤维化的纵隔样组织剪开直至宫底部。该技术并发症发生率高，因此几乎不再使用。

Protopapas 及其同事描述了另一种宫腔镜技术[21]，通过使用带有 Collins 电刀的电切镜，在肌层从宫底到峡部切开 6～8 个 4mm 长的纵向切口。

他们旨在通过扩大子宫腔，显露功能性子宫内膜。报道显示，所有受试者的月经量都有所增加。宫腔镜刨削分碎系统正在成为 IUA 病例的一种可能的治疗方式。

在 IUA 的治疗中，干细胞疗法越来越流行。干细胞在体内和体外均能增殖分化为成熟的特化细胞[22]。一名患有严重 Asherman 综合征的患者使用干细胞治疗后，其子宫内膜厚度达到了 8mm，随后通过体外受精成功受孕[23]。

六、预防粘连再形成

在接受粘连松解术后，约 27% 的患者会复发[3]，子宫粘连的复发是一个严重的问题，但关于预防复发的现有证据仍然有限。

（一）宫内节育器

子宫内膜粘连松解术完成后，可以通过放置宫内节育器（intrauterine device，IUD）维持子宫壁的分离，最初采用的是 Lippes 节育环，但由于经济原因目前已停止生产[24]。T 型铜 IUD 中所含的铜会引起子宫内膜炎症反应，而且表面积较小。

（二）宫内 Foley 导管

Foley 导管可以预防子宫壁贴合在一起，从而降低粘连复发率。一项非随机研究对粘连松解术后使用 Foley 导尿管 10 天与使用 IUD 3 个月进行了比较，发现 Foley 导管组的感染率和复发率更低[25]。用新鲜羊膜包裹 Foley 导管的球囊已被证实可以促进内膜的修复[26]。

（三）宫内球囊支架

宫内球囊支架与 Foley 导管具有相似的作用，但宫内球囊支架是三角形的，更符合宫腔的形状。最近的研究表明，与 IUD 或透明质酸相比，使用宫内球囊支架的粘连复发率更低[27]。

（四）可再吸收制剂：宫内凝胶

几种可再吸收制剂可以用于预防宫腔粘连。其中，透明质酸是一种已注册的用于预防 IUA 复发的药物。作为腹膜液的一种天然成分，透明质酸有助于保持组织润滑和宫腔结构的完整性。尽管证据有限，但一篇系统综述和 Meta 分析表明，透明质酸在预防粘连再形成方面是有效的[28]。

七、子宫内膜准备

宫腔镜下子宫粘连松解后，可使用多种药物来刺激残余子宫内膜生长，雌激素就是其中之一。雌激素剂量和给药途径的比较研究很少，最近的一项比较研究发现每天口服 2mg 和 6mg 雌激素对预防宫腔粘连复发的作用没有显著差异[29]。其他促进血液循环的药物，如阿司匹林、硝酸甘油和柠檬酸西地那非也被尝试过。但迄今为止，接受这些治疗的女性数量仍然很少，并且还没有进行大规模的研究评估这些治疗的效果。

研究表明，使用自体富血小板血浆（platelet-rich plasma，PRP）可以增加难治性子宫内膜薄的患者的子宫内膜厚度，并可能有助于粘连松解术后内膜的愈合[30]。具体做法为：制备并在子宫腔内注射约 1ml PRP，48～72h 后进行经阴道超声检查来测量子宫内膜厚度。如果发现子宫内膜厚度小于 7mm，则可以再次注射 PRP。

八、随访

为了及时识别复发，需要经常对患者进行随访。随访过程中，可以通过门诊宫腔镜、生理盐水灌注超声和子宫输卵管造影等检查手段来进行评估，旨在尽早识别复发并及时进行治疗。

学习要点

- 子宫粘连在普通人群中较为少见。
- 最重要的危险因素是妊娠。
- 目前尚没有不同分级标准的比较分析。
- 宫腔镜是子宫粘连诊断与治疗的金标准。
- 宫腔镜下粘连松解术仍然是子宫穿孔风险最大的手术。
- 关于预防子宫粘连复发的现有证据有限。

参 考 文 献

[1] Asherman JG. Amenorrhoea traumatic (atretica). J Obstet Gynaecol Br Emp. 1948;55:23.

[2] Asherman JG. Traumatic intrauterine adhesions. J Obstet Gynaecol Br Emp. 1950;57:892–6.

[3] Hanstede MM, Van der Meij E, Goedemans L, Emmanuel MH. Results of centralised Asherman surgery, 2003–2013. Fertil Steril. 2015;104(6):1561–8.

[4] Hooker AB, Lemmers M, Thurkow AL, Heymans MW, Opmeer BC, Brolmann HA, et al. Systematic review and meta-analysis of intrauterine adhesions after miscarriage: prevalence, risk factors and long term reproductive outcome. Hum Reprod Update. 2014;20(2):262.

[5] Schenker JG, Marghioth EJ. Intra-uterine adhesions: an updated appraisal. Fertil Steril. 1982;37:593–610.

[6] March CM. Asherman's syndrome. Semin Reprod Med. 2011;29(2):83–94.

[7] Rasheed SM, Amin MM, Abo Ellah AH, Abo Elhassan AM, El Zahry MA, Wahab HA. Reproductive performance after conservative surgical treatment of postpartum haemorrhage. Int J Gynaecol Obstet. 2014;124(3):248–52.

[8] Song D, Liu Y, Xiao Y, Li T-C, Zhou F, Xie E. A matched cohort study of intrauterine adhesiolysis for Asherman syndrome after uterine artery embolization or surgical trauma. J Minim Invasive Gynecol. 2014;21(6):1022–8.

[9] Okohue JE. Adhesions and abortion. In: Tinelli A, Alonso Pacheco L, Haimovich S, editors. Hysteroscopy. Cham: Springer; 2018.

[10] Emmanuel MH. New developments in hysteroscopy. Best Pract Res Clin Obstet Gynaecol. 2013;27:421–9.

[11] Oppegaard KS, Wesheim BI, Istre O, Qvigstad E. Comparison of self administered misoprostol versus placebo for cervical ripening prior to operative hysteroscopy using a sequential design. BJOG. 2008;115(5):663–e9.

[12] Al-Fozan H, Firwana B, Alkadri H, Hassan S, Tulandi T. Preoperative ripening of the cervix before operative hysteroscopy. Cochrane Database Syst Rev. 2015;23(4):CD005998.

[13] Sugimoto O. Diagnostic and therapeutic hysteroscopy for traumatic intrauterine adhesions. Am J Obstet Gynecol. 1978;131:539–47.

[14] Yu D, Wong YM, Cheong Y, Xia E, Li TC. Asherman syndrome – one century later. Fertil Steril. 2008;89:759–79.

[15] Kodaman PH, Arici AA. Intrauterine adhesions and fertility outcome: how to optimize success? Curr Opin Obstet Gynecol. 2007;19(3):207–14.

[16] Emmanuel MH, Hanstede M. Hysteroscopic treatment of Asherman syndrome. In: Tinelli A, Alonso Pacheco L, Haimovich S, editors. Hysteroscopy. Cham: Springer; 2018.

[17] Broome JD, Vancaille TG. Fluoroscopically guided hysteroscopic division of adhesions in severe Asherman syndrome. Obstet Gynecol. 1999;93:1041–3.

[18] Hulka JF, Peterson HA, Philips JM, Surrey MW. Operative hysteroscopy: American Association of Gynecologic Laparoscopist's 1993. Membership survey. J Am Assoc Gynecol Laparosc. 1995;2(2):131.

[19] Emmanuel MH. New development in hysteroscopy. Best Pract Res Clin Obstet Gynecol. 2013;27:421–9.

[20] McComb PF, Wagner BL. Simplified therapy for Asherman's syndrome. Fertil Steril. 1997;11:1047–50.

[21] Protopapas A, Shushan A, Magos A. Myometrial scoring: a new technique for the management of Asherman's syndrome. Fertil Steril. 1998;69:860–4.

[22] Herberts CA, Kwa MS, Hermsen HP. Risk factors in the development of stem cell therapy. J Transl Med. 2011;9:29.

[23] Nagori CB, Panchal SY, Patel H. Endometrial regeneration using autologous adult stem cells followed by conception by in vitro fertilization in a patient of severe Asherman's syndrome. J Hum Reprod Sci. 2011;4(1):43–8.

[24] Ortho Stops Marketing Lippers Loop; cites economic factors. Contracept Technol Update. 1985;6(11):149–52.

[25] Orhue AA, Aziken ME, Igbefoh JO. A comparison of two adjunctive treatments for intrauterine adhesions following lysis. Int J Gynaecol Obstet. 2003;82:49–56.

[26] Peng X, Li T, Zhao Y, et al. Safety and efficacy of amnion graft in preventing reformation of intrauterine adhesions. J Minim Invasive Gynecol. 2017;24(7):1204–10.

[27] Lin X, Wei M, Li TC, Huang Q, Huang D, Zhou F, Zhang S. A comparison of intrauterine balloon, intrauterine contraceptive device and hyaluronic acid gel in the prevention of adhesion reformation following hysteroscopic surgery for Asherman syndrome: a cohort study. Eur J Obstet Gynecol Reprod Biol. 2013;170:512–6.

[28] Hearly MW, Schexnayder B, Connell MT, Terry N, Decherney AH, Csokmay JM, et al. Intrauterine adhesion prevention after hysteroscopy: a systematic review and meta-analysis. Am J Obstet Gynecol. 2016;215(3):267.

[29] Guo J, Li T, Liu Y, et al. A prospective, randomized, controlled trial comparing two doses of oestrogen therapy after hysteroscopic adhesiolysis to prevent intrauterine adhesion recurrence. Reprod Biomed Online. 2017;35(5):555–61.

[30] Kim H, Shin JE, Koo HS, et al. Effect of autologous platelet-rich plasma treatment on refractory thin endometrium during the frozen embryo transfer cycle. A pilot study. Frontline Endocrinol. 2019; https://doi.org/10.3389/fendo.

第30章　宫腔镜下子宫肌瘤切除术
Hysteroscopic Myomectomy

Sunday Omale Onuh　Philips Uche Ekpe　Rais S. Ibraheem　著

子宫平滑肌瘤或纤维瘤是发生于子宫肌层的单克隆起源的良性肿瘤，是女性生殖系统中最常见的肿瘤[1]。根据位置，子宫肌瘤可以分为浆膜下肌瘤、肌壁间肌瘤和黏膜下肌瘤。虽然黏膜下肌瘤仅占所有肌瘤的 5.5%～16.6%，但其引起的症状是最严重的[2]。大多数黏膜下肌瘤与子宫腔的解剖结构扭曲相关，临床表现为月经过多（heavy menstrual bleeding，HMB）、不孕和流产等[3]。

宫腔镜下子宫肌瘤切除术现已成为黏膜下肌瘤的主要治疗手段。1976 年，Neuwirth 和 Amin 首次进行了宫腔镜下子宫肌瘤切除术[4]。在过去的 30 年，仪器的改进和技术的进步不仅提高了宫腔镜手术切除黏膜下肌瘤的可能性和操作的简便性，同时也使宫腔镜下子宫肌瘤切除术进入了微创手术的行列[5]。

目前，宫腔镜手术被广泛应用于子宫肌瘤的切除。这种手术可以采用冷剪刀、抓钳或分碎器等机械工具，也可以利用单极、双极、射频和激光等能量器械进行操作[6]。大部分情况下，宫腔镜手术需要在全身麻醉下进行，少数情况下也可以在门诊手术室进行[6]。

一、黏膜下肌瘤的分类

黏膜下肌瘤有多种分类方法，对子宫肌瘤进行恰当的分类有助于选择合适的手术方案，从而能够消除或减少并发症的发生。最流行的分类是由欧洲妇科内镜学会制订的[7]，它将黏膜下肌瘤分为三类（表 30-1 和图 30-1）。

还有一些其他分类方法，其中值得注意的是

表 30-1 黏膜下肌瘤的 ESGE 分类	
0	有蒂，无明显的肌层延伸
I	无蒂，并且子宫肌层延伸范围小于肌瘤体积的 50% 时
II	无蒂，并且子宫肌层延伸范围等于或大于肌瘤体积的 50% 时

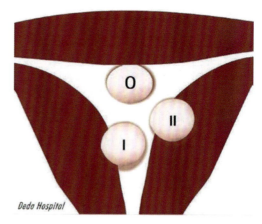

▲ 图 30-1　黏膜下肌瘤分类（FIGO）

Lasmar 提出的 STEPW 分类[8]，通过经阴道超声检查（trans-vaginal ultrasound scan，TVUS）或 MRI 来评估肌瘤的大小、形状、基底延伸、肌壁穿透范围和侧壁位置等特征。

二、宫腔镜子宫肌瘤切除术的适应证

明确宫腔镜子宫肌瘤切除的适应证是评估宫腔镜子宫肌瘤切除手术的可行性和预防并发症的关键因素。当肌瘤≤3cm，分型为 0 型或 I 型、预计手术时间小于 20min 时，手术结果通常较为理想，这些可作为筛选患者的标准[3]。在决定进行宫腔镜子宫肌瘤切除术之前，需要考虑的因素，包括患者的生育要求，黏膜下肌瘤的大小、数量和位置，以及肌瘤与浆膜层之间的距离（对于 II 型肌瘤）[9]。其他需要考虑的因素包括有无合并其他盆腔病变，以及外科医生的专业知识和偏好，因为这些因素可能会影响子宫肌瘤切除术的入路方式。

（一）宫腔镜子宫肌瘤切除术的适应证

宫腔镜下子宫肌瘤切除术的主要适应证是异常子宫出血（abnormal uterine bleeding，AUB）、不孕和复发性流产[3]。在尼日利亚，不孕症是宫腔镜子宫肌瘤切除术最常见的适应证，其次是月经过多[10]。

• AUB：大多数患者临床症状是月经量过多，主要由黏膜下肌瘤导致子宫内膜表面积增加所致。在患者无生育要求的情况下，联合子宫内膜消融术比单纯宫腔镜下子宫肌瘤切除术的效果更好[11, 12]。

• 不孕：黏膜下肌瘤降低了生育率，切除黏膜下肌瘤可以改善生育结局[11]。

• 复发性流产：黏膜下肌瘤与复发性流产（尤其是妊娠早期）之间的关系尚不明确，但一些研究表明，去除黏膜下肌瘤有助于预防复发性流产[11]。

在其他情况下，如果黏膜下肌瘤患者出现与肌瘤无关的症状，并且其他治疗方法无效，也可以进行宫腔镜下子宫肌瘤切除术。这些情况包括：①痛经；②宫颈异位妊娠；③白带异常；④坏死性平滑肌瘤（子宫动脉栓塞引起）；⑤影像学检查中无法确定宫腔病变的性质，需要组织学评估时；⑥早产史；⑦产后出血；⑧绝经后出血；⑨因黏膜下肌瘤引起或加重的产后感染。

（二）禁忌证

宫腔镜子宫肌瘤切除术的禁忌证属于宫腔镜检查的一般禁忌证，主要为：①宫内妊娠；②盆腔感染；③宫颈癌；④子宫内膜癌。

三、知情同意和术前评估

知情同意是必要的，患者应了解手术的细节、手术过程中可能出现的并发症及复发的可能性。医生应向患者解释二期手术的可能性，以及在必要时（尤其是预期难度较大的病例）转为经腹手术的情况，还应与患者探讨介入放射治疗和药物治疗等治疗方式。

术前评估包括详细的病史采集、术前检查和体格检查，以确定与肌瘤相关的症状和体征，从而明确诊断，并排除禁忌证。一般的术前检查适用于排除可能影响手术结果的任何医疗状况。

用于评估子宫肌瘤位置的检查主要是影像学检查和诊断性宫腔镜检查，影像学检查包括子宫输卵管造影、生理盐水灌注超声（aaline infusion sonography，SIS）、TVUS、经腹部超声扫描（trans-abdominal ultrasound scan，TAUS）和 MRI。

SIS 因其经济、使用方便，并且能够描述黏膜下肌瘤的特征和肌壁穿透的深度，是较好的影像学检查手段[13]。

TVUS 可以显示黏膜下肌瘤子宫肌壁穿透的深度、大小和其他肌瘤的位置。

MRI 在子宫肌瘤的定位、与周围组织的关系和鉴别诊断方面具有很强的准确性，但因其成本较高，不适合作为常规的检查手段。

HSG 和 CT 在显示子宫肌壁穿透深度方面的价值有限。

诊断性宫腔镜检查（可作为一种门诊手术）在对子宫内膜腔的术前评估中具有重要价值，它显示了黏膜下肌瘤向子宫内膜腔突出的程度。

影像学检查及宫腔镜检查对肌瘤的评估，有助于筛选适合宫腔镜手术的患者，预防和应对术中失血，最大限度地减少液体超负荷，并有助于选择适合的手术器械[14]。

四、手术器械和膨宫介质

宫腔镜子宫肌瘤切除术可通过以下器械/方法实现：①通过宫腔镜鞘引入剪刀或抓钳；②单极环或双极环的电切镜（取决于施加的电流）；③分碎器（如 Truclear 和 Myosure）；④气化装置。

宫腔镜检查中使用的膨宫介质取决于所使用

的器械和电流的性质。膨宫介质 / 液体被灌输到宫腔中，使宫腔膨胀，从而实现可视化。为了使视野更清晰，首选连续灌流操作鞘系统，来持续清除混合了血液的液体。液体输送可以通过重力作用、使用压力袋或自动压力系统进行，首选自动压力系统，在 90~132cmH$_2$O 的压力下输送液体[15]，将宫内压力保持在 70~80mmHg[16]。

液体管理的目标包括预防过量液体摄入，及时识别液体超负荷并尽可能选择产生并发症最轻的膨宫液[9]。

使用的液体主要分为以下情况。

低渗（无电解质）液体，如 1.5% 甘氨酸、3% 山梨醇、5% 甘露醇和 Hyskon（32% 右旋糖酐 70，含葡萄糖），这些只能与单极电外科设备一起使用。

在使用双极电外科设备和相关器械时，应使用等渗（含电解质）液体，如生理盐水和乳酸林格液。

手术期间的液体管理非常重要，应该有一个监测系统来观察液体负欠量。液体负欠量会随着切除深度的增加而显著增加。Lasmar 在 2011 年[17]观察到，0 型、Ⅰ 型和 Ⅱ 型子宫肌瘤切除术的平均液体负欠量分别为 450ml、957ml 和 1682ml。在正常成年人进行手术时，使用低渗液（除了 Hyskon 为 500ml）建议的最大允许液体负欠量为 1000ml，使用等渗液建议为 2000~2500ml[3]。一旦达到最大允许液体负欠量，建议立即中止手术。

五、术前药物准备

为提高手术效果，在手术前或手术时可以使用一些药物。

• 促性腺激素释放激素（gonadotropin-releasing hormones，GnRH）类似物：已经证实手术前使用 GnRH 类似物（长效制剂）2~3 个月，可以通过诱导闭经帮助恢复血红蛋白和铁储备，从而治疗贫血[18]。GnRH 类似物还可以缩小子宫肌瘤的体积，尤其是位于子宫肌层内的部分，这有利于完全切除肌瘤，特别是 Ⅱ 型黏膜下肌瘤。GnRH 类似物预

处理可以改善手术视野，并降低膨宫液的吸收速率。但 GnRH 类似物在缩短手术时间、减少膨宫液的全身吸收和促进肌瘤完全切除方面的作用仍有争议[9]。

• 前列腺素（米索前列醇）：宫腔镜进入前，宫颈扩张可能导致各种创伤。使用米索前列醇进行宫颈预处理已被证明可以减少绝经前女性的创伤并发症[19, 20]。米索前列醇应在手术前 12~24h 口服或阴道给药，剂量为 200~400μg。

• 血管收缩药：已经发现宫颈注射血管加压素可减少手术过程中的出血，增加可视性，并减少膨宫液的全身吸收[14, 21]。此外，宫颈注射前列腺素（卡前列素）也可有效减少膨宫液的全身吸收[22]。

六、手术步骤

宫腔镜子宫肌瘤切除术可以使用以下设备进行。

• 可通过操作通道使用的冷剪刀或抓钳。

• 能量切割所用的电切镜和气化技术（如适用）。

• 被称为分碎器的组织去除装置（子宫分碎器，Truclear 和 Myosure）。

最常用的宫腔镜手术是利用能量设备的宫腔镜环形电极切除技术[13]。

可采取全身麻醉或局部麻醉，在某些情况下也可采取静脉全身麻醉。

将患者置于截石位进行消毒和铺巾，避免采取头低足高位（因为该体位与空气栓塞有关）[3]。使用非留置导尿管排空膀胱，进行双合诊以评估骨盆情况。用 Sims 窥器（鸭嘴形窥器）显露宫颈，宫颈钳夹住宫颈前唇进行宫颈扩张术。一些术者在宫颈内注射加压素或卡前列素，以诱导血管收缩，减少出血和膨宫液的吸收[15, 22]。建立膨宫液的输送和收集系统及能量系统。对于单极电极，将切割电流设置为 60~100W，将电凝电流设置在 60W；对于双极系统，使用机器上的默认设置。

当子宫腔充满膨宫液时，在宫腔镜直视下推进电切镜，在宫腔内对输卵管开口、肌瘤基底

部、肌瘤的数量、位置和大小进行详尽的检查（图 30-2）。

检查还可发现粘连等伴随病变。检查后，将环形电极推进到待切除区域以外，开始切除肌瘤。启动脚踏开关，朝着宫腔镜的镜头方向开始刨削肌瘤。在激活电极之前，务必确保环形电极处于视野内。以同样的方式重复刨削过程，直到到达肌瘤的底部。通电时，不要让环形电极停留过久，以免损伤附近的子宫内膜组织，甚至造成邻近的肠道和膀胱的热损伤。手术过程中可以中断膨宫来恢复子宫收缩，从而使子宫肌瘤进一步突入到宫腔内。一些药物（如前列腺素），已被用于增加子宫收缩力[23, 24]，而一些学者认为通过双手触诊按摩子宫也可促进子宫收缩[25, 26]。在使用能量器械切除肌瘤之前，建议将肌瘤的肌壁间部分从假包膜上直接分离。避免切除子宫肌层组织也很重要，因为这可能会导致子宫肌层瘢痕形成，增加出血、液体吸收和子宫穿孔的风险。为了减少以上并发症，一些学者提倡"冷刀"宫腔镜子宫肌瘤切除术[27]。该方法适用于Ⅰ型和Ⅱ型黏膜下肌瘤。肌瘤的腔内部分是通过用能量系统（刨削）来去除的，而肌壁间的部分是用冷环机械地切除。

手术停止的时机非常重要，尤其是在处理大型肌瘤或Ⅱ型肌瘤时。一般来讲，超声引导有利于实现肌瘤的完全切除[28]。

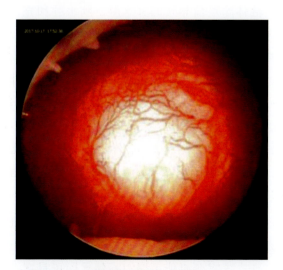

▲ 图 30-2　0 型黏膜下肌瘤（图片由 Gynescope Specialist Hospital 提供）

组织 / 标本移除：子宫肌瘤切除后获得的组织可以通过以下方式移除：①在不通电的情况下使用电切环；②使用息肉钳或抓钳；③盲视下使用卵圆钳；④吸刮术；⑤宫腔镜缓慢移动，将肌瘤碎片冲洗干净。

使用电切镜完全切除肌瘤的概率：完全切除肌瘤的概率在很大程度上取决于黏膜下肌瘤的类型和大小，Ⅱ型肌瘤更容易切除不完全，尤其是当肌瘤大于 3cm 时。一些病例报道，0 型、Ⅰ型和Ⅱ型肌瘤的完全切除率分别为 96%～97%、86%～90% 和 61%～83%[7, 29]。

七、进一步的考虑和术后护理

尽管感染率很低，但仍有必要预防性使用抗生素。在巨大肌瘤切除后，需要考虑晚期并发症（Asherman 综合征）的发生，因此需要采取措施来预防粘连的形成。可以置入宫内 Cook 球囊，或者置入 8～10F 儿科 Foley 导管，并注入约 3ml 生理盐水或无菌水，使其在宫腔内保持 5～10 天。对于雌激素水平低的女性，雌激素治疗有助于加速子宫内膜的再生。

八、新技术：黏膜下肌瘤的分碎和气化

黏膜下肌瘤的分碎和气化技术是治疗黏膜下肌瘤的新技术。

（一）分碎术

该方法需使用子宫分碎器，如 Truclear 和 Myosure。目前可用的大多数分碎器都是使用旋转刀片切除黏膜下肌瘤，由此产生的组织碎片通过抽吸去除。不同的是，Symphion 分碎系统利用无刀片装置进行射频能量切除，它拥有独立的液体管理和压力系统。

与环形电极切割技术相比，分碎术的优点是：①切除更容易，缩短了手术时间[29, 30]；②大大减少了手术过程中宫腔镜进出次数（降低了宫颈狭窄的风险）；③产生的组织碎片较少。

缺点是：①大多数分碎器（除了 Symphion 设

备）无法烧灼出血的血管；②对Ⅱ型黏膜下肌瘤的治疗作用有限。

（二）气化技术

该技术使用高功率（120～220W）的气化电极来气化组织。通常使用双极电流，但也可以使用单极电流。气化技术与分碎技术具有相似的优势，主要的缺点是通常无法获得组织病理学检查所需的组织。这一缺点可以通过用环形电极代替气化过程完成手术来克服（从而获得病理学检查所需的组织）。气化技术的另一个缺点是膨宫液中气泡的形成会影响手术视野。

九、二期手术

某些情况下，可能需要进行二期宫腔镜下子宫肌瘤切除术[31]，这些情况包括大的、宽基底或深入子宫肌层的肌瘤及多发性子宫肌瘤。需要进行二期手术的最常见原因是达到了膨宫液最大吸收水平[29]。二期手术之前，必须重新评估患者情况。

十、宫腔镜较腹腔镜在黏膜下肌瘤切除术中的优势

- 无须住院。
- 无腹部瘢痕。
- 可尽快恢复进食。
- 无腹腔粘连的风险。
- 子宫肌层瘢痕最小或无瘢痕。
- 尽早返回工作岗位。

十一、宫腔镜子宫肌瘤切除术的并发症

宫腔镜子宫肌瘤切除术的并发症发生率较低，但关于宫腔镜子宫肌瘤切除术特有并发症的大样本研究很少，一些文献记录了0.8%～2.6%的并发症发生率[32, 33]。其他一些系列研究表明，单个肌瘤切除的并发症发生率（1.4%）低于多发肌瘤切除（6.7%）[32]。

创伤性并发症：包括宫颈裂伤、子宫穿孔、膀胱或肠道损伤。宫颈部创伤可能是由手术中使用抓取器械、扩张过程、宫腔镜或电切镜工具造成的，也可能是机械损伤或热损伤，热损伤的后果最严重。一般来说，创伤并发症并不常见[3, 34]。如果子宫穿孔是由机械因素引起的，可以采取保守治疗。但如果是热损伤，则需要腹腔镜或剖腹探查，来充分评估和处理可能被损害的邻近解剖结构。

出血：宫腔镜下子宫肌瘤切除术导致出血过多并不常见。通常手术失血量为5～100ml[3]。如果出血过多，主要是术前因素导致（大出血史或大肌瘤手术史）。损伤主要的肌层血管也可能发生大出血，尤其是在进行侧壁深部肌瘤的手术时。据报道，在一系列研究中，出血过多的发生率为1.7%[32]。在某些情况下，需要围术期输血。为了防止出血过多，可以在宫颈内注射卡前列素（前列腺素$F_2\alpha$类似物）或血管升压素[22, 24]。如果发生持续性大出血，可以向宫腔内置入Foley导管/球囊，并注入生理盐水，压迫数小时[34]。有学者提出用浸有血管升压素的纱布填塞子宫腔[35]，但因有全身吸收的风险，这种方法不常使用。子宫动脉栓塞术也可被用于止血。

与膨宫液有关的并发症：这些并发症是由于膨宫液的过度吸收引起的，尽管发生率较低，但一旦发生，可能会危及生命。具体并发症与使用的膨宫液的类型有关。使用等渗溶液，主要关注的是液体超负荷导致的肺水肿、脑水肿和充血性心力衰竭。使用低渗溶液，除液体超负荷外，还存在电解质失衡的风险：山梨醇的使用与高血糖相关；甘氨酸的使用与高氨血症、低钠血症和一过性失明相关；Hyskon的使用与凝血障碍和过敏反应有关[3]。

其他早期并发症包括：①感染；②热损伤（特别是单极电极）；③血管迷走神经反应；④麻醉相关并发症。

晚期并发症包括：①切除不完全；②复发性肌瘤；③子宫颈狭窄伴血肿；④宫腔粘连/Asherman综合征；⑤宫颈机能不全；⑥因术中子宫穿孔导致后续妊娠时子宫破裂。

学习要点

- 并非所有黏膜下肌瘤都可以使用宫腔镜切除。
- 关注膨宫介质的过度吸收和其他并发症，了解中止手术的合适时机。
- 在处理侧壁的肌瘤（尤其是Ⅱ型）时，要小心大血管。
- 注意Ⅱ型子宫肌瘤与浆膜的距离，避免子宫穿孔。
- 识别肌瘤的假包膜是避免切割子宫肌层从而造成子宫肌层瘢痕的关键。
- 通电时不要让电切环静止。
- 始终朝着宫腔镜镜头方向刨削（即朝着操作人员），不要朝着远离的方向。
- 避免使用头低足高位（因为该体位发生空气栓塞的风险很高）。
- 使用血管加压素时，要注意患者的心血管状况，并始终与麻醉医生配合操作。
- 避免宫腔镜的反复进出（以防止宫颈狭窄）。
- 使用宫颈预处理药物可减少创伤并发症。

参考文献

[1] Townsend DE, Sparkes RS, Baluda MC, et al. Unicellular histogenesis of uterine leiomyomas as determined by electrophoresis by glucose-6–phosphate dehydrogenase. Am J Obstet Gynecol. 1997;107(8):1168–73.

[2] Roy KK, Singla S, Baruah J, Sharma JB, Kumar S, Singh N. Reproductive outcome following hysteroscopic myomectomy in patients with infertility and recurrent abortions. Arch Gynaecol Obstet. 2010;282(5):553–60.

[3] Solnik MJ, Azziz R. Hysteroscopic myomectomy. In: Cundif GW, Azziz R, Bristow RE, editors. Te Linde's atlas of gynaecology, vol. 27. Philadelphia: Lippincott Williams and Wilkins; 2014. p. 231–9.

[4] Neuwirth RS, Amin HK. Excision of submucous fibroids with hyster hysteroscopic control. Am J Obstet Gynecol. 1976;126(1):95–9.

[5] Donniez J, Dolmans M-M. Uterine fibroid management: from the present to the future. Hum Reprod Update. 2016;22(6):665–6.

[6] Lasmar RB, Lasmar BP. Chapter 35: Limiting factors to office hysteroscopic myomectomy. In: Tinelli A, Pacheco LA, Haimovich S, editors. Hysteroscopy. Cham: Springer International Publishing AG; 2018. p. 357–62.

[7] Wamsteker K, Emanuel MH, de Kruif JH. Transcervical hysteroscopic resection of submucous fibroids for abnormal uterine bleeding: results regarding the degree of intramural extension. Obstet Gynecol. 1993;82:736–40.

[8] Lasmar R, Barrozo P, Dias R, et al. Submucous myoma: a new presurgical classification to evaluate the viability of hysteroscopic surgical treatmentpreliminary report. J Minim Invasive Gynaecol. 2005;12:308–11.

[9] AAGL practice report: practice guidelines for the diagnosis and management of submucous fibroid. J Minim Invasive Gynaecol. 2012;19(2):152–71.

[10] Okohue JE, Onuh SO, Akaba GO, Shaibu SI, Wada I. A 3 year review of hysteroscopy in a private hospital in Nigeria. World J Laparosc Surg. 2009;2(2):26–9.

[11] Pritts EA, Parker WH, Olive DL. Fibroids and infertility: an updated systematic review of the evidence. Fertil Steril. 2009;91:1215–23.

[12] Loffer FD. Improving results of hysteroscopic submucosal myomectomy for menorrhagia by concomitant endometrial ablation. J Minim Invasive Gynecol. 2005;12:254–60.

[13] Brandy LD. Hysteroscopic myomectomy. In: Falcone T, Falk SJ, editors. www.uptodate.com. Accessed on 4 Apr 2018.

[14] American College of Obstetricians and Gynaecologists. Hysteroscopy. ACOG technical bulletin No 191, April 1994. Int J Gynaecol Obstet. 1994;45(2):175–80.

[15] Garry R, Hasham F, Kokri MS, Mooney P. The effect of pressure on fluid absorption during endometrial ablation. J Gynecol Surg. 1992;8:1–10.

[16] Bennett K, Ohrmundt C, Maloni J. Preventing intravasation in women undergoing hysteroscopic procedures. AORN J. 1996;64(5):792–9.

[17] Lasmar RB, Xinmei Z, Indman PD, et al. Feasibility of a new system of clarification of submucous myomas: a multicenter study. Fertil Steril. 2011;95:20173.

[18] Stovall TG, Ling FW, Henry LC, Woodruff MR. A randomized trial evaluating leuprolide acetate before hysterectomy as treatment for leiomyomas. Am J Obstet Gynecol. 1991;164:1420–3. discussion 3–5

[19] Batukan C, Ozgun MT, Ozcelik B, Aygen E, Sahin Y, Turkyilmaz C. Cervical ripening before operative hysteroscopy in premenopausal women: a randomized, double-blind, placebo-controlled comparison of vaginal and oral misoprostol. Fertil Steril. 2008;89:966–73.

[20] Crane JM, Healey S. Use of misoprostol before hysteroscopy: a systematic review. J Obstet Gynaecol Can. 2006;28:373–9.

[21] Phillips DR, Nathanson HG, Milim SJ, Haselkorn JS. The effect of dilute vasopressin solution on the force needed for cervical dilatation: a randomized controlled trial. Obstet Gynecol. 1997;89:507–11.

[22] Indman PD. Hysteroscopic treatment of submucous myomas. Clin Obstet Gynecol. 2006;49: 811–20.

[23] Murakami T, Tamura M, Ozawa Y, et al. Safe techniques in surgery for hysteroscopic myomectomy. J Obstet Gynaecol Res. 2005;31:216.

[24] Indman PD. Use of carboprost to facilitate hysteroscopic resection of submucous myomas. J Am Assoc Gynecol Laparosc. 2004;11:68.

[25] Vlahos NF. Hysteroscopic resection of a large submucosal fibroid using intermittent bimanual uterine massage and a bipolar resectoscope: a

case report. J Reprod Med. 2005;50:543.

[26] Hallez JP. Single-stage total hysteroscopic myomectomies: indications, techniques, and results. Fertil Steril. 1995;63:703.

[27] Mazzon I, Favilli A, Villani V, Gerli S. Hysteroscopic myomectomy respecting the pseudocapsule: The cold loop hysteroscopic myomectomy. In: Tinelli A, Pacheco LA, Haimovich S, editors. Hysteroscopy. Cham: Springer International Publishing AG; 2018. p. 363–74.

[28] Coccia ME, Becattini C, Bracco GL, et al. Intraoperative ultrasound guidance for operative hysteroscopy. A prospective study. J Reprod Med. 2000;45:413.

[29] Van Dongen H, Emanuel MH, Smeets MJ, et al. Follow-up after incomplete hysteroscopic removal of uterine fibroids. Acta Obstet Gynecol Scand. 2006;85:1463.

[30] Pampalona JR, Bastos MD, Moreno GM, et al. A comparison of hysteroscopic mechanical tissue removal with bipolar electrical resection for the management of endometrial polyps in an ambulatory care setting: preliminary results. J Minim Invasive Gynecol. 2015;22:439.

[31] Marziani R, Mossa B, Ebano V, et al. Transcervical hysteroscopic myomectomy: long-term effects on abnormal uterine bleeding. Clin Exp Obstet Gynecol. 2005;32:23.

[32] Polena V, Mergui JL, Perrot N, et al. Long-term results of hysteroscopic myomectomy in 235 patients. Eur J Obstet Gynecol Reprod Biol. 2007;130:232.

[33] Jansen FW, Vredevoogd CB, van Ulzen K, et al. Complications of hysteroscopy: a prospective, multicenter study. Obstet Gynecol. 2000;96:266.

[34] Propst AM, Liberman RF, Harlow BL, Ginsburg ES. Complications of hysteroscopic surgery: predicting patients at risk. Obstet Gynecol. 2000;96:517.

[35] Vilos GA. Hysteroscopic surgery: indication, contraindications and complications. London: Taylor and Francis; 2004.

第 31 章　宫腔镜手术的并发症
Complications Associated with Hysteroscopic Surgery

Emmanuel Kalu　Emily Nzeribe　Charles Nzurumike　著

越来越多的妇科医生开始使用宫腔镜技术进行诊断和治疗，这一技术发展迅速，但医生在使用宫腔镜方面的经验各不相同。随着接受宫腔镜手术高级培训的外科医生数量的增加，宫腔镜手术并发症发生的风险也随之增加。因此，医生需要了解宫腔镜手术可能导致的并发症，以便及时发现并采取干预措施，从而减少不良结局的发生。

一、预防

基础的宫腔镜手术是一种比较安全的手术，并发症发生率较低。宫腔镜手术并发症发生的概率受各种因素影响，包括外科医生的经验、病例的具体情况和手术的复杂性。20 多年前发表在 MISTLETOE 的一项研究中，宫腔镜手术术中和术后并发症的发生率在德国低至 0.24%，在荷兰为 0.28%[1, 2]，在英国则高达 4.4%[3]，而大部分并发症与第一代子宫内膜消融术有关。更先进的第二代和第三代子宫内膜消融技术的发展使该手术更加安全，并发症发生率也大大降低。尽管诊断性宫腔镜的风险极低，但更复杂的手术，包括子宫肌瘤切除术、子宫纵隔切除术和严重粘连的宫腔粘连松解术，并发症发生率可高达 10%[4]。Okohue 等对尼日利亚一家私人医院进行的一系列宫腔镜手术进行了统计，他们的数据显示总并发症发生率为 1.2%[5]。

宫腔镜手术相关的并发症，包括麻醉并发症（局部麻醉和全身麻醉），术中患者体位不当导致的神经后遗症，阴道、宫颈和子宫的创伤（包括撕裂和穿孔）、出血，电凝和热损伤造成的内脏损

伤，各种膨宫介质特有的并发症。感染和手术的其他长期后遗症，包括消融术后妊娠并发症、子宫破裂和罕见的子宫内膜去除 – 输卵管绝育术综合征继发的慢性盆腔疼痛。

二、麻醉并发症

关于宫腔镜手术中麻醉风险已在第 27 章进行了详细介绍。

配备高质量光学镜头的小口径宫腔镜的使用，使得大多数简单的手术现在可以直接在门诊进行，而且不需要麻醉。但有时在门诊手术中可能需要使用局部麻醉药。与局部麻醉药相关的并发症比较少见，但一旦发生，后果可能很严重。过敏和局部麻醉药意外注射入静脉可能会产生严重的后果，高剂量的局部麻醉药还会引起心血管和呼吸道并发症。

预防

为了降低麻醉并发症的发生风险，在宫颈注射局部麻醉药时必须谨慎，可选择避开血管的宫颈 4 点钟和 8 点钟的位置注射。注射前进行常规抽吸检查以避免意外血管内注射。遵循使用适当的剂量并避免使用超过推荐剂量的局部麻醉药。仔细评估患者，避免对手术耐受性差的患者重复使用局部麻醉药。如果有局部麻醉药过量的风险，可取消门诊手术，选择其他合适的麻醉方式。

三、与患者体位不当相关的神经系统并发症

宫腔镜检查需要患者处于截石位或改良截石

位。已经证明，患者（尤其是肥胖患者）在截石位，腿部灌注会减少。在长时间的手术过程中，骨筋膜室肌肉的压力会进一步降低局部血流灌注，导致组织缺血和水肿，引起神经肌肉并发症。

在截石位时，腓总神经和股神经容易损伤。股神经从腹股沟韧带下进入腿部，在髋关节过度屈曲、外展和外旋过程中容易受到压迫，这可能导致股神经极度弯曲。患者会出现股四头肌无力，大腿中部和外侧麻木的症状。尽管这种股神经病变通常会随着时间的推移而消退，但也可能会导致严重的心理和躯体疾病，可能需要物理治疗。

患者在截石位时，腓总神经也容易受损伤。腓总神经环绕腓骨头走行，在截石位中很容易受到压迫。腓总神经受到压迫的表现为足部下垂和足不能背屈。

预防

符合工效学设计的手术床有很好的软垫，可在截石位或其他体位最佳地支撑患者的腿部，而不会对组织或神经造成压迫。在使用带脚蹬的传统手术床的情况下，正确的体位通常会最大限度地降低神经损伤的风险。最适宜的截石位只需要膝盖和髋关节适度弯曲，限制外展和外旋，就可以最大限度地减少对股神经和坐骨神经的拉伸或压迫。如果使用脚镫支撑腿部则必须避免对股神经施加压力。

手术助手靠在患者大腿上，有牵拉坐骨神经的风险，这种情况并不少见。

最后，必须让接受培训的外科医生认识到正确体位的重要性，关注下肢体位与骨筋膜室综合征及神经损伤之间的关联可以最大限度降低这些可避免的宫腔镜并发症发生的风险。

四、子宫颈损伤

在宫腔镜检查过程中，在使用子宫抓钳或子宫颈钳固定子宫颈时，如果器械在牵引过程中脱落，可导致抓钳咬合出血和子宫颈撕脱。

宫颈扩张困难可能导致宫颈撕裂和子宫假道

的形成。宫颈创伤的危险因素，包括宫颈狭窄、绝经后状态、术前使用促性腺激素释放激素激动药、未产妇、既往宫颈手术史和子宫极度后倾/前倾。宫颈和宫颈管的解剖结构变异和异常可能导致扩张困难，容易损伤宫颈，狭窄可能发生在宫颈外口或内口。子宫肌瘤或其他局部病变导致的宫颈管扭曲，可能会导致宫腔镜进入困难，并引起宫腔镜检查中的宫颈创伤和子宫假道的形成。

预防

常规使用非接触式阴道内镜技术可避免子宫颈钳相关出血和宫颈损伤。尽早让实习医生接触非接触式阴道内镜将提高患者的满意度，尤其是在门诊手术时，也能最大限度地减少宫颈局部创伤。

在非接触式技术的实践中，充分理解宫腔镜角度的原理非常重要。宫颈管视野是否合适取决于宫腔镜镜头的角度。例如，去除片可以提供宫颈管的全景视图，并且可以直接插入。然而，对于有角度镜头的宫腔镜，插入的角度应根据宫腔镜物镜的角度决定，确保宫颈管在6点钟方向可见。对于极度后倾的子宫，将宫腔镜旋转180°，使宫颈管保持在12点钟方向可见可能会更容易（图31-1）。尝试让有角度的宫腔镜提供宫颈管全景视图通常会失败，并且可能造成子宫假道和局部组织损伤。

宫腔镜检查时通常不需要扩张宫颈，尤其是使用小口径宫腔镜时。我们的做法是，非必要不常规扩张宫颈。然而，在多数宫腔镜手术中，当需要使用更大直径的宫腔镜时，通常需要扩张宫颈，但在扩张宫颈之前，先尝试直接插入宫腔镜也是可以的。我们发现，最初的水扩张法可以使随后的机械扩张更容易。此外，在扩张前先通过宫腔镜评估宫颈管的走向，会更容易扩张且穿孔的可能性更小。

为了减少宫颈撕裂，需要良好的宫颈钳夹，但"良好的宫颈钳夹"也可能导致出血。使用双齿宫颈钳钳夹宫颈，但不上满齿，可以提高抓握力，同时最低出血风险。当预计宫颈扩张困难或

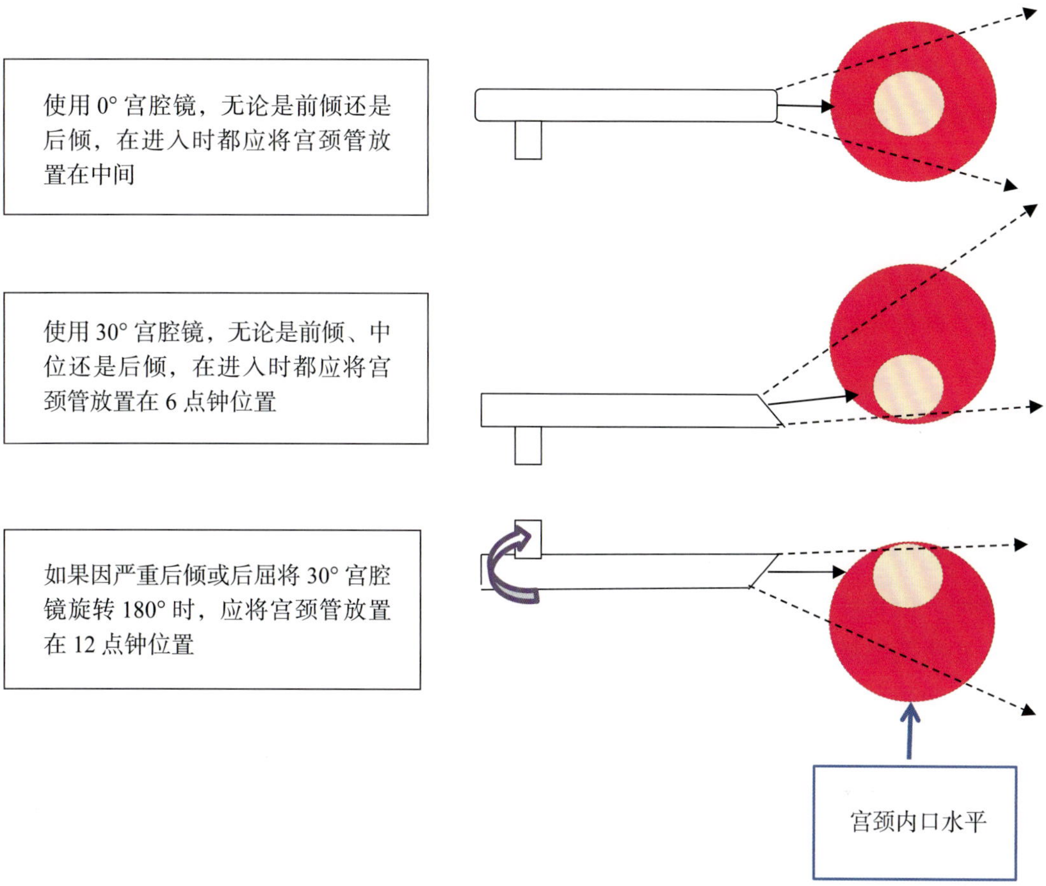

使用 0° 宫腔镜，无论是前倾还是后倾，在进入时都应将宫颈管放置在中间

使用 30° 宫腔镜，无论是前倾、中位还是后倾，在进入时都应将宫颈管放置在 6 点钟位置

如果因严重后倾或后屈将 30° 宫腔镜旋转 180° 时，应将宫颈管放置在 12 点钟位置

宫颈内口水平

▲ 图 31-1　宫颈管视野与宫腔镜镜头角度的关系图

宫颈长度不足时，我们的做法是使用两个宫颈钳。虽然这可能会让外科医生感到不便，但它能提供必要的宫颈抓力，并且不会增加咬合部位的出血。

其他已提出的促进宫颈扩张并降低宫颈创伤风险的措施包括术前使用宫颈软化剂，如在术前 12～24h 口服或阴道使用米索前列醇（200～400μg）；术前置入吸湿性海藻棒（昆布塞条）（在美国常用，但在欧洲或英国不常用）。吸湿性宫颈扩张棒直径有 3～4mm，在宫颈内可以膨胀到原来直径的 2～3 倍。海藻棒的作用时间超过 24h，而合成型扩张棒作用时间则超过 4h [6]。其他研究也报道了在宫颈 4 点钟、8 点钟处深部注射 20ml 稀释的加压素（4U 的加压素加入 80ml 生理盐水，浓度 0.05U/ml）来促进宫颈扩张 [7]。

五、子宫穿孔

宫腔镜手术期间子宫穿孔的发生率为 0.12%～1.4% [3, 8]。大多数穿孔发生在扩张过程中。宫腔镜手术通常需要扩张宫颈到 Hegar8 号或 10 号，这种扩张会增加子宫穿孔的风险。其他子宫穿孔的危险因素与前文讨论的子宫颈损伤的因素相同。

子宫穿孔也可能发生在宫腔镜进入过程中，或发生在使用剪刀等锋利工具和电切镜等能量器械的手术中。

子宫底是宫颈扩张过程中最常见的发生穿孔的部位，由于子宫角的肌层较薄，在该区域的切除手术中特别容易穿孔。

子宫穿孔的早期迹象，包括子宫腔无法扩张或突然不能保持膨宫状态，明显和突然的膨宫液失衡（当液体迅速涌入腹膜腔）、出血，以及有时还可直接看到盆腔、腹部内脏器官。

早期识别子宫穿孔非常重要，因为早期干预和适当的处理可以降低并发症的风险。

大多数因使用扩张器或子宫超声导致的穿孔

一般不会伴随其他损害，但当因锋利的宫腔镜器械（如剪刀）或激活的电极导致子宫穿孔时，可能会导致其他盆腔脏器（包括血管和肠道）的损伤。

（一）预防

由于大多数单纯性穿孔发生在宫颈扩张之后，上述旨在促进宫颈扩张的措施将最大限度地降低子宫穿孔的风险。

在直视下插入宫腔镜可以最大限度地降低宫腔镜进入时穿孔的风险。

为了最大限度地减少切除过程中由通电激活状态的电切环引起的子宫穿孔，一定要确保在向前推进宫腔镜时，电切环是收回在镜鞘内的。此外，外科医生在激活电极时必须避免宫腔镜向前移动。总之，在使用激活电极时，应始终遵守基本的宫腔镜原则，以最大限度地降低穿孔风险。

宫腔镜的另一个重要原则是始终朝向外科医生的方向切除，避免向前切除（逆行法切除）。电切操作时，应向术者的方向回拉电切环至陶瓷鞘并切除是较为安全的方法，可以最大限度地降低子宫穿孔的风险，也可以限制切除范围，避免在切除黏膜下肌瘤过程中对子宫内膜造成损伤。

（二）识别和管理

未能及时识别明显的子宫穿孔可能会产生严重后果。如果没有明显出血，扩张器引起的大多数宫底穿孔一般不需要进一步干预。我们的做法是给患者预防性使用抗生素，并将患者收入院观察一晚。

非宫底部子宫穿孔可能更为严重，因为可能会累及其他盆腔结构，包括子宫血管、阔韧带和膀胱或肠道损伤。当发生非宫底部穿孔时，通常行腹腔镜检查进行盆腔评估。

由激活电极引起的子宫穿孔通常更加严重，需要立即进行腹腔镜检查，有时还需要剖腹探查来评估内脏损伤。在这种情况下，应寻求普外科会诊，并对肠道进行彻底的检查评估，因为肠道损伤有时可能会被忽视，并产生严重的后果。

六、隐匿性内脏热损伤

术中使用能量器械可能会发生盆腔/腹部脏器隐匿性热损伤。单极电刀的散在能量和杂散电流会导致宫腔镜视野之外的组织损伤。例如，在子宫角周围和子宫肌层较薄的地方（包括之前的剖宫产瘢痕）进行切除时，使用单极能量设备会增加子宫腔外结构热损伤的风险。附着在子宫浆膜表面的肠道特别容易受到电切镜手术中宫腔内产生的热能的影响。在手术过程中，热损伤可能并不容易被识别，患者可能会在术后相当长的时间内才出现腹膜炎、败血症和瘘管形成等并发症，甚至导致致命后果。

预防

双极能量设备导致隐匿性热损伤的可能性要小得多，因为散在的能量传播比单极少。然而，即使是使用双极能量，能量相关损伤的风险仍然很大，尤其是在发生穿孔的情况下。

切除子宫角和剖宫产瘢痕等薄肌层区域时，务必格外小心。在第一代全子宫内膜切除/消融过程中，最好使用滚球电极而不是环形电极对薄肌层区域进行消融。但需要注意的是，使用单极能量设备进行滚球消融也可能会导致隐匿性热脏器损伤。

术前使用 MRI 或 3D 超声评估子宫肌层厚度有助于术前规划，但这一点尚未得到验证。

始终保持激活的电极向宫腔镜方向移动的原则最大限度地降低了子宫穿孔的风险，也降低了深度切除后热传递风险。

子宫纵隔切除等手术中激活的电极通常向前移动，只有具备这项操作技能的外科医生才能操作。

七、与膨宫介质相关的并发症

用于宫腔镜手术的各种膨宫介质已经在第28章讨论过了。这里仅讨论使用各种膨宫介质时出现的并发症。

（一）气体介质

使用气体二氧化碳进行扩张仅限于诊断性宫

腔镜手术，目前已经很少使用。已证明使用 CO_2 膨宫会引起很多不适，患者满意度低。CO_2 栓塞并不罕见，亚临床 CO_2 栓塞的发生率约为 0.51%。少量的 CO_2 栓塞并不危险，但大量 CO_2 的栓塞（当使用错误类型的 CO_2 充气器时更有可能发生）可能会导致死亡。因此，在宫腔镜检查期间，绝对不能使用气腹机对子宫腔充入 CO_2，因为在如此高的充气压力下更容易发生 CO_2 栓塞。

（二）液体膨宫介质

高黏度溶液右旋糖酐 70（D10W 中的 32% 葡聚糖 70）已不再普遍使用。尽管右旋糖酐能提供更清晰的视野，尤其是在持续出血的患者中（葡萄糖聚糖不与血液混合），但它需要很大的压力才能输注，如果输注量很大，其亲水性的特质会导致明显的液体血管内渗，从而引起液体超负荷、电解质失衡和心力衰竭。与低黏度流体相比，小剂量的右旋糖酐就可导致液体超负荷。

右旋糖酐也与严重的过敏反应和血管内凝血障碍有关。建议优先使用低黏度介质，如果必须使用右旋糖酐，则建议小剂量使用，同时严格监测液体平衡并密切监测生命体征。

常用的低黏度介质包括 1.5% 甘氨酸、3% 山梨醇、5% 甘露醇、生理盐水、乳酸林格液等。低黏度介质相关的并发症主要是由于液体过度吸收，这通常发生于手术时间较长的宫腔镜手术过程中，如子宫内膜、子宫肌层或肌瘤上有大量精细血管网需要切断时。

过度吸收低渗低黏度液体（1.5% 甘氨酸和 3.3% 山梨醇）会导致致命的低钠血症，并导致神经系统后遗症。甘氨酸在肝脏和肾脏中代谢为甘醇酸，会引起神经系统症状。此外，甘氨酸的过度吸收会导致短暂的视力丧失。

尽管等渗溶液（生理盐水和乳酸林格液）使用起来更加安全，但大量吸收这些等渗液，也会导致液体超负荷，继而导致肺水肿和充血性心力衰竭。

（三）液体过度吸收的预防、识别和处理

增加液体吸收风险的因素，包括膨宫压力高、手术时间长和大肌瘤切除术等宫腔镜切除术（图 31-2）、子宫纵隔切除术、子宫内膜消融和粘连松解术。

宫腔镜下子宫肌瘤切除术中液体吸收过多的风险与手术持续时间、肌瘤直径和肌瘤在子宫肌层中所占比例有关[9]。

此外，在子宫肌瘤切除术中，频繁中断切除过程以清除腔内的肌瘤碎片，会延长手术时间并增加液体吸收的风险。

尽管整个手术团队都必须关注液体平衡，但最好指定团队中的特定成员密切关注，并定期报告液体是否输入 - 输出平衡。这有助于早期识别液体吸收过度以便早期干预。

降低风险的策略包括选择适当的溶液（等渗溶液比低渗溶液更安全），使用最低压力去建立和保持适宜的膨宫状态，并尽可能缩短手术时间。应告知患者，某些治疗可能无法通过一次手术完成，需要多次手术。

清除肌瘤碎屑以清扫子宫腔的次数应保持在最低限度，只有当堆积的碎屑妨碍了手术视野时才需要进行清除。

术前使用促性腺激素释放激素类似物进行垂体调节，可以缩小肌瘤的体积，从而缩短手术时间来最大限度地减少液体吸收。

手术团队应始终严格在液体输入和输出平衡表上记录，并随时通知手术医生。闭路液体输送和收集系统的使用将有助于液体管理，它能够完

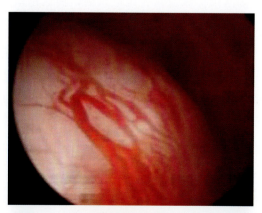

▲ 图 31-2　大血管黏膜下肌瘤。切除大的肌瘤可增加液体吸收的危险（图片由 **Mr. E. Kalu** 提供）

全收集从子宫腔和电切镜流出的液体，减少洒落到地面和会阴部的液体（图31-3）。

当使用低渗溶液时，建议在液体负欠量达到1.0L时停止手术；使用等渗溶液时，建议达到2.0L时停止。

液体超负荷和低钠血症的早期症状包括头痛、严重恶心和呕吐及焦虑，这些症状可能发生在患者刚从麻醉恢复后，也可能发生在麻醉复苏室，其他症状包括肌肉痉挛、烦躁不安和嗜睡，尤其是当血清钠水平迅速而严重下降时。

低钠血症的治疗通常是支持治疗，目的是减少液体超负荷和纠正血清钠水平。应静脉注射20～40mg呋塞米利尿，并插入留置导尿管，便于测量排出的尿液。严重的低钠血症患者（当血清钠水平低于120mmol/L时）最好在重症监护室进行护理。一般使用等渗生理盐水来缓慢地恢复钠水平，在出现神经和心脏症状的严重低钠血症病例中可以使用高渗生理盐水，使升钠速率达到1mmol/h。但如果血钠水平纠正过快，则有脑桥中央髓鞘溶解的风险。

识别潜在的危险因素在很大程度上可以预防膨宫液相关的并发症，严格进行液体管理和早期识别并发症有助于及时干预并避免不良后果。

八、空气栓塞

空气栓塞是一种更为严重的潜在并发症，虽然这种情况并不常见，但一旦发生，会有致命危险。在宫颈扩张及宫腔镜进入前，输送系统中未排尽的空气可能会进入子宫腔。在手术过程中，宫腔镜反复进出宫腔也会导致空气进入宫腔。这种积聚在子宫腔中的空气会进入术中切断的子宫内膜中的小静脉血管中，随后被高压的宫腔内气体推入静脉系统，继而进入下腔静脉、右心房和心室。

当患者处于头低足高位时，空气栓塞的风险会增加，因为保持这个体位时，子宫位于心脏的上方，舒张期会产生静脉内负压，使空气进入静脉通道。

患者表现为心输出量下降、低血压、血氧饱和度下降、心动过速、心律失常，以及潮气末CO_2含量突然明显下降和血氧饱和度下降。

预防

在宫腔镜进入之前，应先让膨宫液排出输送系统中的任何气柱，以最大限度地减少从管道引入的气体。

由于上述原因，宫腔镜检查时应避免使用头低足高位。

手术过程中应尽量减少宫腔镜进出宫腔的次数，以最大限度地避免将室内空气引入宫腔。此外，缩短手术时间和避免膨宫压力过高都可以降低空气栓塞的风险。

最后，潮气末CO_2分压的下降是一个警示指标，麻醉医生应将其视为空气栓塞的迹象。

九、术中和术后出血

宫腔镜手术并发出血并不罕见，发生率为2.2%～2.4%。宫腔镜手术并发出血可能发生在术中或术后。出血通常继发于子宫肌层血管损伤，尤其是在切除手术中。出血也可能是由于子宫穿孔，特别是可能会累及阔韧带、子宫动脉或其他盆腔血管的非宫底穿孔。出血还可发生在宫颈损伤后。

预防和管理

术前给予促性腺激素释放激素类似物治疗可以将术中出血的风险降至最低。限制子宫峡部切除的深度可降低子宫侧壁穿孔的风险，子宫侧壁穿孔可能累及盆腔血管。

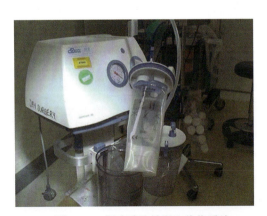

▲ 图31-3　闭路液体输送和收集系统

提高膨宫压力可以有效控制小血管出血。而较大血管出血通常较为棘手，因为会影响宫腔的视野，使手术难以进行。使用环形电极电凝出血血管，一般可以成功控制较大血管的出血[10, 11]。其他有助于控制宫内持续出血的措施包括双手按摩子宫、置入宫内球囊、注射血管加压素和静脉内给予氨甲环酸。这些措施通常足以控制出血。盆腔大血管出血可以使用子宫动脉栓塞术。在出血难以控制，甚至危及生命的情况下可能需要进行子宫切除术。

最后，若怀疑子宫穿孔后腹腔出血时，应根据需要进行腹腔镜探查或剖腹探查。

十、感染

宫腔镜手术导致的感染较少见，据报道，其发生率低至 0.01%～1.42%[2, 12]。感染主要表现为子宫内膜炎，也有较为罕见的宫旁组织炎。术后子宫内膜炎的危险因素包括无菌措施不足、广泛的组织破坏、手术时间过长和先前存在盆腔感染。据一份病例报道显示，一名有盆腔炎病史的患者在宫腔镜术后出现输卵管卵巢脓肿[13]。

子宫内膜炎可能在手术几天后发生，症状包括疼痛、阴道异常排液、发热和子宫压痛。

在没有危险因素的患者中常规使用抗生素预防宫腔镜检查期间感染的益处尚未确定。

十一、宫腔镜手术后的子宫粘连

子宫粘连是宫腔镜手术的一种潜在的长期并发症，可以是原发性的，指发生在宫腔镜手术（如子宫肌瘤切除术或纵隔切除术）后。也可以是继发性的，指初次宫腔镜粘连松解术后复发的[14]。由于这些手术损伤了子宫内膜，所以可能导致粘连。

子宫粘连在宫腔镜下子宫纵隔切除术后的发生率约为 6.7%，在宫腔镜子宫肌瘤切除术后发生率更高[15]。因此，术者应充分认识到这些风险，从而预防宫内粘连，并需要始终考虑并权衡手术发生粘连的风险和手术的益处，尤其是当患者因宫腔相关的问题导致生育功能低下时。

预防和管理

雌激素常被用来预防粘连，它可以单独使用，也可以作为宫内节育器或儿科 Foley 导管预防粘连的辅助治疗。在子宫内应用透明质酸等凝胶屏障被推荐作为宫腔粘连的二级预防。

一项比较宫内球囊、宫内节育器和透明质酸凝胶预防效果的研究表明，球囊和宫内节育器的预防效果比透明质酸效果更好[16]。

十二、生殖相关的宫腔镜术后发生胎盘病态粘连的风险

宫腔镜手术增加了胎盘病态粘连（如胎盘粘连、植入和穿透）发生的风险[17]。因此，胎盘病态粘连被认为是宫腔镜手术干预（如粘连松解术、子宫成形术和子宫肌瘤切除术）后妊娠中潜在的长期并发症。这些手术过程中的子宫内膜损伤可能导致子宫基底膜缺陷，当胎盘绒毛锚定在子宫内膜以外的子宫肌层表面时，甚至可能导致胎盘异常粘连[18]。

十三、其他并发症

还有一些与宫腔镜手术相关的其他并发症。

宫腔积血：例如，宫颈狭窄导致子宫电切镜手术的复杂化，可能会发生血肿，患者通常会出现慢性盆腔疼痛。

妊娠时子宫破裂：可能是由于子宫肌瘤或子宫纵隔的深度切除引起的子宫肌层缺损。

子宫内膜消融后的妊娠可能会出现累及胎儿和胎盘的严重并发症，要求进行子宫内膜消融术的女性应被告知避孕的必要性。

据报道，输卵管结扎和子宫内膜消融术后出现持续轻微出血，并逆流进入闭塞的近端输卵管的女性出现了宫腔积血和慢性盆腔疼痛。这种所谓的子宫内膜去除 – 输卵管绝育术后综合征的患者可能在子宫内膜消融术 1 年后出现周期性的绞痛和下腹疼痛，可发生在单侧或双侧。该综合征通过腹腔镜诊断，并通过输卵管切除术治疗。将

输卵管结扎到尽可能靠近宫角的位置,可以最大限度地降低子宫内膜消融术后这种罕见并发症的发生风险。

子宫内膜消融术的其他长期后遗症包括子宫内膜癌的检查和诊断困难。消融后通常会残留活跃的子宫内膜岛,可能恶化为子宫内膜腺癌。包括阴道超声和MRI在内的影像学检查在评估这种情况下的子宫内膜时的作用有限,宫腔镜和子宫内膜活检也比较困难,因此内膜癌的诊断可能会延迟。

学习要点

- 尽管基础的宫腔镜检查是一种安全的检查,但并发症的风险会随着手术的复杂性增高而增加。
- 患者处于最佳体位可以将神经损伤的风险降至最低。
- 理解宫腔镜的角度原理很重要,有助于宫腔镜进入宫腔。
- 在推进宫腔镜时,确保环缩回在宫腔镜鞘内,这可将切除过程中由激活的电极引起的子宫穿孔的风险降到最低。
- 比较安全的做法是向外科医生的方向切除,避免向头侧切除。
- 由激活的电极引起的子宫穿孔通常更严重,需要立即进行腹腔镜检查,有时还需要剖腹探查来评估内脏损伤。
- 液体过度吸收的风险因素,包括膨宫压力过高、手术时间长和大肌瘤切除术等电切镜手术。
- 必须注意液体平衡,能够及早识别液体吸收过多并及时干预。当使用低渗溶液时,建议在液体负欠量达到1.0L停止手术,使用等渗溶液时,建议负欠量达到2.0L时停止。

参考文献

[1] Jansen FW, Vredevoogd CB, van Ulzen K, et al. Complications of hysteroscopy: a prospective, multicenter study. Obstet Gynecol. 2000;96(2): 266–70.

[2] Aydeniz B, Gruber IV, Schauf B, et al. A multicenter survey of complications associated with 21,676 operative hysteroscopies. Eur J Obstet Gynecol Reprod Biol. 2002;104(2):160–4.

[3] Overton C, Hargreaves J, Maresh M. A national survey of the complications of endometrial destruction for menstrual disorders: the MISTLETOE study. Br J Obstet Gynaecol. 1997;104(12):1351–9.

[4] Propst AM, Liberman RF, Harlow BL, Ginsburg ES. Complications of hysteroscopic surgery: predicting patients at risk. Obstet Gynecol. 2000;96(4):517–20.

[5] Okohue JE, Onuh SO, Akaba GO, Shaibu I, Wada I, Ikimalo JI. A 3–year review of hysteroscopy in a private hospital in Nigeria. World J Laparosc Surg. 2009;2:26–9.

[6] Allen RH, Goldberg AB, Board of Society of Family Planning. Cervical dilation before first-trimester surgical abortion (<14 weeks' gestation). SFP Guideline 20071. Contraception. 2007;76:139–56.

[7] Douglas RP, Howard GN, Steven JM, Joan SH. The effect of dilute vasopressin solution on the force needed for cervical dilatation: a randomized controlled trial. Obstet Gynecol. 1997;89(4):507–11.

[8] Hulka JF, Peterson HA, Phillips JM, Surrey MW. Operative hysteroscopy: American Association of Gynecologic Laparoscopists' 1993 membership survey. J Am Assoc Gynecol Laparosc. 1995;2:131–2.

[9] Emanuel MH, Hart A, Wamsteker K, Lammes F. An analysis of fluid loss during transcervical resection of submucous myomas. Fertil Steril. 1997;68(5):881–6.

[10] Loeffer FD. Complications of hysteroscopy – their causes, prevention and correction. J Am Assoc Gynecol Laparosc. 1995;3:11–26.

[11] Cooper JM, Brady RM. Intraoperative and early postoperative complications of operative hysteroscopy. Obstet Gynecol Clin N Am. 2000;27:347–66.

[12] Agostini A, Cravello L, Shojai R, Ronda I, Roger V, Blanc B. Postoperative infection and surgical hysteroscopy. Fertil Steril. 2002;77(4):766–8.

[13] McCausland VM, Fields GA, McCausland AM, Townsend DE. Tubal ovarian abscesses after operative hysteroscopy. J Reprod Med. 1993;38:198–200.

[14] Diamond MP, Freeman ML. Clinical implications of postsurgical adhesions. Hum Reprod Update. 2001;7(6):567–76.

[15] Taskin O, Sadik S, Onoglu A, Gokdeniz R, Erturan E, Burak F, et al. Role of endometrial suppression on the frequency of intrauterine adhesions after resectoscopic surgery. J Am Assoc Gynecol Laparosc. 2000;7:351–4.

[16] Lin XN, Zhou F, Wei ML. Randomized, controlled trial comparing the efficacy of intrauterine balloon and intrauterine contraceptive device in the prevention of adhesion reformation after hysteroscopic adhesiolysis. Fertil Steril. 2015;104(1):235–40.

[17] Mathiesen E, Hohenwalter M, Basir Z, Peterson E. Placenta increta after hysteroscopic myomectomy. Obstet Gynecol. 2013;122:478–81.

[18] Tantbirojn P, Crum CP, Parast MM. Pathophysiology of placenta accreta: the role of decidua and extravillous trophoblast. Placenta. 2008;29:639–45.

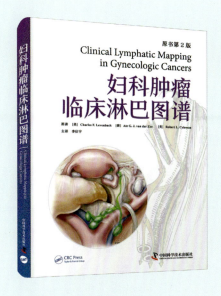

原著 [美] Charles F. Levenback 等

主译 李征宇

定价 158.00 元

本书引进自 CRC 出版社，由美国 MD 安德森癌症中心的 Charles F. Levenback、荷兰 Groningen 大学医学中心的 Ate G. J. van der Zee 及美国 McKesson 专业健康中心的 Robert L. Coleman 等妇科肿瘤专家共同编写。本书为全新第 2 版，围绕临床上妇科恶性肿瘤前哨淋巴结显影进行了详细阐述，其中包括淋巴显影技术的历史、淋巴解剖生理学、女性生殖系统（外阴、子宫颈、子宫体、卵巢、乳腺）淋巴解剖学、淋巴显影中前哨淋巴结的检测方法及其超分期、外阴癌和子宫内膜癌前哨淋巴结活检、宫颈癌和乳腺癌前哨淋巴结显影、前哨淋巴结显影对患者生活质量的影响、基于前哨淋巴结活检术后放射治疗相关靶点，以及淋巴显影在阴道癌、早期卵巢癌、外阴黑色素瘤中的应用及相关最新临床试验结果分析。妇科恶性肿瘤区域淋巴结切除的利与弊一直是妇科肿瘤界讨论的热点，淋巴结切除在阻断肿瘤细胞经淋巴转移的同时也破坏了机体免疫系统结构完整性和正常功能，会对后续免疫治疗造成负面影响。前哨淋巴结显影以最小损伤评估区域淋巴结转移状态，不失为一种理想策略，可为临床妇科恶性肿瘤患者制订个体化手术策略提供有利指导。本书内容系统全面、阐释深入浅出，配有大量彩色解剖图及注解，可作为妇科肿瘤医师与研究人员的实用参考书。

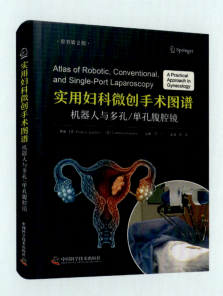

原著 [美] Pedro F. Escobar 等

主译 郑 莹

定价 188.00 元

本书引进自 Springer 出版社，是一部专门探讨妇科微创手术的实用著作。著者在前一版基础上更新了本领域的前沿进展，补充了新近的研究证据，内容更加丰富全面。全书共两篇 21 章，涵盖了传统腹腔镜、单孔腹腔镜及机器人手术下的各类妇科术式，借助清晰的手术照片和形象的解剖绘图生动展示了各类妇科微创手术的操作技巧及要点，同时列举了大量临床试验的最新数据，将科学证据与临床经验相结合，以论证妇科微创手术的临床疗效，探讨其在妇科领域的应用现状和未来展望。本书内容实用，图文并茂，可为妇科医生更好地开展各类妇科微创手术提供启迪、帮助和参考，同时也有助于读者洞悉妇科微创技术的发展方向和未来趋势。

相 关 图 书 推 荐

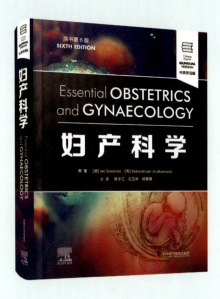

原著　[澳] Ian Symonds 等

主译　陈子江　石玉华　杨慧霞

定价　458.00 元

本书引进自 Elsevier 出版社，由澳大利亚产科专家 Ian Symonds 和英国产科专家 Sabaratnam Arulkumaran 共同编写。本书为全新第 6 版，是教科书级别的妇产科著作，包括基础生殖科学、产科学和妇科学三篇，共 21 章，主要阐述了女性骨盆解剖，妊娠期的生理变化，胚胎及胎儿生长发育，围产期孕产妇死亡率，妇科、产科疾病，母体医学，先天性异常与胎儿健康评估，正常妊娠、早孕、产前、产后和新生儿护理，妇科肿瘤，泌尿道脱垂和疾病等主题。为了便于阅读，本书在每章的结尾均总结了要点，既包括了基础知识阐释又涵盖了临床常见问题。本书为中英双语版，临床场景、要点、图表等内容丰富，可作为妇产科专业研究生及住院医师的案头参考书。

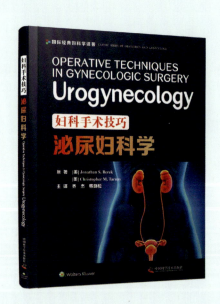

原著　[美] Jonathan S. Berek 等

主译　乔　杰　韩劲松

定价　128.00 元

本书引进自世界知名的 Wolters Kluwer 出版社，是妇科手术技巧系列丛书之一，是一部实用性极强的泌尿妇科学专业图解类手术操作指南。全书共 10 章，全面介绍了泌尿妇科学的各种手术治疗方式，均按照总体原则、影像学检查与其他诊断方法、术前准备、手术治疗、手术步骤与技巧、经验与教训、术后护理、预后、并发症的顺序进行介绍，对每种术式的操作步骤和手术过程中的注意事项都做了细致地阐述，同时配有丰富的高清彩色图片及具体说明。本书内容简洁明晰、配图精美丰富，是妇产科各亚专业及相关专业住院医师和临床医师日常实践的理想参考书，同时亦是一部不可多得的手术操作技术指导宝典。

出版社
官方微信二维码